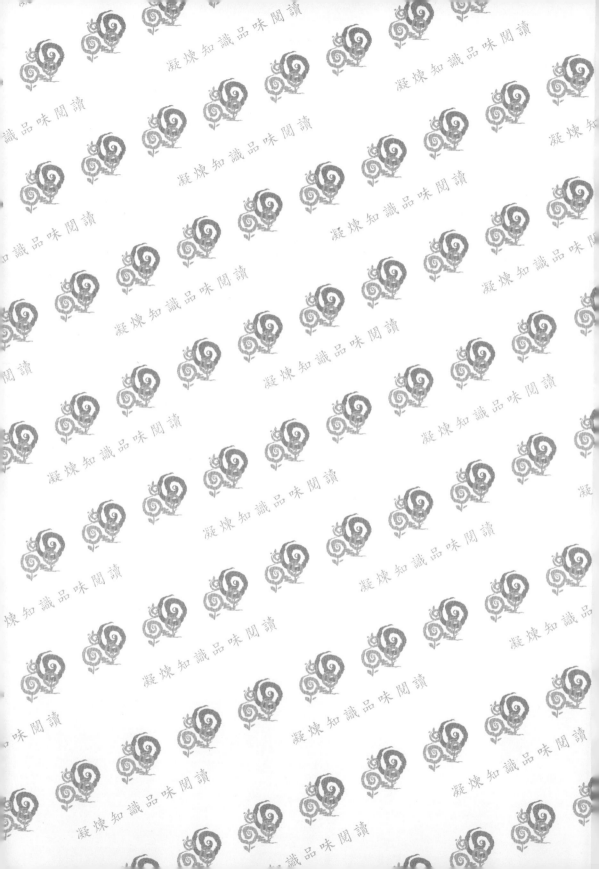

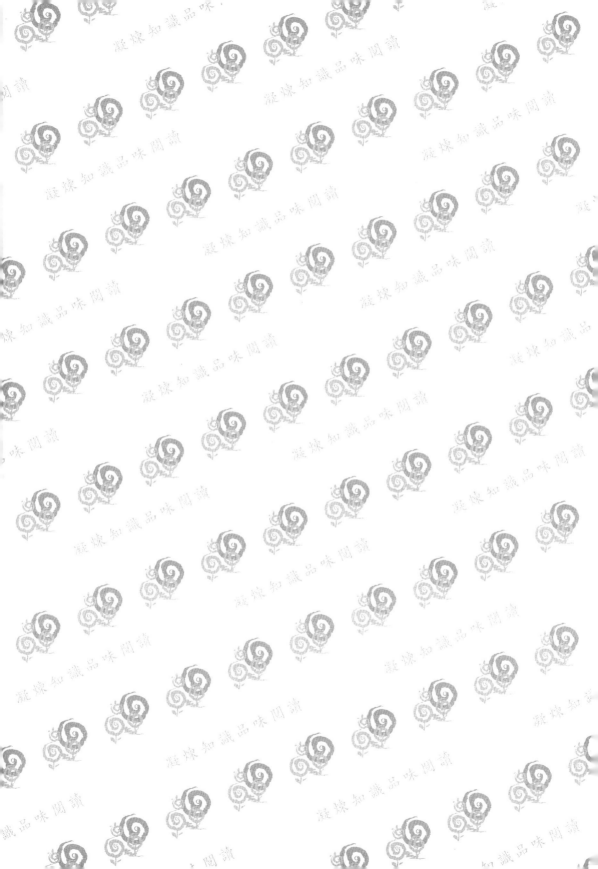

安寧緩和療護

HOSPICE PALLIATIVE CARE

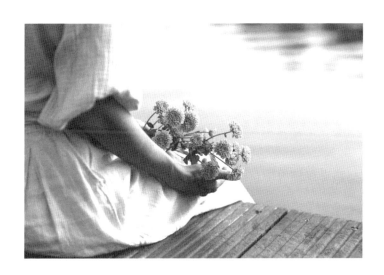

五南圖書出版公司 印行

作者簡介

王怡萍

現職

臺北榮總桃園分院安寧病房護理長

學歷

輔仁大學護理系學士

經歷

臺北榮總桃園分院安寧病房護理師

臺北榮總桃園分院安寧居家護理師

三軍總醫院護理師

吳秀碧

現職

國立彰化師範大學輔導與諮商學系教授退休

學歷

美國北科羅拉多大學諮商心理研究所博士

美國威斯康辛大學瑞佛校區輔導與諮商研究所碩士

國立臺灣師範大學教育學系（輔導組）學士

經歷

國立彰化師範大學輔導與諮商學系系主任與專任教授

臺灣團體諮商與治療研究學會創會暨第一屆與第二屆理事長

臺灣首位推動哀傷諮商與治療的學者，並從事哀傷諮商與治療，以及團體
諮商與治療之教學、研究、訓練，實務及推廣工作等超過 35 年之久

擔任教育部訓委會委員，以及民間機構委員會委員與顧問

美國田納西州奧斯汀比大學客座教授

沈青青

現職

臺北榮民總醫院護理師兼副主任

學歷

國立陽明大學護理系學士

國立陽明大學公共衛生研究所碩士

經歷

台灣安寧緩和護理學會常務理事、臨床教師

台北市護理師護士公會理事

台灣實證護理學會理事

台灣護理學會研究委員

臺灣一般暨安寧居家照護學會常務監事

李隆軍

現職

臺中榮民總醫院家庭醫學部主治醫師

臺中榮民總醫院緩和療護病房主任

學歷

中山醫學大學醫學系學士

經歷

臺中榮民總醫院家庭醫學部住院醫師

臺中榮民總醫院家庭醫學部總醫師

臺中榮民總醫院家庭醫學部研究醫師

周育蓮

現職

新竹榮譽國民之家保健組組長

元培醫事科技大學兼任講師、業界導師

學歷

元培醫事科技大學醫務管理系碩士

高雄醫學院護理學系學士

經歷

高雄長庚一般病房、腦神經內外科病房護理師

臺南成大醫院內科加護病房護理師

恩主公醫院居家護理師

臺北榮譽國民之家保健員、護理長、組長

翁益強

現職

衛生福利部南投醫院放射腫瘤科主任

台灣安寧緩和醫學學會理事

學歷

中國醫藥大學醫學系學士

經歷

臺中榮民總醫院放射腫瘤科主治醫師

張曉婷

現職

臺北榮民總醫院家庭醫學部安寧緩和醫學科主任

國立陽明交通大學兼任副教授

學歷

國立陽明大學公共衛生研究所博士

國立成功大學老年學研究所碩士

國立陽明大學醫學系學士

經歷

臺北榮民總醫院家庭醫學部社區醫學科主任

臺北榮民總醫院家庭醫學部主治醫師

衛生福利部臺北醫院家庭醫學科主治醫師

國立陽明交通大學兼任助理教授

國立陽明交通大學兼任講師

黃曉峰

現職

臺中榮民總醫院婦女醫學部主治醫師、緩和療護團隊主治醫師

臺中榮民總醫院醫學倫理與法律中心執行秘書

台灣安寧緩和醫學學會理事

台灣安寧照顧協會常務理事

學歷

臺北醫學院醫學系醫學士

英國倫敦大學國王學院緩和療護暨政策研究所碩士

經歷

臺中榮民總醫院緩和療護病房主任、緩和醫療中心主任

衛生福利部委託安寧照顧基金會 105～109 年度推廣病人自主權利法計畫

　　執行秘書

劉曉菁
現職
大德安寧療護發展基金會安寧緩和護理教育師
學歷
國立成功大學護理研究所碩士
經歷
台灣安寧緩和醫學學會研究護理師
中山醫學大學附設醫院護理長
中山醫學大學附設醫院安寧居家護理師
中山醫學大學附設醫院安寧病房護理師
台灣安寧緩和醫學學會研究護理師

劉璦美
現職
臺北榮民總醫院兒童加護中心護理師兼副護理長
學歷
國立陽明大學碩士
經歷
臺北榮民總醫院血液腫瘤病房護理師
臺北榮民總醫院內外科加護病房護理師
臺北榮民總醫院兒童加護病房護理師
臺北榮民總醫院兒科綜合病房護理師兼副護理長
國防醫學院護理系講師

謝宛婷

現職

奇美醫院緩和醫療中心主任

國立成功大學醫學系人文暨社會醫學科兼任助理教授

學歷

國立成功大學醫學系學士

國立成功大學法律碩士

經歷

台灣安寧緩和醫學學會理事

台灣生活型態醫學會常務監事

中華生命科技法律學會監事

衛生福利部病人自主權利法審議會委員

主編序

　　安寧療護之母桑德絲醫師曾說：「你是重要的，因為你是你，即使活到最後一刻，你仍然是那麼重要，我們會盡一切努力，幫助你安然逝去；但也會盡一切努力，讓你活到最後一刻。」安寧緩和療護不是放棄，而是以更積極的態度面對生命，讓生者善生、往者善終，生死兩無憾。

　　104 年先父診斷出惡性膽管癌，突然的噩耗，讓我們措手不及，經過與父親的討論，他仍想放手一搏，我們找到臺灣權威的主任醫師完成了手術，但是僅 2 個月後就發現癌症轉移，後續使用了實驗性化療，原本耗弱疼痛的身體經過 4 次的化療產生手腳麻木、食慾不佳等問題，身體更加虛弱不堪，雖經家人細心照顧，添加各種營養品，仍無法減緩父親的痛苦，最後討論住進安寧病房，從發病到逝世短短 8 個月時間，便不敵病魔撒手人寰，心中的痛久久無法釋懷。

　　回首過往的經歷與目前身為機構安寧緩和療護的推動者，我深知這個過程中個案、家屬面對抉擇時的不知所措，看著家人日漸衰老或經歷不可治癒末期疾病的痛苦煎熬，總想是否能多為他做些什麼？善終是每個人心中所願與最美的希望，但是根據世界衛生組織 2023 年指出，全球需要安寧緩和照護的個案，每年僅有 14% 能被滿足需求，因此我們希望藉由這本書的撰寫與推廣，分享珍貴的生命故事與經驗，讓更多人的需求被看見、受到尊重與滿足。

　　此次有幸邀請國內在安寧緩和療護領域的專家學者，包括有醫師、護理師、教育師、心理諮商師等，以深入淺出的理念介紹、實務與案例探討，提供家屬與臨床照護者安寧療護正確的觀念、教導如何談論生死議題，面對個案身、心、社會、靈性的症狀與問題，提供個別化的照顧指

導，引導完成四道人生以及教導照顧者如何面對哀傷、失落與壓力調適，陪伴個案尊嚴善終、自己與家屬也能好好的繼續生活，生死兩安。

周育蓮　謹識

新竹榮譽國民之家保健組長

元培醫事科技大學兼任講師

2024 年 10 月 20 日

目 錄

第六章　兒童安寧緩和療護概論 / 沈青青、劉瓊美

第七章　末期個案常見的症狀處置與照護 / 翁益強

第十章　工作人員的壓力調適、哀傷諮商，及自我照顧／吳秀碧

第一章　安寧緩和療護概論

張曉婷

第一節　安寧緩和療護起源與發展史

Hospice 這個字源自於拉丁文的 hospitum，意指 hospitality（友善親切地款待客人或遊客），早期爲罹病、受傷、憊纍（weary）、瀕死或朝聖民眾之休息或保護處所（Wikipedia, 2023；趙可式，2015）。安寧緩和療護的照護模式最早的起源爲安寧照顧（hospice care），世界最早成立的安寧院爲位於愛爾蘭都柏林的 Our Lady's Hospice，成立於 1879 年（Our Lady's Hospice, 2023），而位於倫敦的 St. Joseph's Hospice 於 1905 年成立（St. Joseph's Hospice, 2023），當時宗教機構因著慈善與宗教使命，照護因罹患肺結核或因貧困瀕死的病人。Dame Cicely Saunders 於 1967 年，在倫敦近郊成立了第一家以照顧末期病人，以緩解病人不適與提升生活品質爲目標的 St. Christopher's Hospice（聖克里斯多福安寧院）。加拿大蒙特婁的 Royal Victoria Hospital 是第一個成立緩和照護團隊的醫院，成立時間是 1976 年；接著倫敦的 St Thomas' Hospital 在 1977 年成立緩和照護團隊；美國的安寧療護起始於 1970 年代，而 Medicare 在 1982 年開始給付安寧療護的費用。1988 年 the European Association for Palliative Care（EAPC）成立，在 1990 年代 International Association of Hospice and Palliative Care（IAHPC）在美國成立。此後，安寧緩和療護之照護模式在世界各國陸續推展（Our Lady's Hospice, 2023; St. Joseph's Hospice, 2023; Payne & Lynch, 2015）。臺灣則是世界第 18 個設立安寧療護機構的國家，民國 72 年，天主教康泰醫療教育基金會首創臺灣第一家安寧居家療護服務（趙，2015）；民國 79 年，馬階醫院成立臺灣第一個安寧病房，同年 12 月，臺灣基督長老教會與馬階醫院共同創立財團法人安寧照顧基金會。民國 84 年 5 月，衛生署爲了避免民眾誤解安寧照顧是將積極治療排除在外，因此

將名稱改為安寧療護，表示醫療與護理一樣重要，意指緩解症狀的醫療措施，並未被排除於末期病人的照顧之外，另外也含有積極與正向照護之意（華人癌症資訊網），本國提供之安寧緩和療護資源相關資訊，可至衛生福利部網頁查詢（https://www.mohw.gov.tw/cp-189-221-1.html）。

　　安寧緩和療護起始於末期癌症病人的照護，注重疼痛控制、緩解疾病帶來的不適與生活品質的改善，以全人照護的模式來照護罹患癌症的病人。安寧緩和療護發展初期，當病人接受疾病治癒性治療無效，直到接近生命終點之時，才開始接受安寧療護（圖 1-1）。後因醫療科技的發展，癌症病人的存活時間延長，疾病死因由傳染性疾病漸漸轉為慢性疾病，人們與慢性病共存，再加上社會高齡化，隨著慢性病的進展或因為老化，逐漸失能進入依賴的狀態，而直至生命的終點通常還有數十年或數年之光景，因此學者們發展出安寧緩和照護之軌跡模式（圖 1-2）。此照護模式強調在病人向在接受疾病治癒性治療或疾病控制治療之時，即可同時評估病人是否有症狀控制的需求，專業人員可同時提供病人緩和照護。在疾病初期的治療與照護，以疾病控制為主體，當疾病漸漸走向無法控制之時，照護的模式將漸漸調整為以症狀控制的緩和照護為主體，而當病人死亡後，持續支持家屬提供哀傷撫慰照護。

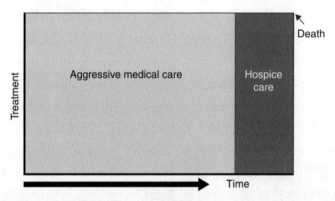

圖 1-1　安寧療護介入之過渡模式（Transition model）

引用資料：Lynn & Adamson. RAND White Paper, 2003。

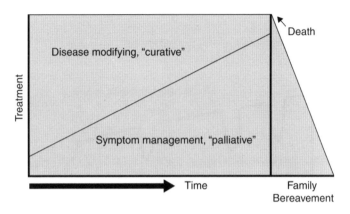

圖 1-2　安寧療護介入之軌跡模式（Trajectory model）

引用資料：Lynn & Adamson. RAND White Paper, 2003。

　　因此，如何判斷不同疾病的軌跡，依據不同的病程軌跡，適時提供適切的安寧緩和照護，以滿足病人的需求一直是照護的重點。大部分癌症的疾病軌跡通常如圖 1-3，當癌症進展至末期無法控制，病人在短時間內走向生命終點；然而，大部分的心臟衰竭或肺衰竭等器官衰竭的疾病軌跡，則是像圖 1-4，疾病起起伏伏，因器官衰竭導致功能受限，急性期時功能受限增加，經過治療後功能稍改善，但是無法回復到往常之功能狀態，

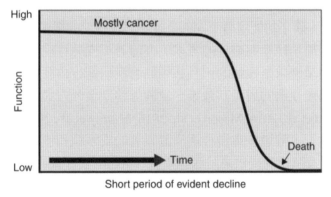

圖 1-3　癌症疾病軌跡

引用資料：Lynn & Adamson. RAND White Paper, 2003。

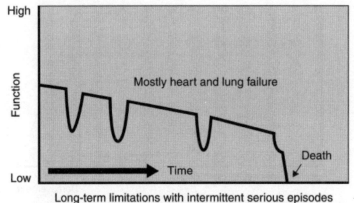

圖 1-4　心臟衰竭與肺衰竭等器官衰竭之疾病軌跡

引用資料：Lynn & Adamson. RAND White Paper, 2003 。

一次又一次的反覆急性期與改善期的循環失能漸增，最後一次的急性期至死亡通常是在短時間內發生；大部分的老衰（frailty）或失智症的疾病軌跡，則是像圖 1-5，隨著疾病進展，病人的功能漸漸退化，經過一段長時間慢慢地功能愈來愈受限，慢慢地進入生命終點。（Lynn & Adamson, 2003）而當社會漸漸高齡化，學者們發現罹患多重慢性病病人之疾病軌跡與照護需求是複雜的，且與前述三種疾病軌跡不同，因此近期學者們發展出多重慢性病之疾病軌跡與照護需求如圖 1-6，此疾病軌跡顯示罹患多重慢性病者，除了功能隨著不同的急性期與改善期的循環漸漸失能之外，其身體、心理、社會與靈性的需求，亦隨著不同急性病況而異，這些病人的全人照護需求是複雜的，且必須隨著疾病進行再評估與提供照護，而罹患多重慢性病的病人其最後一次的急性期至死亡通常是在短時間內發生（Lloyd et al., 2016; Mason et al., 2016; Murray et al., 2017），在快速高齡化的社會下，罹患多重慢性病高齡長者的安寧緩和療護之需求評估、照護整合以及照護的提供更是深具挑戰（Voumard et al., 2018）。安寧緩和療護以病人為中心，提供身體、心理、社會以及靈性各層面之照護。Lancet Commission 2017 年估計，全球大約有 6 千萬人因為無法獲得可負擔的安寧緩和照護，必須忍受與疼痛共存（Knaul et al., 2018; World Health

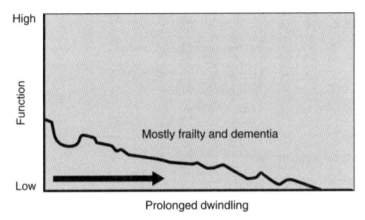

圖 1-5　老衰與失智症之疾病軌跡

引用資料：Lynn & Adamson. RAND White Paper, 2003。

Organization, 2018）。而根據世界衛生組織的統計，全球每年約有 4 千萬人有安寧緩和照護的需求；但，其中僅 14% 能夠接受到安寧緩和照護（World Health Organization, 2018）。因此，為了滿足病人的需求，初級安寧緩和療護是目前世界各國努力發展中的方向（Murray et al., 2015）。

　　為了能夠早期發現有安寧緩和需求的病人，並適時地提供照護，世界各國發展了具實證基礎的安寧緩和照護需求評估方式。現今世界各國常用的評估工具包括：Supportive Palliative Care Indicators Tool（SPICT）（Highet et al., 2014）、Gold Standards Framework Prognostic Indicator Guidance（The GSF PIG）（Thomas & Wilson, 2016）、Palliative necessities CCOMS-ICO（NECPAL）（Tripodoro et al., 2019）、RADboud indicators for PAlliative care needs（RADPAc）（Thoonsen et al., 2012）、Palliative Care Screen Tool（PCST）（Pirovano et al., 1999; Yen et al., 2022），以及驚訝問題（the surprise question）（Della Penna, 2001; Downar et al., 2017），而本國中央健康保險署則有安寧療護收案條件之參考，將於本章第三節詳細說明。

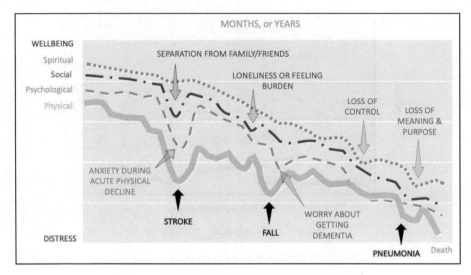

圖 1-6　多重慢性病之疾病軌跡與照護需求

引用資料：Lloyd et al., 2016; Mason et al., 2016; Murray et al., 2017。

第二節　何謂安寧緩和療護

　　我國的安寧緩和醫療條例第 3 條，定義安寧緩和醫療為「減輕或免除末期病人之生理、心理及靈性痛苦，施予緩解性、支持性之醫療照護，以增進其生活品質」（立法院，2021）。而根據世界衛生組織 2003年對安寧緩和療護的定義為，對罹患威脅生命之疾病的病人所提供之生理、心理、社會、靈性的全人照護模式，照護的目標是藉由早期發現以及完整地評估，以提升病人與其家屬或照顧者的生活品質（World Health Organization, 2002）。安寧緩和療護由早期以癌症病人為主要對象，漸漸拓展到罹患威脅生命之疾病的病人；由照護臨終之病人，漸漸推展至威脅生命疾患之較早期。由於以上等等面向之進展，相關專家認為安寧緩和療護之定義，應有重新討論之必要。因此，由國際安寧緩和醫療協會（International Association for Hospice and Palliative Care, IAHPC）負責此項任務。自 2018 年 3 月起，國際安寧緩和醫療協會邀集全球各區域安寧緩

和醫療專家與世界衛生組織（World Health Organization）代表進行分階段之共識，此共識的結果於 2020 年發表於國際知名期刊 Journal of Pain and Symptom Management。此共識的結果顯示，絕大多數專家認同安寧緩和療護爲積極提供罹患生命受限疾病者之以病人爲中心的全人照護，並緩解病人所有的不適，主要目標爲提升病人、家屬以及照顧者的生活品質（Radbruch et al., 2020）。世界衛生組織亦說明，安寧緩和療護是以人爲中心的整合照護模式，目標爲緩解病人身體、心理、社會以及靈性等層面的不適，其照護提供的對象應包括所有需求者，而非僅限於特定疾病，而此種照護模式以積極完善的評估，來早期辨識病人的狀況，以團隊的方式提供全人的治療與照護，且各級醫療照護體系，包括初級醫療照護、次級醫療照護以及三級醫療照護，皆應提供安寧緩和相關照護，以確保有需求的病人都有平等的機會，可以獲得安寧緩和醫療相關照護（World Health Organization, 2023）。

第三節　安寧緩和療護基本概念、國內外安寧緩和療護推動現況與照護模式

安寧緩和療護基本概念

　　安寧緩和療護是以人爲中心的團隊整合照護模式，目標爲緩解病人身體、心理、社會，以及靈性等層面的不適，提供照護的成員爲跨團隊多專業團隊，我國的醫療機構設置標準規範安寧病房成員，包括醫師、護理人員、社工人員、營養師、藥事諮詢人員，另得視需要設置臨床心理工作、職能與物理治療及不同宗教靈性等專業人員及志工。安寧療護團隊亦可視需要提供音樂治療、藝術治療、芳香治療、輔助治療犬等服務。

　　以下說明國內外安寧緩和療護推動現況與照護模式

一、我國安寧療護模式

　　我國健保目前給付的安寧療護模式有三種，包括安寧居家療護、住院安寧療護，以及安寧共同照護。目前健保給付安寧居家療護的條件

如下：(一) 符合安寧緩和醫療條例得接受安寧緩和醫療照護之末期病人（此為必要條件）。(二) 符合下列任一疾病的病人：1. 癌症末期病人：(1) 確定病人對各種治癒性治療效果不佳（必要條件）。(2) 病情急劇轉變造成病人極大不適時，如：A. 高血鈣（Hypercalcinemia）、B. 脊髓壓迫（Spinal Cord compression）、C. 急性疼痛（Acute pain）、D. 嚴重呼吸困難（Severe dyspnea）、E. 惡性腸阻塞（Malignant bowel obstruction）、F. 出血（Bleeding）、G. 腫瘤（塊）潰瘍（Ulcerated mass；如 breast cancer，buccal cancer）、H. 嚴重嘔吐（Severe vomiting）、I. 發燒，疑似感染（Fever R/O Infection）、J. 癲癇發作（Seizure）、K. 急性譫妄（Delirium, acute）、L. 急性精神壓力，如自殺意圖（Acute Psychological distress, Suicide attempt）。2. 末期運動神經元病人：(1) 末期運動神經元病人，不接受呼吸器處理，主要症狀有直接相關及／或間接相關症狀者。A. 直接相關症狀：虛弱及萎縮、肌肉痙攣、吞嚥困難、呼吸困難。B. 間接相關症狀：睡眠障礙、便秘、流口水、心理或靈性困擾、分泌物及黏稠物、低效型通氣不足、疼痛；(2) 末期運動神經元病人，雖使用呼吸器，但已呈現瀕臨死亡徵象者。3. 主要診斷為下列疾病，且已進入末期狀態者：(1) 失智症；(2) 其他腦變質；(3) 心臟衰竭；(4) 慢性氣道阻塞，他處未歸類者；(5) 肺部其他疾病；(6) 慢性肝病及肝硬化；(7) 急性腎衰竭，未明示者；(8) 慢性腎衰竭及腎衰竭，未明示者；(9) 末期骨髓增生不良症候群（Myelodysplastic Syndromes, MDS）；(10) 末期衰弱老人，上述 10 項疾病末期狀況之條件，請參考表 1-1（中央健保署，2022）。4. 符合病人自主權利法第十四條第一項第二款至第五款所列臨床條件者，包括：處於不可逆轉之昏迷狀況、永久植物人狀態、極重度失智、其他經中央主管機關公告之病人疾病狀況或痛苦難以忍受、疾病無法治癒且依當時醫療水準無其他合適解決方法之情形，疾病末期狀況之條件，請參考表 1-2（中央健保署，2022）。5. 罕見疾病或其他預估生命受限者，疾病末期狀況之條件，請參考表 1-3（中央健保署，2022）。(三) 經醫師診斷或轉介之末期狀態病人，其病情不需住院治療，但仍需安寧居家療者。(四) 病人之自我照顧能力及活動狀況需符合 ECOG scale（Eastern Cooperative Oncology Group Scale）（Oken et al., 1982）二級以上（對照 Patient Staging Scales，

PS，Karnofsky：50-60）（Karnofsky & Burchenal, 1949）。如果病人身、心、社會或靈性的照護需求，在居家照護無法提供進一步之症狀改善時，可轉介安寧病房接受住院療護，由專業人員提供全人之評估與照護。爲了讓未住在安寧病房之末期病人，以及急診末期病人有機會接受安寧療護之照護，並且提高醫護人員、病人及家屬對安寧療護的認知，進而增加醫護人員之照護技能，健保給付安寧共同照護服務。醫院組成安寧共同照護小組，由原照護團隊針對末期病人病況，照會安寧共同照護小組，此小組實際評估病人之病況，擬定符合病人需求之安寧療護計畫，並提供相關之照護服務。

表 1-1　健保給付之 10 大非癌症末期疾病條件說明

一、失智症末期：須符合下列三項條件：
1. 確診失智症（ICD-10-CM 代碼：F01-F03、F1027、F1097、F1327、F1397、F1827、F1897、F1927、F1997、G30、G31）。
2. 臨床失智評估量表 Clinical Dementia Rating（CDR）3 分且日常體能狀況已超過半數時間臥床或依賴輪椅（如 ECOG 3 分以上），或失智症功能評估分級量表 Functional assessment staging（FAST）等級 7C 以上。
3. 一年內，合併發生以下任一種臨床狀況： (1) 居家照護或一般支持性醫療照護無法提供進一步之症狀改善而轉介時。 (2) 營養不良（下列任一情境） 　- 吞嚥困難，進食喝水減少，但選擇不接受管灌餵食。 　- 明顯的體重減輕：過去三個月下降 5% 或六個月內下降 10%。 　- 身體質量指數（Body Mass Index, BMI）小於 16 Kg/m^2，或白蛋白小於 2.5g/dL。 (3) 兩次以上跌倒，或者大腿骨骨折。 (4) 吸入性肺炎。 (5) 腎盂腎炎或其他上泌尿道感染。 (6) 多處皮膚壓力性損傷（第 3、4 期）。 (7) 敗血症。 (8) 反覆發燒，既使已使用抗生素。 (9) 過去六個月中，出現兩次以上非計畫性的住院，或有一次加護病房的住院。
二、其他腦變質末期 嚴重神經疾病如：嚴重中風、嚴重腦傷、多發性硬化症（Multiple sclerosis）、帕金森氏症（Parkinson's disease）、亨丁頓氏舞蹈症（Huntington's disease）等退化性疾病末期，合併以下狀況：

1. 末期腦變質病人，不需使用呼吸器維生者，病情急劇轉變造成病人極大不適時，如：

   (1) 電解值不平衡（Electrolyte imbalance）。

   (2) 急性疼痛（Acute pain）。

   (3) 嚴重呼吸困難（Severe dyspnea）。

   (4) 惡性腸阻塞（Malignant bowel obstruction）。

   (5) 嚴重嘔吐（Severe vomiting）。

   (6) 發燒，疑似感染（Fever, suspect infection）。

   (7) 癲癇發作（Seizure）。

   (8) 急性譫妄（Acute delirium）。

   (9) 瀕死狀態（Predying state）。

2. 末期腦變質病人，雖使用呼吸器，但已呈現瀕臨死亡徵象者。

三、心臟衰竭末期：應最少符合下列二個指標：

1. CHF NYHA stage III 或 IV－休息或輕度活動時會喘。

2. 原心臟照顧團隊認為病人很可能在近期內死亡。

3. 經常因嚴重心臟衰竭症狀住院。

4. 雖經最大的醫療處置，但仍有極不容易控制的生理或心理症狀如下：

   (1) 因心律不整而造成的昏厥等嚴重症狀者。

   (2) 曾有心臟停止或心肺復甦術病史。

   (3) 常有不明原因的昏厥。

   (4) 心因性腦栓塞。

   (5) 左心室射出分率（LV ejection fraction）≦ 20%。

四、慢性氣道阻塞疾病，他處未歸類者末期。

休息時就會喘，且病況持續惡化（如：反覆因肺炎或呼吸衰竭需送至醫院急診或住院），
合併以下任一狀況：

1. 即使使用氧氣，然而 PaO2 ≦ 55mmHg、PaCO2 ≧ 50mmHg 或 O2 saturation ≦ 88%。

2. FEV1 ≦ 30% of predicted。

3. FEV1 持續下降且速度每年大於 40 mL。

4. 六個月內體重減少 10% 以上。

5. 休息時心跳超過 100/min。

6. 肺心症或肺病造成之右心衰竭。

7. 合併有其他症狀（如：惡病質、反覆感染、重度憂鬱）或多重合併症。

五、肺部其他疾病末期。

囊狀纖維化（Cystic fibrosis）、嚴重肺纖維化（severe fibrotic lung disease）等末期肺病，
休息時就會喘，且病況持續惡化（如：反覆因肺炎或呼吸衰竭需送至醫院急診或住院），
合併以下任一狀況：

1. 即使使用氧氣，然而 PaO2 $\leqq$ 55mmHg、PaCO2 $\geqq$ 50mmHg 或 O2 saturation $\leqq$ 88%。
2. FEV1 $\leqq$ 30% of predicted。
3. FEV1 持續下降且速度每年大於 40 mL。
4. 六個月內體重減少 10% 以上。
5. 休息時心跳超過 100/min。
6. 肺心症或肺病造成之右心衰竭。
7. 合併有其他症狀（如：惡病質、反覆感染、重度憂鬱）或多重合併症。

六、慢性肝病及肝硬化末期。

必要條件：肝病或肝硬化末期，不適合肝臟移植，且
(1)PT > 5 sec above control 或 INR > 1.5
(2) 血清白蛋白 Serum albumin < 2.5 g/dl
合併下列任一項症狀：

1. 困難處理之腹水（Refractory ascites）。
2. 自發性細菌性腹膜炎（Spontaneous bacterial peritonitis）。
3. 肝腎症候群（Hepatorenal syndrome）。
4. 肝腦病變合併坐立不安、昏睡和昏迷（Encephalopathy with asterixis, somnolence, coma）。
5. 復發性食道靜脈瘤出血（Recurrent variceal bleeding）。
6. 多重器官衰竭（Multiple organ failure）。
7. 惡病質與消瘦（Cachexia and asthenia）。

七、急性腎衰竭，未明示者末期。

1. 已接受腎臟替代療法（血液透析、腹膜透析、腎臟移植）的病人。
2. 病人因嚴重之尿毒症狀，經原腎臟照護團隊評估病人可能在近期內死亡。
3. 病人在自由意識的選擇與自主的決定下不願意，或因合併下列疾病狀況之一，不適
　　八、慢性腎衰竭及腎衰竭，未明示者和繼續接受長期透析治療或接受腎臟移植者：
　　(1) 其他重要器官衰竭及危及生命之合併症。
　　(2) 長期使用呼吸器。
　　(3) 嚴重感染性疾病合併各項危及生命之合併症。
　　(4) 惡病質、或嚴重之營養不良危及生命者。
　　(5) 惡性腫瘤末期病人。
　　(6) 因老衰、其他系統性疾病，生活極度仰賴他人全時照顧，並危及生命者。

八、慢性腎衰竭及腎衰竭，未明示者末期。
本項適用主診斷 N18.4、N18.5、N18.6、N18.9（慢性腎衰竭；chronic renal failure）及 N19（腎衰竭，未明示者；renal failure, unspecified）兩項疾病末期定義。

1. 慢性腎臟病至末期腎臟病階段，尚未接受腎臟替代療法的病人，屬慢性腎臟病（CKD）第 4 期、第 5 期病人（GFR < 30ml/min/1.73m2），或已接受腎臟替代療法（血液透析、腹膜透析、腎臟移植）的病人。

2. 病人因嚴重之尿毒症狀，經原腎臟照護團隊評估病人可能在近期內死亡。

3. 病人在自由意識的選擇與自主的決定下不願意，或因合併下列疾病狀況之一，不適合新接受或繼續接受長期透析治療或腎臟移植者：
   (1) 其他重要器官衰竭及危及生命之合併症。
   (2) 長期使用呼吸器。
   (3) 嚴重感染性疾病合併各項危及生命之合併症。
   (4) 惡病質、或嚴重之營養不良危及生命者。
   (5) 惡性腫瘤末期病人。
   (6) 因老衰、其他系統性疾病，生活極度仰賴他人全時照顧，並危及生命者。

九、末期骨髓增生不良症候群（Myelodysplastic syndromes, MDS）末期

骨髓分化不良症候群，若治療後血球持續長期低下，應長期輸血且合併臨床之不適症狀，經原團隊診治後評估為末期病人。

ICD-10-CM 代碼：D46（D46.0~D46.Z）

十、末期衰弱老人

1. 參考 Supportive & Palliative Care Indicators Tool（SPICT）評估符合收案條件者。

2. 不願意使用呼吸器維生者，病情急劇轉變造成病人極大不適時，如：
   (1) 電解質不平衡（Electrolyte imbalance）。
   (2) 急性疼痛（Acute pain）。
   (3) 嚴重呼吸困難（Severe dyspnea）。
   (4) 惡性腸阻塞（Malignant bowel obstruction）。
   (5) 嚴重嘔吐（Severe vomiting）。
   (6) 發燒，疑似感染（Fever, suspect infection）。
   (7) 癲癇發作（Seizure）。
   (8) 急性譫妄（Acute delirium）。
   (9) 瀕死狀態（Predying state）。

參考資料：中央健康保險署。https://www.nhi.gov.tw/Content_List.aspx?n=D8386FD9AD1B49D3&topn=5FE8C9FEAE863B46

表 1-2　符合病人自主權利法第十四條第一項第二款至第五款所列臨床條件

1. 第十四條第一項第二款至第四款： (1) 處於不可逆轉之昏迷狀況。 (2) 永久植物人狀態（ICD-10-CM 代碼：R40.3）。 (3) 極重度失智（CDR 3 分以上或 FAST 7 分以上）。
2. 第十四條第一項第五款：其他經中央主管機關公告之病人疾病狀況或痛苦難以忍受、疾病無法治癒，且依當時醫療水準無其他合適解決方法之情形。（ICD-10-CM 代碼參考如下） (1) 囊狀纖維化症：E84.9。 (2) 亨丁頓氏舞蹈症：G10。 (3) 脊髓小腦退化性動作協調障礙：G11.0、G11.1、G11.2、G11.3、G11.4、G11.8、G11.9、G31.2、G32.81、G32.89、G60.2、R27.0、R27.8、R27.9、R29.810、R29.818、R29.890、R29.891、R29.898。 (4) 脊髓性肌肉萎縮症：G12.9。 (5) 肌萎縮性側索硬化症：G12.21。 (6) 多發性系統萎縮症：G90.3。 (7) 裴馨氏肌肉失養症：G71.0。 (8) 肢帶型肌失養症：G71.0。 (9) Nemaline 線狀肌肉病變：G71.2。 (10) 原發性肺動脈高壓：I27.0。 (11) 遺傳性表皮分解性水泡症：Q81.0、Q81.1、Q81.2、Q81.8、Q81.9。 (12) 先天性多發性關節攣縮症：Q74.3。

參考資料：中央健康保險署。https://www.nhi.gov.tw/Content_List.aspx?n=D8386FD9AD1B49D3&topn=5FE8C9FEAE863B46

表 1-3　罕見疾病或其他預估生命受限者

1. 罕見疾病（依據衛生福利部國民健康署公告罕見疾病名單暨 ICD-10-CM 編碼一覽表），預估生命受限者。
2. 先天染色體異常疾病、先天畸形（屬全民健康保險保險對象免自行負擔費用辦法第二條附表一之重大傷病項目第八類染色體異常、先天性畸形者），預估生命受限者。
3. 源於周產期的病況（P00-P96），預估生命受限者。
4. 染色體異常（如 Trisomy13、Trisomy18，或其他染色體異常合併多重器官先天異常：Q91.0~Q91.7、Q97.0~Q97.9），預估無法活至成年者。

5. 嚴重之先天腦部異常（如無腦症：Q00.0、神經系統先天性畸形：Q07.9），預估無法活至成年者。

參考資料：中央健康保險署。https://www.nhi.gov.tw/Content_List.aspx?n=D8386FD9AD1B49D3&topn=5FE8C9FEAE863B46

　　上述安寧居家、住院安寧與安寧共同照護三種照護模式，健保皆有給付，接受照護之病人則依健保規定繳交相關費用。健保對於三種照護模式之醫療機構與人員資格亦有規範。首先說明安寧居家之規定，安寧居家療護分爲甲類與乙類，甲類規定爲 1. 需設有安寧居家療護小組，小組內須包括安寧療護專責醫師、社工師及專任護理師等至少 1 名，且小組成員皆需受過安寧療護教育訓練 80 小時（含 40 小時病房見習）以上，另繼續教育時數爲每年 20 小時，小組成員更改時，須通知保險人各分區業務組。2. 地區醫院（含）層級以下，且過去三個月內，平均每月每位護理人員訪視次數在 30 人次（含）以下之院所，其安寧居家療護小組內之專任護理師，得以專責護理師擔任（專責指專門負責特定安寧業務，另可執行其他業務）。乙類規定爲 1. 醫師及護理人員皆需接受安寧療護教育訓練 13 小時及臨床見習 8 小時（其中至少於安寧病房見習 2 小時，以視訊及 e-learning 方式進行亦可），始得提供社區安寧照護服務。醫師及護理人員每訪視一位居家病人可抵免見習時數 2 小時。2. 辦理乙類安寧居家療護的基層診所，應以現行辦理安寧緩和醫療之醫院爲後援醫院，後援醫院資格爲：(1) 設有安寧病房或聘有安寧緩和醫學專長之醫師及護理人員。(2) 設專門窗口負責個案管理。3. 每年繼續教育時數爲 4 小時。接著說明住院安寧療護之規定，安寧病房應符合醫療機構設置標準第三條附表 (一) 醫院設置基準表之規定，應有曾接受安寧療護教育訓練之相關專責專科醫師 1 人以上，安寧病房之醫師、護理人員、社工人員皆需受過安寧療護教育訓練 80 小時以上。另繼續教育訓練時數爲每年 20 小時，並且需提供相關教育訓練證明給予保險人各分區業務組。關於安寧共同照護人員之規定包括：(1) 須包括安寧共同照護負責醫師及專任護理人員至少各 1 名，視必要得增設社工人員、心理師、宗教師或志工等。成員異動時，須通知保險人之分區業務組。(2) 參與試辦之地區醫院過去 3 個月每季季末計算平

均照護人數達 30 人以上，應設置專任護理人員 1 人，並應依個案增加比率，酌增專任護理人員人數；惟照護人數 30 人以下者，得以兼任人員任之。安寧共同照護人員資格規定包括：(1) 小組成員皆須接受過安寧緩和醫療之相關教育訓練 80 小時以上。教育訓練內容須包含安寧緩和醫療的介紹、十大疾病病人之舒適照護、末期症狀控制、末期病人及家屬之心理社會與靈性照護、末期病人與遺族之哀傷輔導、安寧療護倫理與法律、溝通議題與安寧療護服務，含住院、居家及共照相關表單制度與轉介等 7 大主題，並含 40 小時安寧病房見習。(2) 每年繼續教育時數，醫師及護理人員為 20 小時（含院際案例討論、遠距視訊討論、e learning 課程等）。關於上述安寧居家療護、住院安寧療護以及安寧共同照護健保之詳細規定或更新，請參考健保署網頁（https://www.nhi.gov.tw/Content_List.aspx?n=46505DE49DF0AA0B&topn=0B69A546F5DF84DC）。

二、其他國家之安寧緩和療護模式

英國的安寧療護在 2010、2015 以及 2020 年全球安寧療護死亡品質調查，皆為世界第一名（Finkelstein et al., 2022; The Economics Intellegeuce Unit, 2010; The Economics Intellegeuce Unit, 2015），而大家也熟知英國安寧緩和療護是世界重要的起源。英國安寧照護模式包括：居家安寧療護、住院安寧療護、安寧院、安寧日間照護等等。提供照護的成員包括：醫師、護理人員、社會工作師、治療師、諮商師、牧師，以及受過訓練的志工。照護的項目除了症狀評估與控制之外，還包括：物理治療、輔助治療、復健治療、喘息服務、經濟評估與補助轉介、心理與靈性評估與治療、悲傷撫慰與哀傷輔導等等（NHS, https://www.nhs.uk/conditions/end-of-life-care/hospice-care/）。英國各項安寧照護相關服務規定與申請，民眾與專業人員都可以在 Hospice UK 網頁查詢到相關資訊（https://www.hospiceuk.org/）。

美國將安寧療護和緩和照護進行區分，安寧療護的照護對象為罹患嚴重疾病生命有限之病人，病人的預期生命可能僅剩 6 個月內，是跨團隊之照護模式，提供病人醫療照護、疼痛控制，根據病人與家屬的需求與希望，提供心理、靈性支持與照護，其服務內容包括：24 小時隨傳隨

到服務、訪視服務、喘息服務、志工服務、靈性照護、悲傷撫慰以及諮
商等等，可提供此類照護的機構包括：安寧居家療護、安寧院、技術性
護理機構安寧療護、長照機構安寧療護、生活輔助機構（Assisted Living
Facility）安寧療護、住院安寧療護，以及團體家屋（group home）安寧療
護。而緩和照護，則是提供病人在其罹病過程中的持續性照護，原來針對
疾病的照護尙未停止，重點在提升病人的生活品質，其方式是全人照護，
重視病人自主以及病情告知與決策，其可提供此類照護的機構，包括可
提供安寧療護之相關機構之外，還包括：長照急性機構（Long Term Acute
Care Facility）以及門診，以上相關資訊可於美國 Hospice and Palliative
Care Organization 網頁查詢（https://www.nhpco.org/about-nhpco/）。

　　在 2020 年的全球緩和療護品質評比，南韓的品質是亞洲第二
（Finkelstein et al., 2022），南韓的安寧緩和療護起源於宗教組織建立的安
寧院。而現今南韓的安寧緩和療護主要由宗教慈善組織所提供，其他提供
者還有醫院、照護機構（care agencies）、社區照護機構，提供的模式包
括：安寧居家照護、獨立式的安寧照護機構，以及醫院住院安寧療護；安
寧居家照護、獨立式的安寧照護機構所提供的照護，以護理照護、心理情
緒與社會照護爲主，而醫院住院安寧療護有較多的醫療照護（Finkelstein
et al., 2022）。

　　新加坡的緩和療護品質在亞洲名列前茅，其照護模式包括：緩和居
家照護、護理之家緩和療護、安寧院、緩和特別門診、社區醫院緩和住院
療護、住院緩和會診、緩和日間照顧等等。新加坡可接受緩和療護的對象
爲預估生命剩一年之內的病人，且可同時接受疾病治癒性或疾病控制性治
療（Zhuang et al., 2022），照護的內容爲以病人爲中心的身心社會靈性的
全人照護，以促進病人與病人家屬的生活品質爲主要目標，相關詳細資
訊亦可參考 Singapore Hospice Council 網頁（https://singaporehospice.org.sg/
services/）。

　　日本的安寧緩和療護模式包括：居家安寧照護、住院安寧緩和療護、
安寧門診，以及日間照護安寧院等等（Mori & Morita, 2016），其服務的
對象以癌症末期病人爲主，住院安寧緩和療護的對象亦包括後天免疫不
全症候群之病人，而安寧緩和療護會診對象則包括癌症病人以及末期心衰

竭病人。日本學者 Igarashi 等人在其發表的文章中表示，因爲目前安寧緩和療護因爲健保給付對象的限制，因此限制了日本安寧緩和療護的發展（Igarashi et al., 2022）。

安寧緩和療護在我國已發展多年，國人對於安寧緩和療護的理解愈加深入。近幾年隨著病人自主權利法的立法實行，善終與爲自己進行醫療決策的自主概念，亦愈加爲民眾所接受，希冀大家一起努力，共同再提升我國安寧緩和療護之品質。

參考文獻

中央健保署（2022）。安寧療護（住院、居家、共照）網路查詢服務。Retrieved December 20 from https://www.nhi.gov.tw/Content_List.aspx?n=D8386FD9AD1B49D3&topn=5FE8C9FEAE863B46

安寧緩和醫療條例（2021）。https://law.moj.gov.tw/LawClass/LawAll.aspx?pcode=L0020066

華人癌症資訊網。安寧療護起源。Retrieved 10 March from https://www.tci-mandarin.com/ec99/rwd1277/category.asp?category_id=85

趙可式（2015）。安寧療護是普世價值且爲護理的本質。*護理雜誌，62*(2)，5-12。

Della Penna, R.(2001). Asking the right question. *J Palliat Med, 4*(2), 245-248. https://doi: 10.1089/109662101750290326.

Downar, J., Goldman, R., Pinto, R., Englesakis, M., & Adhikari, N. K.(2017). The "surprise question" for predicting death in seriously ill patients: a systematic review and meta-analysis. *Canadian Medical Association Journal, 189*(13), E484-E493. https://doi: 10.1503/cmaj.160775.

Finkelstein, E. A., Bhadelia, A., Goh, C., Baid, D., Singh, R., Bhatnagar, S., & Connor, S. R.(2022). Cross country comparison of expert assessments of the quality of death and dying 2021. *Journal of Pain and Symptom Management, 63*(4), e419-e429. https://doi: 10.1016/

j.jpainsymman.2021.12.015.

Highet, G., Crawford, D., Murray, S. A., & Boyd, K.(2014). Development and evaluation of the Supportive and Palliative Care Indicators Tool(SPICT): a mixed-methods study. *BMJ Support Palliat Care, 4*(3), 285-290. https:// doi: 10.1136/bmjspcare-2013-000488.

Igarashi, Y., Tanaka, Y., Ito, K., Miyashita, M., Kinoshita, S., Kato, A., & Kizawa, Y.(2022). Current status of palliative care delivery and self-reported practice in ICUs in Japan: a nationwide cross-sectional survey of physician directors. *Journal of Intensive Care, 10*(1), 18. https://doi. org/10.1186/s40560-022-00605-8

Karnofsky, D., & Burchenal, J.(1949). *The clinical evaluation of chemotherapeutic agents in cancer*(In: MacLeod C, ed. ed.). New York, NY: Columbia University Press.

Knaul, F. M., Farmer, P. E., Krakauer, E. L., De Lima, L., Bhadelia, A., Jiang Kwete, X., Arreola-Ornelas, H., Gómez-Dantés, O., Rodriguez, N. M., Alleyne, G. A. O., Connor, S. R., Hunter, D. J., Lohman, D., Radbruch, L., Del Rocío Sáenz Madrigal, M., Atun, R., Foley, K. M., Frenk, J., Jamison, D. T., & Rajagopal, M. R.(2018). Alleviating the access abyss in palliative care and pain relief-an imperative of universal health coverage: the Lancet Commission report. *Lancet, 391*(10128), 1391-1454. https://doi. org/10.1016/s0140-6736(17)32513-8

Lloyd, A., Kendall, M., Starr, J. M., & Murray, S. A.(2016, Oct 20). Physical, social, psychological and existential trajectories of loss and adaptation towards the end of life for older people living with frailty: a serial interview study. *BMC Geriatr, 16*(1), 176. https://doi.org/10.1186/s12877-016-0350-y

Lynn, J., & Adamson, D.(2003). Living well at the end of life: adapting health care to serious chronic illness in old age(Rand white paper). *Santa Monica, CA.*

Mason, B., Nanton, V., Epiphaniou, E., Murray, S. A., Donaldson, A., Shipman, C., Daveson, B. A., Harding, R., Higginson, I. J., Munday, D., Barclay,

S., Dale, J., Kendall, M., Worth, A., & Boyd, K.(2016). 'My body's falling apart.' Understanding the experiences of patients with advanced multimorbidity to improve care: serial interviews with patients and carers. *BMJ Support Palliat Care, 6*(1), 60-65. https://doi.org/10.1136/bmjspcare-2013-000639

Mori, M., & Morita, T.(2016). Advances in hospice and palliative care in Japan: a review paper. *The Korean Journal of Hospice and Palliative Care, 19*(4), 283-291. https:// doi:10.14475/kjhpc.2016.19.4.283

Murray, S. A., Firth, A., Schneider, N., Van den Eynden, B., Gomez-Batiste, X., Brogaard, T., Villanueva, T., Abela, J., Eychmuller, S., Mitchell, G., Downing, J., Sallnow, L., van Rijswijk, E., Barnard, A., Lynch, M., Fogen, F., & Moine, S.(2015, Feb). Promoting palliative care in the community: production of the primary palliative care toolkit by the European Association of Palliative Care Taskforce in primary palliative care. *Palliat Med, 29*(2), 101-111. https://doi.org/10.1177/0269216314545006

Murray, S. A., Kendall, M., Mitchell, G., Moine, S., Amblàs-Novellas, J., & Boyd, K.(2017). Palliative care from diagnosis to death. *BMJ, 356*, j878. https://doi.org/10.1136/bmj.j878

NHS. *Hospice care*. Retrieved 28 May 2023 from https://www.nhs.uk/conditions/end-of-life-care/hospice-care/

Oken, M. M., Creech, R. H., Tormey, D. C., Horton, J., Davis, T. E., McFadden, E. T., & Carbone, P. P.(1982). Toxicity and response criteria of the Eastern Cooperative Oncology Group. *Amrican Journal Clinical Oncology, 5*(6), 649-655.

Our Lady's Hospice.(2023). *Mission and Values*. Retrieved 10 May from https://olh.ie/about-us/mission-and-values/

Payne, S., & Lynch, T.(2015). *Oxford Textbook of Palliative Medicine.*(5th ed.). Oxford University Press.

Pirovano, M., Maltoni, M., Nanni, O., Marinari, M., Indelli, M., Zaninetta, G., Petrella, V., Barni, S., Zecca, E., & Scarpi, E.(1999). A new palliative prognostic score: a first step for the staging of terminally ill cancer patients. *Journal of Pain and Symptom Management, 17*(4), 231-239. https:// doi: 10.1016/s0885-3924(98)00145-6.

Radbruch, L., De Lima, L., Knaul, F., Wenk, R., Ali, Z., Bhatnaghar, S., Blanchard, C., Bruera, E., Buitrago, R., Burla, C., Callaway, M., Munyoro, E. C., Centeno, C., Cleary, J., Connor, S., Davaasuren, O., Downing, J., Foley, K., Goh, C., ..., Pastrana, T.(2020). Redefining Palliative Care-A New Consensus-Based Definition. *J Pain Symptom Manage, 60*(4), 754-764. https://doi.org/10.1016/j.jpainsymman.2020.04.027

St Joseph's Hospice.(2023). *About Us*. Retrieved 10 May from https://www.stjh. org.uk/about-us/our-history/

The Economics Intellegence Unit. (2015). *The 2015 Quality of Death Index*. Retrieved 28 May from https://impact.economist.com/perspectives/sites/ default/files/2015%20EIU%20Quality%20of%20Death%20Index%20 Oct%2029%20FINAL.pdf

The Economics Intellegence Unit.(2010). *The 2015 Quality of Death Index*. Retrieved 28 May from https://impact.economist.com/perspectives/sites/ default/files/2015%20EIU%20Quality%20of%20Death%20Index%20 Oct%2029%20FINAL.pdf

Thoonsen, B., Engels, Y., van Rijswijk, E., Verhagen, S., van Weel, C., Groot, M., & Vissers, K.(2012). Early identification of palliative care patients in general practice: development of RADboud indicators for PAlliative Care eeds(RADPAC). *British Journal of General Practice, 62*(602), e625-e631. https://doi: 10.3399/bjgp12X654597.

Tripodoro, V. A., Llanos, V., De Lellis, S., Salazar Güemes, C., De Simone, G. G., & Gómez-Batiste, X.(2019). Prognostic factors in cancer patients with palliative needs identified by the NECPAL CCOMS-ICO© tool. *MEDICINA(Buenos Aires), 79*(2), 95-103.

Voumard, R., Rubli Truchard, E., Benaroyo, L., Borasio, G. D., Büla, C., & Jox, R. J.(2018). Geriatric palliative care: a view of its concept, challenges and strategies. *BMC Geriatr, 18*(1), 220-220. https://doi.org/10.1186/s12877-018-0914-0

Wikipedia.(2023). *Hospice.* Retrieved 10 January, 2023 from https://en.wikipedia.org/wiki/Hospice#cite_note-5

World Health Organization.(2002). *WHO Definition of Palliative Care.* Retrieved May 2 from http://www.who.int/cancer/palliative/definition/en/

World Health Organization.(2018). *Integrating palliative care and symptom relief into primary health care: a WHO guide for planners, implementers and managers. 2018.* . Geneva: World Health Organization; Licence: CC BY-NC-SA 3.0 IGO. Retrieved 18 December, 2022 from https://apps.who.int/iris/handle/10665/274559.

World Health Organization.(2023). *Palliative care.* Retrieved 10 May, 2023 from https://www.who.int/health-topics/palliative-care

Yen, Y. F., Lee, Y. L., Hu, H. Y., Sun, W. J., Ko, M. C., Chen, C. C., Wong, W. K., Morisky, D. E., Huang, S. J., & Chu, D.(2022). Early palliative care: the surprise question and the palliative care screening tool—better together. *BMJ Support Palliat Care, 12*(2), 211-217. https://doi: 10.1136/bmjspcare-2019-002116.

Zhuang, Q., Chong, P. H., Ong, W. S., Yeo, Z. Z., Foo, C. Q. Z., Yap, S. Y., Lee, G., Yang, G. M., & Yoon, S.(2022, 2022/09/22). Longitudinal patterns and predictors of healthcare utilization among cancer patients on home-based palliative care in Singapore: a group-based multi-trajectory analysis. *BMC Medicine, 20*(1), 313. https://doi.org/10.1186/s12916-022-02513-y

第二章　安寧療護相關之倫理與法律議題

謝宛婷

第一節　安寧療護常見錯誤認知

本節針對安寧療護之適用族群對象與治療目標易使專業人員產生錯誤認知之處，以及安寧療護和安樂死之間的差異進行說明。

一、安寧療護的族群對象

安寧療護時常錯誤地僅與末期病人以及維生醫療的權利連結在一起，事實上，安寧療護的照護對象包含所有威脅生命的進展性疾病，但在世界各地，安寧療護團隊所照護的對象，常會因為法規或是保險給付的規定而有所限制，哪些族群在該國法規下，符合擁有維生醫療抉擇的權利與在該國保險給付規範下，符合接受保險涵蓋的安寧服務，並不全然等同於是否需要與適合接受安寧服務。

(一) 世界衛生組織（World Health Organization, WHO）定義

依照世界衛生組織的定義，安寧緩和照護為病人（含成年人與孩童）面對威脅生命的進展性疾病過程中，提供病人及其家庭的身心靈照護需求，並針對因身心社靈相互影響而致的整體性疼痛（total pain），以全團隊全人照護的概念進行評估、處遇，以達到全家平安，善終善生的目標。

(二) 臺灣法律規範

1. 安寧緩和醫療條例

安寧緩和醫療條例於民國 89 年公布實施，經歷三次修法，保障末期

病人的善終權益。具行為能力之病人簽署不施行心肺復甦術意願書，意識不清或不具行為能力的病人，由家屬簽署不施行心肺復甦術同意書，意識不清且無家屬者，由醫療團隊依病人最佳利益出具不施行心肺復甦術醫囑，可保障在罹患嚴重傷病、死亡已不可避免時，自主決定拒絕心肺復甦術與相關維生醫療的施予，以減少臨終階段無效醫療的痛苦。

安寧緩和醫療條例所適用的主體對象為處於罹患嚴重傷病、死亡已不可避免階段的病人，一般通稱末期病人，保障的權利為心肺復甦術與相關之維生醫療的決定權，可透過本人的意願書或是家屬的同意書以表達意願，醫療團隊據此可以不予或撤除病人的心肺復甦術與相關之維生醫療。

2. 病人自主權利法

病人自主權利法於民國 105 年公布，108 年實施，將病人的知情、選擇與善終權益，由指導原則提升至法律位階來保障，行為能力人可以經預立醫療照護諮商後，簽署預立醫療決定，保障意願人在末期疾病、不可逆轉之昏迷、永久性植物人、極重度失智，以及其他經中央主管機關公告之病人疾病狀況或痛苦難以忍受、疾病無法治癒且依當時醫療水準無其他合適解決方法之情形，這五款臨床狀況成就時，保障其維持生命治療、人工營養與流體餵養的拒絕權。

(三) 全民健康保險給付規定

臺灣全民健康保險（以下稱健保）自民國 85 年及 89 年實施安寧居家療護及住院安寧療護試辦計畫，並配合衛生福利部政策於健保 IC 卡提供安寧意願註記，於民國 98 年正式納入支付標準常態性支付。另為讓更多有意願接受安寧緩和醫療服務之末期病人，不須入住安寧病房，亦有機會接受健保安寧療護服務，健保自民國 100 年 4 月起，實施安寧共同照護試辦方案，以建構更完善之安寧療護共同照護服務模式。

健保安寧療護最初收案對象，僅限癌症末期病人及運動神經元疾病病人，為持續推動安寧療護，民國 98 年新增八類（大腦變質、老年期失智、心臟衰竭、慢性阻塞性肺病、其他慢性肺臟疾病、急性腎衰竭、慢性腎衰竭、慢性肝病或肝硬化）、經醫師專業診斷符合安寧收案條件之末期病

人，民國 111 年新增末期衰弱老人、末期骨髓增生不良症候群病人符合病人自主權利法第十四條第一項第二至五款所列臨床條件者、罕見疾病或其他預估生命受限者，期讓更多病人有機會接受安寧療護服務。

　　由前述可知，根據世界衛生組織的定義，生命時間有限的慢性惡化性疾病，都符合緩和照護的需求，包含 AIDS、類風溼性關節炎、天生發展畸形或其他遺傳疾病、難治的慢性感染症等，但目前這些疾病在我國，並不屬於健保安寧照護服務收案範圍。而在安寧療護中與病人權利極為攸關的維生醫療選擇權，則由安寧緩和醫療條例和病人自主權利法規範之，前者適用末期病人，後者適用符合末期疾病、不可逆轉之昏迷、永久性植物人、極重度失智以及其他經中央主管機關公告之病人疾病狀況或痛苦難以忍受、疾病無法治癒且依當時醫療水準無其他合適解決方法之情形，這五款臨床條件的病人。

二、安寧療護的治療目標

　　在臺灣，民眾與媒體習於用「放棄治療」與「放棄急救」的字眼來描述接受安寧療護的病人，使得安寧療護產生被汙名化的刻板印象，以致病人或家屬誤以為是因為醫療團隊或是親屬的漠視與離棄，而讓病人接受安寧療護以被動等死。雖然經過三十餘年的推動與釋疑，已逐漸導正臺灣社會大眾對安寧療護的錯誤恐懼，但仍有待更多的努力。事實上，安寧療護的理念絕非等死，甚至因為積極地實踐病人自主權，以及主動地緩解病人的身心社靈受苦，是不可治癒的進展性疾病的病人不可或缺的一環治療。

(一) 積極的五全照護

　　安寧緩和醫學為臺灣正式的醫療專科，除提供末期病人全人、全家、全程、全隊與全社區的五全安寧照顧，也將緩和醫學的觀念推展到高齡化、慢性病以及生命有限的疾病領域，以其專業完善病人及其家人的身心靈照護，提升良好生活品質外，也講求生命全程直到死亡的尊嚴與人權。因應社會年齡結構變化，以及世界對醫療自主權的倡議潮流，在高齡衰弱族群以及預立醫療自主照護計畫的領域中，亦是重要的領導專業。

　　安寧緩和療護定義與時俱進，從世界衛生組織對安寧緩和療護的定

義，演進至 2018 年國際安寧緩和療護協會（International Association for Hospice and Palliative Care, IAHPC）共識，臺灣於民國 108 年發布安寧緩和療護政策白皮書，依據安寧緩和療護國際發展趨勢與理念核心精神，提出安寧緩和療護定義：安寧緩和療護為針對各年齡層，因罹患嚴重疾病而導致健康方面出現嚴重受苦的個人，提供積極性、整體性的照護，尤其是當病人接近其生命終點的時候。安寧緩和療護的目標在於提高病人、家屬以及其照顧者的生活品質，貫徹不分疾病、全齡人口、疾病全程、普及皆有之精神。

依此定義，該白皮書指出所謂的安寧緩和療護乃指：

1. 涵括對生理症狀（如疼痛和其他的身體不適症狀）、心理痛苦、靈性痛苦以及社會需求等各方面的預防、早期辨識、全面評估以及處置，照護措施須盡可能以實證為基礎。
2. 藉由促進有效溝通，幫助病人及其家屬確認安寧緩和療護的目標，以支持幫助病人好好地活到最後一刻。
3. 可適用於疾病的全病程。
4. 包括與改變疾病進程的治療方式（modifying therapies）同時進行。
5. 肯定生命、並視死亡為自然的過程，不意圖加速或是拖延死亡。
6. 為病人的家屬和照顧者，在病人罹病期間提供支持，並扶助他們度過喪親之痛。
7. 在提供過程中肯定和尊重病人及家屬的文化價值觀與信仰。
8. 可適用於所有醫療場域（在宅或醫療機構中）和所有層級（基層醫療到三級醫療）。
9. 由受過安寧緩和療護訓練的專業人員提供照護。
10. 需有跨專業團隊的安寧緩和專科照護，可接受複雜案例的轉介。

(二) 安寧療護與人性尊嚴

全球每年需要安寧緩和照護的病人，僅有 14% 能被滿足需求，世界各國皆將安寧療護視為是基本人權，例如德國將安寧療護視為基礎照顧（basic care），顯見安寧療護對每一個病人的重要性。世界衛生組織提及：「安寧療護被明確承認為是一種健康人權，它透過以人為本，以及整

合性照護來達成，同時特別關注個體的特殊需求與偏好。」

　　我國憲法並沒有直接規定保障「人性尊嚴」的章節，然而，對於人性尊嚴的論述，卻可以從憲法增修條文的基本國策、大法官釋字以及判決中捕捉其概念與應用。「人性尊嚴」，亦可稱為「人格尊嚴」，屬可以描述難以定義的概念。其內涵應從人之存在哲學意義加以探求。德國學者 Gunter Durig 對人性尊嚴的定義為：「人性尊嚴與時間和空間無關，而是應該在法律上被實踐的東西。它的存立基礎在於，人之所以為人乃是基於其心智，這種心智使其有能力自非人的本質中脫離，並基於自己的決定去意識自我、決定自我、形成自我。」人的存在是最高價值，價值之成全與維護，則存在尊嚴。如果說「人的主體性」與「人的自決權」就是人性尊嚴的核心價值，那麼人對於自然生命歷程的理解與掌握，以及經歷價值判斷後的決定，確實符合人性尊嚴，且是應該被尊重的基本權，那麼「出生直到死亡過程的尊嚴」自是要被保障的無上權利。

　　「生命的尊嚴」一般較容易想像，也較無爭議。「死亡的尊嚴」一詞最早語出鼓吹自願性安樂死的作家韓福瑞（Derek Humphry）的著作，《死亡的尊嚴——了解安樂死》（*Dying with Dignity: Understanding Euthanasia*, 1992）。當死亡無可避免時，人永遠逃脫不了對於平和死亡的渴望，但卻無法總是獲得滿足，而這種平和死亡就是一種對「死亡品質」的追求，誠如當代社會學家 Stefan Timmermans 認為安寧療護以及死亡的權利是一種人們對於死亡過程反思的社會運動。追求平和死亡是一種生命自然歷程中最積極的追求，生命不應只以充滿敗壞軀體、巨大苦痛的生命長度來衡量，而更應該是具有自主控制權，且非過度苦痛的良好生命質量。

三、安寧療護與拒絕維生醫療和安樂死的差異

　　安寧療護的宗旨是積極的五全照護，以及基於人性尊嚴與人性自決基礎，而導出的醫療自主決策權。為尊重末期病人之醫療意願及保障其善終之權益，安寧緩和醫療條例訂立之目的為，使得我國人民也如同美、加等先進國家一樣，可以藉由簽署「預立選擇安寧緩和醫療意願書」，對自己將來面臨疾病末期而意識不清時之醫療與照顧有所選擇，其中最重要的就

是拒絕臨終時無效的急救措施，而選擇自然的死亡。美、加等國相關的法案稱爲自然死法案（Natural Death Act），然而由於我國當初推動立法之時，因民情避諱談死或終，於是變通地採用「安寧緩和醫療條例」以代表之，然由此段歷史，可清楚知曉安寧療護的目的爲自然死，與透過自己或是他人施予致命性的藥劑，致使死亡提前到來的安樂死概念完全不同，因此透過安寧緩和醫療條例拒絕維生醫療，或是根據病人自主權利法拒絕維持生命治療或人工營養與流體餵養，均是自然死的範疇，而非安樂死。

第二節　安寧緩和醫療條例與病人自主權利法介紹與常見適用問題

本節將說明安寧緩和醫療條例與病人自主權利法的精神、沿革以及在臨床實務適用上常見的問題。

一、安寧緩和醫療條例

安寧緩和醫療條例於民國 89 年公布實施，民國 91 年 12 月首次修法，在第 7 條增加撤除的規定：「原施予之心肺復甦術或維生醫療，得予終止或撤除。」但只適用於曾經簽署「意願書」的末期病人，病人昏迷後由最近親屬代爲簽署的「同意書」，只能讓末期病人免於被施予心肺復甦術與維生醫療，而無法中止或撤除已施予之心肺復甦術或維生醫療。直至民國 100 年 1 月第二次修法，這次的修法雖然同意有條件的撤除呼吸器，但須前三順位的家屬，包含配偶、成人子女、孫子女以及父母一致同意，並經由醫療機構的醫學倫理委員會審查通過後，才能拔管，然而眾多末期病人往往等不到審查通過就已過世。因此二次修法後又過了兩年，於民國 102 年進行三度修法，簡化其流程，對於已經接受心肺復甦術與維生醫療的病人，通過讓「最近親屬一人簽署同意書即可終止」，而無最近親屬亦無指定醫療委任代理人者，經安寧緩和醫療照會後，醫師可以依末期病人最大利益出具醫囑代替之。

在實務上，末期疾病的判定因屬醫療專業，雖有健保給付規定所提供的參考疾病判準條件，但是疾病在人的身上多變，會有尚未達到健保給付

規定，但身心靈已深受疾病之苦而亟需安寧療護介入的病人，此時容易因專科醫師在疾病判定上的意見紛歧，而導致病人延緩或失去接受安寧療護的機會。疾病的種類與期程固然是病人餘命的重要參考，然而若是根據世界衛生組織的指導，應以病人的照護需求為主要評估標的，才能讓安寧療護廣為涵納到需要的病人與家屬端。

　　而另一常見的適用難題為未成年人，雖大於七歲的孩童已有死亡的觀念，決策能力也並非隨著成年與否，而全有全無。未成年人即使已經能夠完全理解維生醫療的內涵與利弊，由其簽署的意願書仍舊需要法定代理人的同步簽署，臨床情境上不乏父母親因為悲傷不捨，而不願意同步簽署意願書之困境，或是對意願書使用有誤解的醫療人員，直接讓最近親屬填具同意書，這是必須要謹記於心的常見錯誤。

二、病人自主權利法

　　病人自主權利法是臺灣首部以病人為主體的法案，亦是亞洲第一部病人自主權利之專法。法案中明確保障每個人的知情、決策與選擇權，同時確保病人善終意願，在意識昏迷、無法清楚表達時，其自主意願都能獲得法律的保障與貫徹。

　　此外拒絕醫療的部分可事先透過「預立醫療決定」（Advance Decision, AD）決定，一旦自身面臨特定五款臨床狀態（末期疾病、不可逆轉之昏迷、永久性植物人、極重度失智以及其他經中央主管機關公告之病人疾病狀況或痛苦難以忍受、疾病無法治癒且依當時醫療水準無其他合適解決方法之情形）時，是否要以維持生命治療或是人工營養與流體餵養，繼續延長生命，亦或選擇善終並獲得緩和醫療照顧的權利。透過這樣醫療自主權的表達，可尊重病人醫療自主意願，保障其尊嚴與善終權益，也讓病人、家屬、醫療團隊三方在「預立醫療照護諮商」（Advance Care Planning, ACP）過程中，了解病人真實願望，以達促進醫病關係和諧的目的；同時減輕家屬面對病人離世時的茫然與不知所措，並因為將決定權交還給病人，降低家屬幫他人做決定所造成的內疚與自責，進而因著尊重和支持病人的決定，體認到自己是實現病人願望的幫助者。

　　「預立醫療照護諮商」及「預立醫療決定」是病人自主權利法之實施

重點，須由具有諮商資格的醫療機構提供預立醫療照護諮商，並給予核章證明，再經公證人公證或有具完全行為能力者二人以上在場見證，最後註記於全民健康保險 IC 卡，才算完成「預立醫療決定」而具有效力。衛福部則透過施行細則，以及提供預立醫療照護諮商之醫療機構管理辦法的規定，來確保預立醫療照護諮商的品質。

本法適用之五款臨床條件，包括：末期病人、處於不可逆轉之昏迷狀況、永久植物人狀態、極重度失智、其他經公告之病人疾病狀況或痛苦難以忍受、疾病無法治癒且依當時醫療水準無其他合適解決方法之情形，每項認定應由二位具相關專科醫師資格之醫師確診，並經緩和醫療團隊至少二次照會確認，以示慎重周全。

為使醫師願意促進病人自主權利的實踐，病人自主權利法規定醫療機構或醫師，因專業或意願，無法執行病人預立醫療決定時，可以不施行。而醫療機構或醫師終止、撤除或不施行維持生命治療或人工營養及流體餵養時，應提供病人緩和醫療及其他適當處置。醫療機構依其人員、設備及專長能力無法提供時，應建議病人轉診並提供協助。同時針對家屬文化對病人自主意願干擾的實務困境，病人自主權利法亦明確規定病人之關係人，不得妨礙醫療機構或醫師依病人就醫療選項決定之作為，可以讓醫師不受干擾，依專業執行病人之意願。

第三節　推動安寧療護之重要倫理困境

醫學倫理原則是醫療專業人員進行醫療照護時重要的道德依據標準，本節將闡述在安寧療護中重要的倫理困境以及相關思辨。

一、病人自主與維生醫療

尊重自主是醫學倫理原則的核心之一，雖在醫師法上，醫師有緊急救治之義務，然對於已經表達在特殊病況條件之下，不欲接受維生醫療處置的病人，因有病人對整體病況以及預後風險的清楚認知，為維護個人尊嚴與自主決定的權利，不施予或是撤除維生醫療是合於倫理的，且基於身體

自主權原則，醫療人員或是家屬並無權利針對意識清楚、且具意思能力的病人，擅自施予侵入性治療，破壞其身體之完整性，也侵害其意思決定的自由。

對病人而言，國家雖負有保護其生命的義務，但並不代表法律有強制病人延續痛苦而沒有品質生命的權利，因此當疾病的自然風險逐漸變大，而病人選擇接受疾病的自然衰竭或是生命的自然老化，醫療必須尊重之，但在不施予維生醫療的同時，仍必須提供基礎的生活照顧以及醫療協助，緩解病人的症狀，提升其生活品質，並促進病人與家屬的心理靈性平安。

二、醫療決策能力（病人對醫療決策的承諾能力）

年紀、行為能力以及精神狀態，雖然是法律上普遍以肯認承諾能力的標準，然而，關於自身的醫療決定希望盡可能實現個人最大自主的前提下，實際上個人已經發展（如青少年）或是還殘存的（如失智者）的意思能力是目前相當被重視的議題。只要能夠理解當次決定的相關醫療訊息，並能進行價值衡量且明確表達意願，則應該盡可能肯認本人的意願，而非直接尋求代理決定。

能夠理解當次決定的相關醫療訊息，並能進行價值衡量且明確表達意願，國外文獻曾提出以「事理辨識能力」來做為是病人承諾能力主要的結構內涵最為適當。事理辨識能力是為了補足意思能力而發展出的能力判斷標準，意思能力幾乎等同於是行為能力，但卻是一種全有全無的判定標準，無法直接應用在複雜而多元的醫療決定上，那麼便需要一個為自己健康相關的利弊得失負責的概念，這個統合的知識能力，應該是一種辨識事理：如風險與預後的能力。事理辨識能力的判定，僅判定個人是否具有進行之後，在社會生活上需要的法律行為的判斷能力，卻沒有特定具體的法律行為。所以事理辨識能力的判定上，要實行抽象且一般的法律行為的判定，但運用在醫療決策上的事理辨識能力，卻並非是實行抽象但一般的法律行為，而是實行預想未來具體的醫療照護決定之能力。因此，病人的承諾能力不是為了進行一般法律行為能力的全面（global）判斷能力，而是類同於財產管理、治療同意、個人護理等不同領域的特異（domain specific）判斷能力。換言之，事理辨識能力在醫療決定的領域裡，就是

「能管理／處理自己治療與個人醫療照護事項的能力」；而事理辨識能力判定結果不是有無，而是程度。

三、代理決定

當不具行為能力的病人未曾預先表達醫療決策，則必須藉由病人曾經表達過的喜好推測其意願，如無任何證據或是最近親屬可以說明病人之意願，則退而根據最佳利益，決定對病人而言最適切的醫療決策。無論是醫療委任代理人或是最近親屬，代理決定的真義並非由第三者代替病人做出醫療決策，而是由這些法定委任或是認定與病人最親近之人，依其對病人最了解之狀況，協助逐漸失去意思能力的病人做出最可能接近他意願的醫療決策。

四、無效醫療

當某一個醫療選項對於病人的生命長度或是品質均無助益，且無法達到其可以實證證明的預期成效時，即稱為無效醫療。而當現有的醫療處置均無法延續病人的生命時，稱為醫療無效。若病人的生理已進入多重器官衰竭，則稱為生理無效。倫理上，醫師對病人有治療的義務，但也對無效甚至是可能有害的治療，醫師對病人也負有不治療的義務。

五、安寧緩和常見其他重要議題

除了上述的重要倫理困境，尚有其他常見的安寧照護議題會應用到倫理原則，以下整理說明。

1. 嗎啡藥物使用前之溝通

鴉片類藥物是世界衛生組織與各國指引強烈建議，癌痛以及其他安寧症狀有強烈疼痛，或是嚴重呼吸喘使用需求的首選用藥。因嗎啡特殊的短期與長期併發症，醫療人員在用藥之前務必向病人與照顧者詳細說明，以及併發症發生時的觀察與處理方式。使用嗎啡類用藥者必須持續接受醫師的診療與監測，以利處方隨時調整，達到良好的背景疼痛以及突發痛的控

制效果。疼痛未被良好控制的末期病人，可能會造成死亡率與共病率的上升，並因爲過度的疼痛影響生活品質與日常活動。然目前國內，對於疼痛控制的識能，除病人與照顧者端明顯不足外，醫療人員普遍對嗎啡也有認知不足甚至是誤解的狀況，而提升醫療人員對嗎啡類藥物使用的知能，有助於減緩病人或家屬的疑慮，促進合適的嗎啡使用率。

2. 病情告知

基於病人自主原則，病人在進行醫療決策選擇的同時，必須先依照病人能夠理解的方式告知病情，並告知所有的醫療選項之利弊與風險，提供病人思考抉擇。隱瞞病情除了侵犯病人的知情權利，也讓病人處於資訊不足的狀態下進行醫療選擇，對病人的權利有所損害，使其難以做出對自己最好的決策。

3. 緩和鎮靜

緩和性鎮靜（Palliative Sedation, PS）是應用鎮靜藥物，造成病人意識下降或失去意識，使生命末期難治之嚴重不適症狀，以及無法忍受之痛苦得以緩解。緩和鎮靜必須確定病人是在完全理解訊息以及結果的狀況下做的決定，同時要與病人和家屬充分的溝通，並說明完整的照護計畫。安寧療護團隊也必須熟悉倫理議題的雙果效應、鎮靜藥物的使用及使用途徑方式、病人的監視、營養及水分給予之角色等。

4. 死亡準備與餘生期待

生理、心理與靈性的平安，是前往適切死亡，或稱善終的唯一途徑，而死亡準備的話題越早開啓，病人越能爭取時間完成四道人生、心願清單以及轉化與成長人生最後一段生命的使命，達到天人物我關係的和解。

第四節　安寧療護相關法律文件之介紹與應用

在安寧緩和醫療條例與病人自主權利法的適用下，會產生數種法律文件，本節將進行介紹，並說明其應用時機。

一、預立安寧緩和醫療暨維生醫療抉擇意願書

「預立安寧緩和醫療暨維生醫療抉擇意願書」是成年人預先簽署表明，若將來罹患末期疾病時，接受安寧緩和醫療照顧之意願；依最新修正「安寧緩和醫療條例」規定，此預立意願並得記載於個人之 IC 健保卡資料庫內，與正本相同。

「預立安寧緩和醫療暨維生醫療抉擇意願書」是由意識清楚之病人本人簽署，依安寧緩和醫療條例規定，需兩名見證人見證。

二、不施行心肺復甦術同意書與不施行維生醫療同意書（終止或撤除心肺復甦術與維生醫療同意書）

「不施行心肺復甦術同意書」則是當末期病人意識不清或無法表達意願時，由其最近家屬一名簽署。依照「安寧緩和醫療條例」規定，最近親屬之範圍及先後順序為：一、配偶；二、成人子女、孫子女；三、父母；四、兄弟姐妹；五、祖父母；六、曾祖父母或三親等旁系血親；七、一親等直系姻親。唯其意見不得與末期病人於意識昏迷或無法清楚表達意願前明示之意思表示相反。如最近親屬意思表示不一致時，依前述先後定其順序。後順序者已出具同意書時，先順序者如有不同之意思表示，應於不施行心肺復甦術前以書面為之。因此，當家屬間之意見不一致時，應依上述順序進行決策。

三、預立醫療決定

預立醫療決定是具行為能力人預先表達，當自己處於末期病人、處於不可逆轉之昏迷狀況、永久植物人狀態、極重度失智、其他經公告之病人疾病狀況或痛苦難以忍受、疾病無法治癒且依當時醫療水準無其他合適解決方法之情形等「特定臨床條件」時，有無接受「維持生命治療」、「人工營養或流體餵養」的意願。

四、醫療委任代理人委任書

根據安寧緩和醫療條例，意願人得預立醫療委任代理人，並以書面載

明委任意旨，於其無法表達意願時，由代理人代爲簽署意願書選擇安寧緩和醫療或做維生醫療抉擇。

病人自主權利法亦規定意願人也可以指定他人作爲自己的醫療委任代理人，在自己處於特定臨床條件且無法表達意願時，代替自己做出醫療決定或表達醫療意願。醫療委任代理人的人數並無限制，每位代理人都有獨立的權限，且意願人可以自由安排各醫療委任代理人的順位。

第五節　預立醫療照護諮商與安寧療護之理念區別與共融

由 Wiesing 所提出的關於肯認病人意願的位階理論，便明白揭示一個具有行爲能力的病人當下所表達的意願具有最高的位階，倘若病人已無行爲能力決策，那麼病人過去所明確表達過的意願（例如像預立醫療決定），便可以代替病人的自主意願，若是沒有明確表達過的文件或證據可供參考，那麼需依照其可供推測的意願（例如日記、聲明或是可確信的價值觀）爲病人進行醫療決定。假如以上三個層次的病人意願都沒有辦法可以得知時，才由病人的重要關係人與醫療團隊，依據最佳利益原則爲病人做出最適切的醫療決定。因此，透過預立醫療照護諮商討論的內容，以及所記錄下來的聲明或是文件，是在未來病人無法決策與表達時，代替病人發言的重要工具。

預立醫療照護諮商專指病人自主權利法條文中，由預立醫療照護諮商團隊所提供的諮商，是爲了完成預立醫療決定前的法定義務，其精神源自更廣義的預立醫療照護計畫，定義爲：「處於任何年紀或是疾病階段的成年人，理解與分享自己未來的醫療照護相關的個人價值觀、生命目標以及偏好的過程。」落實在醫療臨床照護中，便是個人、家人或關係人以及醫療團隊共同討論，關於個人未來在特定臨床狀態時，所希望的醫療照護模式之過程，這過程可以持續反覆地進行。預立醫療照護計畫所討論的內容，除了醫療選項外，也包含選任醫療委任代理人、生活或財產事務的安排、器官捐贈或大體捐贈意願，以及善終地點與善終事宜安排等。這些討論的過程經過記錄，成爲一份實體文件，就稱爲預立醫療決定（其他國家亦有稱作預立醫療指示或預立醫囑）。

　　預立醫療照護計畫可以達到以下四個目標：(1) 建立醫病互信：病人可以自己決定醫療照顧意向，參與醫療決策，保護了其自主的倫理和法律權益，同時讓醫療人員一病人一家屬三方間了解彼此的意願及想法，進一步可拉近彼此之間的關係。(2) 避免疑惑和衝突：經過預先的溝通，減少了家屬友人彼此間因意見分歧造成的衝突，消除家屬和照顧者為當事者做重大決定時，可能產生的焦慮、矛盾與內疚感。(3) 降低不確定性：促進病人思考自身的健康狀況，明確表達自己的希望，可提升後續照顧品質，同時減少醫療團隊因擔心糾紛而採取的防禦性醫療措施。(4) 促進平安：解除當事者對於接受過度無效醫療折磨的恐懼，並且降低長時間無效醫療帶來的病家經濟負擔、社會醫療成本支出。

　　根據世界衛生組織的建議，健康成年人、老年人、慢性病病人以及處於生命威脅疾病狀態者，都需要進行預立醫療照護計畫的討論，而以下狀況則是適當開啟預立醫療照護計畫討論的時機：當身體尚健康時、經歷重大生命事件時（例如配偶、家人或親近友人死亡）、被診斷罹患生命威脅疾病時（例如癌症）、疾病進展時（例如復發、病情惡化、對治癒性治療不佳或無反應）、需轉換醫療目標時、重複入院時，以及當病人主動提及或詢問時。由此可以得知，安寧療護所照護的族群對象，均有進行預立醫療照護計畫討論的必要，其目的為保障病人的自主決定權，此與安寧療護尊重個體的偏好與尊嚴之精神不謀而合。然而，並不是接受安寧療護後，才能進行預立醫療照護計畫的討論，而是任何人在任何生命階段都可以進行的，使得每個人能將自主表達延伸到無意思能力之後，是預立醫療照護計畫的核心精神，而執行預立醫療照護計畫時，同時可以兼顧家人的愧疚感、不確定感，提高醫病信任、減少防衛醫療，達到尊嚴善終的目標，並且減少衝突，是成功照護的第一步。而預立醫療照護計畫的實務操作、核心能力，以及臨床的挑戰更是不在話下，保障了病人對於維生醫療的拒絕權後，醫療團隊將面對移除維持生命治療或是人工營養管路者的照護、複雜的家庭成員、醫療委任代理人與病人之間的溝通和理解、死亡前的善終準備以及哀傷陪伴；同時，一個熟練預立醫療照護計畫討論的照護團隊，也必須要能夠針對情境的改變，在不變動病人偏好與意願的狀況下，重新研擬新的照護計畫方式，以達成尊重病人照護意願的目標。

參考文獻

五十嵐禎人（2010）。「意思能力・行爲能力・事理弁識能力の判定について──精神医学の立場から」，收錄於小林一俊・小林秀文・村田彰，『高齡社会に おける法的諸問題：須永醇先生傘寿記念論文集』，頁129-156。

許澤天（2016）。消極死亡協助與病人自主決定權──德國學說、立法與實務的相互影響，*臺北大學法學論叢*，*100*，179-243。

國家衛生研究院（2019），*臺灣安寧緩和療護政策白皮書*。

Dempsey, D. (2013). Advance care planning for people with dementia: benefits and challenges. *Int J Palliat Nurs*, *19*(5), 227-34.

Gunnar Duttge著，陳俊榕譯（2018）。理想與現實之間的病患自主：來自德國的經驗，*高大法學論叢*，*14*(1)，1-42。

Sudore, R. L., Lum H. D., You J. J. et al. (2017). Defining advance care planning for adults: A consensus definition from a multidisciplinary Delphi panel. *Journal of Pain and Symptom Management*, *53*(5), 821-832.e1.

Wiesing, U., Jox, R. J. Hessler, H. J., et al. (2010). A new law on advance directives in Germany. *J Med Ethics*, *36*(12), 779-83.

黃曉峰

第三章 病情告知——安寧療護的醫病溝通議題

「醫病溝通」能力，是安寧療護專業中的一項重要技能。這項技能不僅在生命末期的階段很重要，在病人接受醫療照顧的每一個階段中，醫療團隊成員（尤其是醫師）在與病人及其家人溝通時，都需要有適當的態度、正確的知識與嫻熟的技能，以便醫病雙方進行有效的對話，才能完成溝通的初始目標：「對於治療與預後達成共識」。

也就是說，醫療人員需要在「疾病還不是末期」的一般情境中，就先培養好良好的醫病溝通能力；在面對「危及生命、生命末期」的複雜病況時，才能夠具有足夠的溝通能力。這一章整理臨床溝通中有用的技能，以期在反覆練習與運用之後，能夠建構良好的基礎。

第一節　醫病溝通是醫學專業的基礎核心技能

近年來，我國的畢業後醫學教育中，「醫病溝通」的訓練與評量都是重點之一。衛生福利部（2016, 2021）宣示在專科醫師訓練策略中，建立里程碑（milestone）制度之後，從各個醫學會依此訂定專科醫師訓練計畫的「醫病溝通技能」項目中（The Accreditation Council for Graduate Medical Education [ACGME]，2019；台灣婦產科醫學會，2022；台灣內科醫學會，2019）所羅列各階段應完成之次核心能力（subcompetencies）的敘述，可以看出當中的幾項重點（表 3-4）。

一、初階（level 1, 2）

應該在常見、不複雜的情境下，就能做到的里程碑，包括：

1. 用可理解的、尊重的態度，與病人及其家人溝通；能邀請病人發問。
2. 提供及時的更新訊息；確定病人與家屬了解病情與治療計畫。
3. 了解，並且具有傾聽（active listening）的技巧；在討論治療計畫中，尊重病人提出的偏好與期待（preferences and expectations）；進行共同決策（shared decision-making）。
4. 與病人及照護者建立治療關係（therapeutic relationship），能順暢溝通並持續討論照護計畫。
5. 內科醫學會還列出兩項負面表現：「忽視病人對照護計畫的偏好，也未嘗試把病人納入共同決策。」及「經常與病患及照護者在醫療上陷入對立或對抗的關係。」意謂有這樣的表現，表示其溝通技能還在非常初階（level 1）的階段。

二、中階（level 3, 4）

要能夠在複雜或困難的情境下溝通。要達成的里程碑，包括：
1. 當病人家屬來自不同社經地位、文化背景，仍能有效率的溝通；確認病人偏好並將其納入共同決策與照顧計畫中；建立治療關係。
2. 在高壓力、緊急、複雜病情的臨床狀況下，仍能有效率地溝通，如：生命末期、說明出現副作用或醫療錯誤，或病人死亡等等情境。
3. 能與病人以及在家庭會談中，傳遞複雜或是困難情境的訊息、告知壞消息，如：疾病預後不佳、解釋治療具有風險、治療未達預期成效等等。
4. 能有效率地調解病人、家人及照顧團隊間的衝突。

三、進階（level 5）

在成為專科醫師的時候就要具有的能力：
1. 在充滿挑戰的場合中，有效溝通並邀集各個關係人加入討論。
2. 指導別人進行上述各階段的技能；促進困難情境下的對話；解決衝突；建立治療關係等等。

以上列出的都是平常醫療情境下，醫病溝通的關鍵字，安寧療護工作

中充滿更多困難的情境。在從事安寧緩和醫療之初，試著先盤點一下這些最基本的醫病溝通的技能，是否已經裝備好？

第二節　醫病對話的目的

首先值得釐清的是：在臨床情境中，醫療團隊成員（尤其是醫師）爲什麼要與病人及家人對話呢？對話的目的是什麼？

臨床的醫病對話，不僅是爲了「說明病情」，其目的共有四個（Buckman & Baile, 2010），可以與上一節「專科醫師訓練里程碑」所敘述的重點相互呼應。

1. 收集訊息（Gather Information）。從病人描述中收集臨床症狀的細節，以便作爲鑑別診斷的基礎。
2. 傳遞訊息（Give Information）。把病人需要知道的訊息，有效率地用病人聽得懂的語言，讓病人知悉。傳遞訊息不僅是爲了「滿足病人知的權利」，更是爲了要讓醫病雙方對於醫療決策能達到共識。
3. 建立治療關係（Build Relationship）。病人與醫療團隊建立起互信的關係，病人知道來自醫師的訊息與建議是爲了病人的利益。
4. 讓病人感受到獲得支持（Give Support），以度過疾病帶來的衝擊，尤其是在生理層面之外，同時造成心理的、社會關係的、甚至靈性的衝擊。這些支持來自醫療團隊，也來自原本身邊親朋好友的支持；支持的方式之一，就是尊重病人提出的價值觀、偏好與期待。

前兩者，是「訊息的交換」，以便醫病雙方藉由醫療決策的共識，而成爲對抗疾病的同伴；而後兩者，是「體現全人照顧」，讓病人個別的需求與價值偏好獲得重視，病人因此更能夠「遵從醫囑（good compliance）」。

在這裡要強調的是，醫療團隊成員（尤其是醫師）要先放下「醫病溝通就是說明病情」的侷限，在對話中注意到其他三項也是需要努力的目標。

第三節　安寧療護醫病溝通的困難

在提供安寧緩和醫療照顧中，有大量的議題需要醫病雙方的討論，以便做成決策。然而，這樣的溝通充滿困難。姚（2017）指出：醫師自認無法有效進行醫病溝通的理由，包括：

1. 擔心訓練不足，且沒有充分的溝通技能；
2. 害怕引發極大的困擾而無法收拾；
3. 擔心引發自己無法掌控的情緒；
4. 擔心成為醫療失敗者而被苛責；
5. 害怕被認為無能為力而過度認同某些病人，避談治療失敗或死亡；
6. 害怕面對自己對死亡的焦慮恐懼。

這些困難不僅是源於：(1) 要溝通的內容，是巨大的壞消息；也因為 (2) 接收訊息的對象可能還帶著期待，而這些期待與壞消息之間的落差可能引發難以收拾的情緒反應。而更困難的點，是 (3) 醫師也有自己的議題（訓練不足、自己的情緒、挫敗感、擔心受苛責，以及自己的死亡焦慮），但相比於其他醫療的技術，卻是缺乏在指導下練習的機會。

因此，安寧緩和醫療團隊的成員、尤其是醫師，所需要接受的醫病溝通上的訓練，就是克服上面所提到的困難：認識壞消息、認識病人與家人面對壞消息的情緒、認識自己的情緒、了解並幫忙自己面對挫敗感、了解自身對於死亡的焦慮，然後才能培養「收拾或掌控情緒」的能力。

第四節　醫病溝通的訓練──基本認識：情緒與杏仁核

許多研究都指出「情緒」是阻礙理性思考的重要障礙。醫師以及團隊成員需要能在溝通當中，克服對方與自身的情緒對於訊息傳遞所造成的障礙，最後達成訊息的傳遞與進行決策的溝通任務，而且才能同時建立起治療性的關係，也能讓病人感覺受到支持。

Buckman（2010, 2019）描述在困難溝通中，大腦的邊緣系統（limbic system）中的杏仁核（amygdala）在所調控的「攻擊或脫逃（fight or flight）反應」扮演的關鍵角色。

簡單來說，人類大腦中，負責做理性判斷、形成最佳因應策略的位置，是在大腦的前額葉（prefrontal lobe）。在進行決策之前，當然需要收集訊息；來自視覺的、聽覺的、嗅覺的、觸覺的……種種感官訊息，從各區的感覺皮質傳到前額葉，以便進行綜合判斷。在此同時，這些感覺皮質也發出訊號到邊緣系統，以便讓杏仁核辨別是否有「威脅」。而且，杏仁核得到訊息比前額葉來得快。

一旦這個訊息被杏仁核從情緒記憶庫中認定「具有威脅」，杏仁核就會啓動「攻擊或逃脫（fight or flight）」機制，讓人體進入「緊急狀況」作爲因應。在這一系列增加交感神經興奮度的同時，會讓通往大腦前額葉的血流降低（Buckman, 2010, 2019），也就是說，最需要理性思考的區域，在第一時間就被關閉了。這個現象其實大家在生活中都很熟悉：「情緒一起來，說什麼道理也聽不進去！」甚至是「一聽，腦中一片空白！」

什麼訊息會「具有威脅」呢？對其他哺乳類動物而言，「威脅」通常是「危及生命」：掠食者沒有捕獲獵物會餓死、被掠食的動物更是會被咬死。但是對於人類而言，往往危及的是「角色」，例如家中照顧者的角色、是個好醫生的角色、被人尊重的角色……，這是在傳達「壞消息」的時候，必須要克服的困難。

第五節　辨識與回應情緒、情緒復甦術

LeBlanc 與 Tulsky（2021）指出，臨床上良好的溝通都應該是以病人爲中心，在緩和療護更要注意情感（Affect）所具有的強大角色。大部分的困難，都源自於忽視這個層面。因爲我們感受到的怒氣、罪責感、挫折感、悲傷、害怕等等情緒，時常都會干擾我們聽到、聽懂、表達、決策（圖 3-1）。在對話溝通中需要仔細辨識是否有情緒的出現。

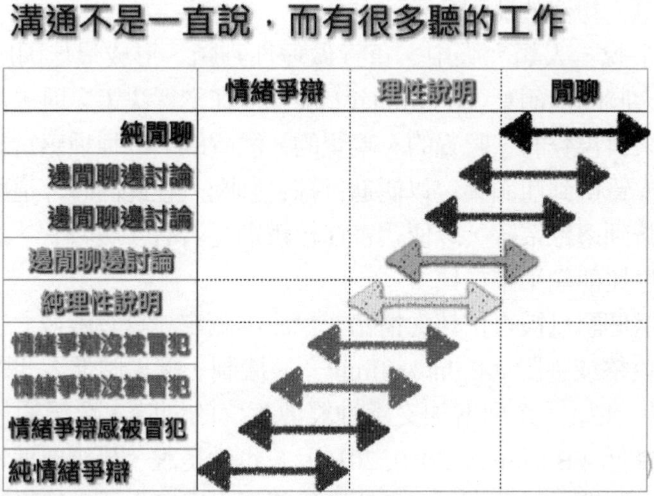

溝通不是一直說，而有很多聽的工作

	情緒爭辯	理性說明	閒聊
純閒聊			←——→
邊閒聊邊討論		←——→	
邊閒聊邊討論		←——→	
邊閒聊邊討論		←——→	
純理性說明		←——→	
情緒爭辯沒被冒犯	←——→		
情緒爭辯沒被冒犯	←——→		
情緒爭辯感被冒犯	←——→		
純情緒爭辯	←——→		

圖 3-1　醫療人員在溝通的狀態。理想中是理性說明，然後做決定。然而，情緒的出現，需要仔細辨識，然後善加處理

　　溝通不是一直說明、解釋，主導溝通的我們，需要隨時檢視目前的狀況，克服溝通的阻礙，以便達成溝通的目標。第一個練習，就是「不要急著講理！」

如果你覺得對方不合理...

- 不要急著講理：先心情、再事情
- 不合理的要求、拒絕
  - →背後一定有一個(以上)情緒
    有一個落空的期待
    →　試著幫對方說出來...

圖 3-2　先心情、再事情

當面對「不合理的要求或拒絕」，醫療人員本能地想要去講道理。但是，往往情緒卻愈來愈高！如果我們能夠了解：「不合理的要求或拒絕」背後一定有一個（以上）的情緒，源自一個落空的期待；那麼，試著幫對方說出來，協助病人（有時也要協助自己）離開情緒干擾所造成的危機（emotional crisis），才有辦法進行理性的對話（圖3-2）。因此，Fisher（2022）稱爲「情緒復甦術（Emotional Resuscitation, eCPR）」，包括連結（Connection）、賦能（emPowerment）、重生（Revitalization）等三個步驟（Fisher, 2022; National Empowerment Center (NEC), 2020）。

第六節　朝向目的可行作法

前節提到醫病對話的四個目的，爲了「傳遞訊息」、需要「收集訊息」，還有「建立關係、提供支持」等。以下由安寧療護工作的角度，將四個對話的目的中可行的做法，分別說明。

一、收集訊息——以安寧緩和會診爲例

每一個安寧緩和醫療的會診，就是收集訊息的第一個機會。

(一) 以癌症末期爲例，所要收集的生理層面訊息包括：

1. 癌症醫師所做的診斷，包括原發部位、細胞型態、期數、治療經歷，最後記得加上原團隊對於目前病況的結論，例如："...with disease progression."。

2. 目前癌症的轉移部位（Extent of disease），以及造成的身體影響，例如：惡性腸阻塞、兩側腎水腫、右上臂淋巴水腫、癌症惡病質……等、重要器官衰竭程度等。

3. 疼痛控制的醫囑與現況：美國國家癌症資訊網（National Comprehensive Cancer Network [NCCN], 2023）建議在每一位病人的每一次見面時，都要評估疼痛，稱爲 Universal Screening for Pain。除了包括平常對於疼痛的評估內容之外，也要了解目前疼痛藥物、遵從醫囑程度、可能的副作用等。

4. 其他症狀控制的醫囑與現況，原有慢性疾病的用藥與遵囑程度：
   了解病人與家人是否會自行調藥，或是對於 prn 藥物能自行調藥。

5. 日常身體活動程度（Performance status）。最簡單的就是詢問臥床
   的時間長短，或是室內外活動的情況。常用的問句：「你在家裡
   都一直躺著嗎？」「你記得上一次自在地走來走去，到門口去站一
   下，是多久以前？」等問句。

這是參考加拿大 Rockwood 等人（2005）及 Rockwood 與 Theou（2020）
發展的臨床衰弱量表（Clinical Fraily Scale）中「可以出門活動／難以離
開家門僅室內活動／難以離開房門多在床上／都在床上」這樣的分級，或
是美國東岸癌症臨床研究合作組織（Eastern Cooperative Oncology Group,
ECOG）評分臥床是否超過一半以上的時間。

(二) 在詢問這些「身體生理層面的需求」時，同時也是收集社會、心理、
   靈性層面問題與需求的時機。因為疾病對一個人的衝擊，並不會停
   留在生理層面，會同時衝擊到社會、心理、靈性層面的。

1. 對疾病的了解與對訊息的需求（Need for information）。在與病人
   核對疾病診斷與治療的過程，可以知道病人「已經知道的」病情
   是到什麼程度、他是否想要知道更多、他如何面對這個壞消息；
   也會聽到家人與他在告知上的互動方式，是可以開誠布公地談，
   還是總是避而不談？
   當家人說：「他不知道病情，不要告訴他病情！」的時候，在家
   人的陪同下，在「收集訊息」階段，讓病人回答他所經歷的治療
   過程，可以有助於家人了解：原來病人已經知道這麼多。

2. 對治療過程與結果的看法與反應（Response）。在詢問病人或家
   人關於接受治療的艱辛痛苦過程，以及面對療效不佳的客觀現
   實，可以接著詢問他們對此的感受與看法。雖然對於治療結果的
   客觀評估，可以由檢查檢驗知道，但是病人或家人主觀上怎麼看
   待所接受的治療，以及評價這些治療的療效，甚至是對於醫療團
   隊的看法，唯有開口問，才會得到答案。

「哇！你打了這麼多化療，很辛苦喔！你怎麼撐過來的？」

「每一次回去回診，都很緊張嗎？」

「那當醫師告訴你又復發了的時候，你一定很失望？」

「花了那麼多時間金錢，結果不像期待中那麼好，聽起來會覺得很挫折喔？」或是

「以前還能出門走走，最近都要靠人扶，心裡會怎麼看待這件事？」

　　在安寧療護所要照顧的病人群體，大概都經歷過疾病復發，面對「療效不如預期」的過程當中產生挫折、憤怒、失去鬥志、……都是常見的情緒。有機會讓他們講出來，才有機會辨識問題，以期提供適當的協助。

3. 現有的因應策略（Reaction and strategies）。在面對層出不窮、接踵而至的身體症狀，虛弱日漸明顯，病人與家人有些什麼情緒反應，又發展出什麼因應策略，這對於後續的團隊照顧安排，是很重要的訊息。

「痛起來的時候，你都怎麼辦？」

「心裡覺得煩躁的時候，家裡有誰可以讓你說說話的嗎？」

　　病人已經採行合理的策略再加以修改，比較能讓病人適應；不合理的策略則可以藉此發現，而獲得討論的機會。這樣比起憑空給一個建議，更可以得到病人的配合。

4. 藥物遵囑背後的信念與價值觀（Belief and value）。在詢問疼痛用藥時，不能盡信病歷上「最後一次處方」等於「正在使用的藥物」。病人或家人可能對於藥物，尤其是嗎啡類藥物，有自己的顧慮或誤解，因而並沒有遵循醫囑用藥。詢問「不遵從醫囑背後的顧慮或誤解」，有機會了解其信念與價值觀，進而討論符合他信念與價值觀而願意接受的治療。

「你說止痛藥時間還沒到就痛起來，可是我看你『追加備用』的止痛藥都沒吃啊？」然後病人才會說他「怕上癮、不想變成壞人……」等等

的想法。

5. 與家人照顧者的關係（Relationship）。從評估日常身體活動的程度，當病人還能出門活動的程度，可以問及「如何度過養病的一天？」，了解與家人的互動。當病人開始臥床時間增加，需要依賴照顧者時，讓病人依賴的是家中的誰？他的照顧能力好不好？

6. 深層的擔憂（Ultimate concerns）。從這些對於「生理層次」的問診中，會找到社會心理層面的議題，甚至出現「質疑意義」、「怨天尤人」、「信仰動搖」、「不想成為家人的負擔」……等等困難的靈性問題，難以回答；相對的，也可能「看到燦爛的笑容」、聽到「順其自然」、「人都要走這一條路，不要太辛苦就好」、「生病中更能體會到宗教信仰給我的力量」……這樣靈性平安的表現，筆者都會當場給予讚嘆肯定。

(三) 收集訊息的提問方法（Types of Questioning），通常使用的是「開放式問題」與「封閉式問題」，這是直接詢問對方的「直線問題（Linear questions）」。Kissane（2008）提出在家庭取向的悲傷輔導中，除了這兩種之外，還有「圓形問題（Circular questions）」與「策略問題（Strategic questions）」二種進階的提問法。（Dumont & Kissane, 2009）簡述如下：

1. 開放式問題（Open questions）像是問答題或簡答題，以便能在一個大範圍中，讓病人說出當下最重要的幾個答案，作為後續探索的方向。

2. 封閉式問題（Close questions）例如是非題或是選擇題，像是檢查清單一般，快速得到許多細節的答案；然而沒有問到的，就沒有答案。

3. 圓形問題（Circular questions）是家庭會談常用的問句，問病人關於其他家人對家裡其他人（或是自己）的看法或反應，藉此能了解家人之間的互動。在安寧療護的工作中，也可以在某些病人可能難以直面的問題，讓回答者先回答家人的看法，說著說著就講到關於自己的答案。例如：「你生病之後，家裡孩子們有沒有誰

還不大能夠適應的？」

4. 策略問題（Strategic questions）在對病人時，是問「當這個問題出現的時候，你自己是怎麼應付的？」在專業人員還沒有介入之前，病人或家人已經著手回應的方法，團隊人員再討論其中專業上可以修改的細節，可能更具可行性。或是詢問假設性的問題，刺激反思。「你有沒有想過如果更加虛弱，不能吞嚥時，如果醫師建議插鼻胃管以便灌食，你會怎麼想？」

在收集訊息的方面，如同生理層面的照顧中，詢問病史時「收集生理層面的症狀，以便獲得鑑別診斷」一樣，從病人的言談中注意到其在社會、心理甚至靈性層面的困擾，也能有助於辨識、釐清這些層面的需求，為後續的對話以及治療計畫提供重要的線索。

二、傳遞訊息──告知壞消息

一般來說，在醫療工作中，傳遞訊息是為了讓病人與家人在獲得理性的知識之後，對於醫療決策「達成共識」。因此第一個任務，是透過適當的說明（理性因素），將相關的訊息傳遞到病人的腦中，以利形成理性的決策（圖 3-3A）。

(一) 回答、還是回應？（Reply or response?）

在下節會提到，在傳遞訊息時，尤其是講壞消息，「給予訊息」與「回應情緒」是同時進行的。何時進一步給訊息、何時回應情緒，需要小心進行。

當病人是在理性討論的時候，議題通常是在「生理層面」。這時醫療團隊用適當的圖文說明、適當使用術語，對現況做說明解釋、對未來做忠告建議，提供病人能夠了解的「理性知識」以便病人形成答案。

但是，當我們注意到病人或家人在對話中有下列性質或特徵，就要視為「不是理性」的表現；那麼邏輯上就是有「不在理性層面」的因素，干擾著決定（圖 3-3A）。

1. 帶著情緒。
2. 談及靈性層面的質疑。

3. 提出不合理的要求或拒絕治療。

4. 已經回答了 n 次的問題，還要再問一次。

遇到這些令人感到難以回答的時候，就需要暫停說明，釐清是否有隱藏未明說的問題（unspoken questions）？

1. 如果不知道話的後面的眞正問題，就用「開放式的問題」去問。

2. 如果約略知道話的後面的問題，就試著用「同理性的回應（empathic response）」去回應這個困難的問題。

只是通常對醫療人員（尤其是醫師）而言，聽到不合理的意見就「急著要說明」的急切感，往往讓我們不假思索地就開始「說明、解釋、忠告、建議」，而陷入「需要同理情緒，卻給予訊息說明」的歧路。然而，若理性的說明是爲了促成理性的決策，那麼面對不合理的要求時，就一直重複說明，邏輯上是錯的（圖 3-3B）。因此，醫療人員在對話中辨認情緒的出現，趕快叫停「急於說明」的反應，也是一項訓練。

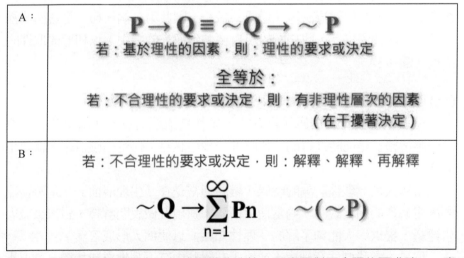

圖 3-3　若理性的說明是為了促成理性的決策，那麼面對不合理的要求時，一直重複地說明，邏輯上是錯的

(二) 倫理與法律對告知的要求

British Medical Association（BMA, 1993）指出倫理上，病人有效同意的三項前提，是：得到說明（Informed）、有決定能力（Capability of decision-making），以及基於自願的決定（Voluntariness）。

我國的「病人自主權利法」第五條關於接受告知的權利：「病人就診時，醫療機構或醫師應以其所判斷之適當時機及方式，將病人之病情、治療方針、處置、用藥、預後情形及可能之不良反應等相關事項告知本人。病人未明示反對時，亦得告知其關係人。」

基於倫理與法律都需要進行的告知，包括三個層次：(1) 病情、病名；(2) 病情之下的「治療方針、處置、用藥」等可用選項；以及 (3) 各個選項下的「預後成效與風險」。醫療團隊的挑戰，就是如何將複雜的醫療知識，轉變成清楚易懂的話語，讓（通常是外行人的）病人與家人聽懂，然後做決策，或是同意醫師提出的建議。

(三) 告知的第一個挑戰：術語（Jargons）

有一個常見的提問：說多少，才是「充分告知」？畢竟醫學的知識那麼浩瀚。

簡單的答案並不是「一名理性的醫師應該說的程度」，而是「一名理性的成年人足以做決定的程度」（蔡，2018）。

需要說明的至少有三個選項的好處與缺點風險，共六件事：

選項 A：醫師覺得最好的做法，其好處，以及風險；

選項 B：替代方案，其好處（或許比 A 較少），以及缺點風險（或許較多）；

選項 C：不做「改變病程的處置（disease-modifying treatment）」，不選 A 也不選 B；好處是不必面對 A 與 B 的風險，缺點則是得不到 A 或 B 的好處。

也就是說，如世界醫師會（World Medical Association, WMA, 2015）「拒絕醫療」也是選項之一（non-treatment option）。不過這是指「不做改變病程的醫療」，而非拒絕所有的醫療處置；以舒適、緩解症狀爲目的醫療，仍是要進行的。

在說明的過程，要使用「病人聽得懂的語言」，並且試著用文字、圖片、表格作爲輔助。而且需要留意的：病人可能會淹沒在大量的專有名詞或是術語中。

專有名詞或是術語，在同一個專業人員之間，是很有效率的語言，然而跨到另一個專業，就是常常造成理解上的障礙。經常讓對方發問，從提出的問題中，能夠較爲了解病人的理解狀態。

要記得：不是聽到了，就聽懂了。「術語」可能是一大障礙。

(四) 告知的第二個挑戰：情緒（Emotions）

在醫療場域中，醫療團隊所提供的訊息，雖然都是客觀的事實，但是對於病人與家人來說，經常是壞消息。

什麼是「壞消息」？如同 Calman（1984）提出來的假說，認爲生活品質好壞，取決於期待與現實之間的落差（Higginson 2000），Buckman（2010）也把「壞消息」定義爲：一個讓人原本對於未來的期待，必須做大幅度調降的訊息；落差越大，則消息越壞（圖 3-4）。

一位原本自覺健康的人被告知疾病的診斷，一位努力配合治療的病人被告知疾病復發，一位經歷反覆治療的癌症病人被告知不再有治療可以控制癌症……，這些病人原來的期待落空，這都是壞消息。

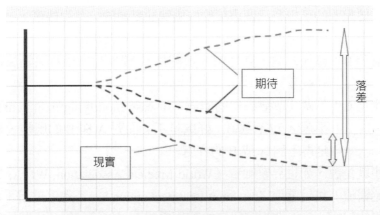

圖 3-4　壞消息：取決於病人的期望與醫學上現實情況之間的落差（the size of gap）

即使是非癌症的慢性病患也會經歷許多次療效不佳、病情惡化、體能變差的階段。要告知這些訊息，對醫療團隊而言，尤其是醫師，都會感到不自在。因爲聽到這樣的壞消息，很自然會出現情緒反應。（Buckman, 2010）而情緒會影響訊息的處理。

在負面情緒中的病人，注意力多在於「給訊息的方式態度」多過「訊息內容」本身。所以當病人處於高漲的負面情緒，而臨床人員卻沒有減除這個情緒時，病人可能收不到臨床人員要給的訊息（LeBlanc & Tulsky, 2021）。情緒對獲得訊息的干擾，在上節提到。

(五) 告知壞消息的 SPIKES 模式

爲了讓專業人員在每次困難情境的當下，腦中一片空白之時，還能記得正確的策略，Robert Buckman 醫師比照推廣「高級心臟救命術（Advanced Cardiac Life Support, ACLS）」的口訣方式，設計的一套「困難臨床情境下的對話策略」，以結構式的對話作爲因應的方法，並以縮寫口訣增進記憶（Buckman 2010, 2019）。其中對於「告知壞消息」，他提出來一個 SPIKES 模式（spikes 是尖刺；壞消息如芒刺在背），共有六個步驟（表 3-1），筆者以多年實踐這個 SPIKES 模式的經驗，提出以下重點。

1. 步驟一「S：準備場景」的重點：當醫師帶著壞消息要告訴病人，病人並不知道醫師要來說這個壞消息，因此醫師有責任儘量要讓空間、環境、陪伴的人等等細節，適合於甚至有助於病人接收到壞消息。可以的話，儘量坐下來。

2. 步驟二「P：釐清病人已經知道多少」的重點：讓病人表達已經知道多少，可以問「上一位醫師怎麼跟你說的？」上一位也可能是上次會面時的自己。然後就是上一段落所提到的「收集訊息」的部分。Buckman 醫師強調：Listen, before you talk. 病人已經知道的，醫師就是從此處接著告知後續的部分。

3. 步驟三「I：釐清病人希望知道多少」的重點：可以問病人「這說明起來有點複雜，你需要知道所有細節？還是我先說結論，細節跟家裡誰說就好？」讓病人自己掌握訊息的時機與量。

4. 步驟四「K：訊息分享」的重點：是先說結論，再回頭說其他的細節。除了注意不要使用過多「術語」，每說完一句話，就需要注意情緒的出現。訊息的給予，是為了做決策，而不是為了表現醫師的專業，更不是為了「淹沒病人、訊息轟炸……讓病人難以回嘴」。

5. 步驟五「E：對病人的心情做適當的回應」的重點：「回應情緒」與「給予訊息」兩者是同時進行的。對心情的回應方式，是幫病人說出當下的情緒，稱為「同理性的回應（empathic response）」。「幫他說出情緒」這對他感到被理解十分重要，也是為了幫助病人迅速回到理性的層面，以便接收下一部分的訊息。

6. 步驟六「S：擬定治療及追蹤計畫」的重點：由於「說明──同理」是同時進行的，因此訊息傳遞顯得片段。在告知壞消息的最後，把前述的訊息做一摘要，尤其是「接下來具體要做的策略」。

表 3-1　告知壞消息的 SPIKES 模式（Buckman 2010, 2019）

步驟一：Setting：準備場景、儘量坐下來；
步驟二：Perception：釐清病人已經知道多少；
步驟三：Invitation：釐清病人希望知道多少；
步驟四：Knowledge：訊息分享；
步驟五：Empathy：對病人的心情做適當的回應；
步驟六：Strategy：擬定治療及追蹤計畫。

三、建立治療性的關係──同理性回應（Empathic Response）

　　建立起治療關係（Therapeutic Relationship），讓醫病雙方從「醫療資源使用者──資源提供者」的對立關係，轉而成為「共同對抗疾病的夥伴」、互信的關係。病人與家人能夠了解，來自醫療團隊的訊息與建議，是為了病人的利益。

(一) 同理性回應（Empathic Response）的結構式語言

　　面對病人的困難問題，醫療團隊中的醫護人員常常是感到焦慮的。同理性回應是一個有用的結構式語言，有助於面對這樣的困境。其步驟如下

（圖 3-5）：

1. 覆述病人的話，或是描述病人剛剛表現出的行動。這時，我們聽到第二次病人的話，可以稍微「咀嚼」這句話後面的情緒。

2. 把我們感受到的情緒說出來。通常先用二個字到四個字說出來，再用一個短句描述。例如：「你覺得委屈，為什麼這麼配合治療，結果卻是這樣！」通常從病人一句話當中，可以說出三到四個情緒的描述。

3. 說出「下一句話，弦外之音」。把對方還沒說出來的話都幫他說出來。這通常是一個落空的期待「如果能有……的話，該有多好」或是「如果不是陷在這個困境中，我現在應該有……」。

4. 接納他的情緒的二句話。在說出他的情緒以及落空的期待之後，可以用這樣的二句話來表達接納這樣的情緒：「很多病人在你這個情況，都會這麼覺得。如果有一天是我遇到，可能我也會這樣。」

5. 停頓幾秒，看著對方的眼睛，允許他讓情緒再滿出來。常常在這個時候，我們可以看到眼淚。接著，可以適當地遞出面紙，拍拍手背或肩膀。

6. 該說明的還是要說。說完情緒，甚至擦完眼淚，然後再說「不過……」接著把需要說明的說出來。

7. 再同理。說明完，壞消息仍然是壞消息。可以再幫他說出「聽完這個說明」之後的情緒。

　　這個「同理──說明──再同理」的同理三明治，能夠適當處理情緒問題，這是建立治療關係重要的時機。醫學教育前輩賴其萬教授經常提到「一名好醫師的標準，是對人們的受苦具有敏感度（sensitivity to human suffering）」。這樣的敏感度要如何培養？方法之一，就是在醫病對談中的每一個有情緒的當下，試著幫對方說出他的困難情緒。這樣的練習在安寧療護的工作中更加重要。

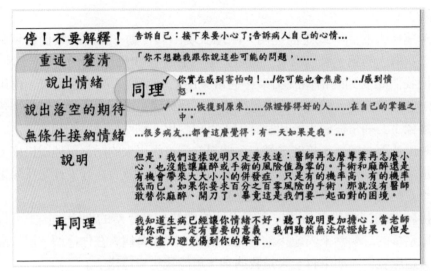

停！不要解釋！	告訴自己：接下來要小心了；告訴病人自己的心情…
重述、釐清	「你不想聽我跟你說這些可能的問題，……
說出情緒	你實在感到害怕呀！…／你可能也會焦慮，…／感到憤怒，…
說出落空的期待	……恢復到原來……保證修得好的人……在自己的掌握之中。
無條件接納情緒	…很多病友…都會這麼覺得；有一天如果是我，…
說明	但是，我們這樣說明只是要表達：醫師再怎麼專業再怎麼小心，也沒能讓麻醉或手術的風險值為零的。手術和麻醉還是有機會帶來大大小小的併發症，只是有的機率高、有的機率低而已。如果你要求百分之百零風險的手術，那就沒有醫師敢替你麻醉、開刀了。畢竟這是我們要一起面對的困境。
再同理	我知道生病已經讓你情緒不好，聽了說明更加擔心；當老師對你而言一定有重要的意義，我們雖然無法保證結果，但是一定盡力避免傷到你的聲音…

圖 3-5　同理性回應案例：一位老師要求手術與麻醉醫師不必說明，只要求他的甲狀腺癌手術以及插管麻醉後不能傷到聲帶

說明：案例改寫自白映俞醫師臉書（2015）經原作者同意。

(二)關於稱讚與批判

　　面對病人的情緒，能幫他說出來並且給予接納，對病人是一個重要的肯定。當我們注意到病人表現出心理靈性上的安好時，也要不吝給予稱讚。「你能這麼看待，真的很有智慧！」

　　相對的，當我們注意到病人有「應該要改」的部分，要避免使用「批判性語言反應（judgemental response）」。例如「你應該要 xxx 這麼做！」或是「你不應該 xxx 這麼想！」不管是「應該要」或是「不應該要」都是批判性的語言，只會引起衝突升溫（escalationary response）（Buckman, 2010）

　　只是，醫療團隊中的醫護人員原本就有「做衛教指導」的責任，也養成「做衛教指導」的習慣。當我們看到病人有不正確的衛生習慣或觀念，就會去指正，然後給予正確的知識指導；然而這樣「衛教指導」的專業習慣，在困難的對話情境中，剛好就成了批判式語言。原本基於善意的糾

正，卻容易引起對方的怒氣，終究無法到「讓對方改正做法、修正觀念」的初衷。

　　如果對方的確有「應該要改」的地方，可以視為「不合理的決定」；在理性說明之前，試著遵循上面的「同理性回應」的步驟，先說一說我們觀察到的這種行為，以及行為背後可能的情緒、期待，接著把「你應該⋯⋯」改成「我在擔心你這樣⋯⋯」，把主詞從「你」變成「我」，會讓批判的語氣大大減緩（林，2021）。

四、給予支持──面對不同意見

　　前面提到的里程碑計畫中（表 3-4），反覆提到「尊重病人的期待與偏好」、「不同社經文化背景」、「衝突的場景」。意謂在醫療決策的對談中，醫病之間，或是病人與家屬間，是會產生歧義的。

　　Buckman 對此作出的對策口訣，稱為 HARD，用於潛在的衝突（Buckman 2010, 2019）。當中四個步驟，簡單說明重點（表 3-2）。

1. 步驟一「H：注意危險信號」的重點：是對話情境中，同時觀察是否自己或是對方有人已經在不悅了？病人可能要擔負很大風險？時間很趕，或是等候的病人太多等等。最直接的方法，就是留意自己是否有心跳加快、手心冒汗這些交感神經興奮的表現，甚至有「想要揍人，或是想要逃走」的念頭。這都像是自己給自己亮起的危險警示燈。簡單來說，就是掃描自己的情緒（圖 3-1）。

2. 步驟二「A：表達出注意到自己的情緒」的重點：「注意到情緒」永遠是對談中最重要的事，接下來也要練習「然後平靜地說出來（in a calm tone）」。在這裡，要同理的對象就是自己。

3. 步驟三「R：設定規則」的重點：面對一個不合理的要求，我們要設一個上下限。「上限」就是：「我就算願意，我也做不到的事。」聽到有上限，對方會覺得我們是在推託；於是要講「下限」在哪裡，就是：「但是，同一件事在什麼程度以上，不用你要求，我就一定會做。」

4. 步驟四「D：降低衝突」的重點：釐清對方「要求、堅持的事」，其背後的價值觀：「想要維持、不願失去的」或者「想要得到、達成的」是什麼？對方對於不合理的事有所堅持，一定有從他的角度看來合理的

理由！表面的做法無法妥協，但有沒有另一個方法可以達成兩方的價值觀？

表 3-2　面對潛在衝突的 HARD 模式（Buckman 2010, 2019）

步驟一：Hazard Warning：注意危險信號，聆聽自己的直覺；
步驟二：Acknowledgement of Emotion：表達出注意到自己的情緒；
步驟三：Rules：設定規則，例如將一個不合理的要求設定上下限；
步驟四：De-escalate：化解衝突；先釐清價值觀、擔憂點，再找妥協點。

例如：以圖 3-5 中的案例，一位病人是中學老師，在麻醉訪視時，要求麻醉醫師不必說明，只要求他的甲狀腺癌手術，以及插管麻醉後不能傷到聲帶，不然會把醫師告到底（白，2015）。

對話結構	說明
病人是中學老師，在麻醉訪視時要求麻醉醫師不必說明，只要求他的甲狀腺癌手術以及插管麻醉後不能傷到聲帶，不然會把醫師告到底。	
你注意到自己覺得害怕想跑開，或者被激怒想罵回去……。	步驟一 H
問問自己為什麼？因為「覺得他很無理取鬧，自己很委屈，手術結果又不是醫師能保證的。」 回應「我知道你聽了還會有這樣的可能，會很不高興，但是你這樣說，我也很委屈。」	步驟二 A
你不希望發生的事情，醫師也不希望發生；即使你堅持要醫師保證才要開刀，醫師只好不開刀。	步驟三 R 上限
但是醫師雖然不能保證，但是一定會盡力讓它不要發生。	步驟三 R 下限
我想發出清楚的聲音，對你的工作來說很重要，但是好好手術也才讓你的工作持續去做，這是我們需要一起面對的現實。	步驟四 D

第七節　安寧療護醫病溝通的常見議題與因應

以下用幾個例子，說明上述原則在常見議題上的應用。

一、安寧緩和會診的第一次訪視的對談架構

對話結構	說明
1. 自我介紹（姓 or 姓名、醫師）、訪視目的。例如：『你好，我姓黃，黃○○醫師（把工作名牌秀給病人看），我是醫院緩和醫療症狀控制小組的醫師，你的醫師○醫師要我看看，有沒有什麼症狀可以幫得上忙的。』	• 不知道對方對「安寧」有何成見，所以用「緩和醫療」或症狀控制小組自我介紹。
2. 生理層次的問診：『你現在最不舒服的是什麼？』	• 開放式問題。
3. 生理層次的檢查，身體檢查，找到治療／手術的痕跡（例如有手術疤痕、Chemoport、化療標靶藥物下的皮膚變化……）	• 從現在當下的生理需求入手。
4. 讓病人述說治療內容，受苦經歷；藉此詢問其社會心理層面可能不適感受，幫他說出來這種感受。	• 了解病人知道多少。 • 從生理層面轉向社心層面。
5. 有機會觸及其靈性問題，同理其不安，讚許其平安。	• 近一步評估靈性平安。
6. 如果是平安的，「順便問到」：那有沒有想過，如果有一天病情變差，呼吸心跳都不好，醫生說「這很危險啊！……需要插呼吸管、接呼吸器」你會怎麼想？	• DNR 不能是第一個問題。 • 不要問：「你要不要救？」

二、「醫生，不要跟我爸爸講病情，他都不知道。」──隱瞞病情的要求

案例：

　　A 伯伯 75 歲。6 個月前因急性腹痛，開腹手術切除膽囊，診斷膽囊癌第三期。

　　術後化療至二週前。過去病史：冠心病，復原良好。妻子三個月前因肺腺癌過世。二子二女，與次子同住。

　　昨日上腹痛至急診，重插肝內引流管。原團隊與病人家人討論：不再化療，會診安寧療護。

　　赴急診看會診時，陪病的次子先是迎上前來，跟醫師說：「醫生，不要跟我爸爸講病情，他都不知道。」醫師點頭表示知道，但是會以「問」為主，不會「說」他的病情。

病情、對話	說明（SPIKES）
（自我介紹是症狀控制小組醫師） 醫師：阿伯，你現在哪裡最不舒服？ 阿伯：現在比較好了。昨天就肚子痛，有去換肝的管子就好多了。 醫師：阿伯，你的醫師有沒有說你現在的情況怎樣？ 阿伯：沒啊，他都沒有跟我講，他都跟我兒子講。 醫師：接下來要做什麼治療？ 阿伯：我不知道啊。	• 自我介紹後（S），開場白以「開放式問句」讓病人發言（P）。 • 病人表達自己不知道病況。而且兒子是負責跟醫師溝通的人。（I）
醫師：醫生他有沒有說你肝啊、膽啊，有沒有什麼問題？ 阿伯：沒啊，我都不知道啊。 醫師：醫生有沒有說開刀那個是好的還是壞的？ 阿伯：沒有講啊，問兒子，他們也沒有講。……不過我看他們兩個吞吞吐吐，我看一定有問題！	• 「開刀」的經歷是顯而易見的，病人一定知道些什麼。（P） • 所以病人的「我都不知道」，意思是「都沒有來告訴我」。但是兒子們的非語言線索，病人都看在眼裡。
醫師：那你最近兩週前住院是做什麼治療？ 阿伯：我來打化療。 醫師：打完以後覺得身體怎麼樣？ 阿伯：打完還是很虛，愈來愈虛的感覺。 醫師：有沒有說什麼時候還要打？ 阿伯：他昨天有跟我兒子說，現在身體太虛，建議不要再打。	• 「打化療」的經歷也是顯而易見的。釐清病人所理解的是什麼。（P） • 病人對化療的主觀評價。 • 病人也知道目前治療計畫是停下化療。（P, K）
醫師：你是說「不要再打」是因為身體太虛，不能再打；不是因為病比較好，不必再打了？ 阿伯：就是沒有比較好啊！	• 釐清病人對「停下化療」意涵的了解。（P）
醫師：那你現在都整天躺著？ 阿伯：不會啦，有時候會起來坐一下、上廁所。 醫師：會出來客廳坐嗎？ 阿伯：會啦。走出來到客廳坐一下，也都要靠在沙發背上。 醫師：你記得還能自在地走來走去，大概是多久以前？ 阿伯：大概是一個月以前。 醫師：那現在身體和一個月前比較起來差不多、還是好一點、還是比較差？ 阿伯：喔，現在差很多了！	• 評估病人的體能活動情況。（P, K） • 臥床或靠著椅背坐，看起來超過一半的時間。 • 所以 ECOG 分數從一個多月前的 1 分到現在的 3 分。

病情、對話	說明（SPIKES）
醫師：那你會很擔心噢？ 阿伯：不會，擔心就有用嗎？ 醫師：不會擔心嗎？ 阿伯：擔心要做什麼？反正如果不會好，最壞就是死而已啊。 醫師：「最壞就是死」，你想這麼開噢？ 阿伯：人就是這樣啊，早晚都要走這一趟，不要太辛苦就好了。 醫師：阿伯，不簡單吶，有這種智慧！	• 從生理層面「自由活動到多時臥床」的變化，讓他表達心理層面的主觀感受。（E） • 病人主動表達對於生死的豁達。遇到「靈性平安」，當然要給予讚賞。
（接著說明會診緩和醫療就是來幫忙控制症狀……） 醫師：就是幫忙阿伯你說的「不要太辛苦」。	• 病人說到「不要太辛苦」，藉此表達彼此目標相同。（K）
醫師：阿伯，我看病歷有提到你太太幾個月前剛過世？ 阿伯：是啊，她是肺，肺腺癌。三～年喔。她最後走得很平順，喘只有喘幾天就過世，沒有拖太久。 醫師：那時候醫生有問你們要不要插管？ 阿伯：我們說不要！插管就會好嗎？多痛苦而已。	• 由家中近期另一位家人的過世，詢問病人的看法。醫師沒有提到已經知道的細節，讓病人自己說。 • 病人語意中肯定自己三年的陪病，並且對於太太的「善終」做了定義：痛苦沒有太久。 • 因為提到「肺腺癌、喘幾天」，順勢問到插管救治的抉擇。
醫師：阿伯，我可不可以問一個沒有禮貌的問題？ 阿伯：…… 醫師：你剛才說覺得身體愈來愈虛，醫生又說不適合再打化療，如果有一天，你虛弱到呼吸、心跳都亂了，醫生說這樣生命很危險，問要不要插管、電擊，這些所謂急救的事……你會怎麼想？	• 詢問 DNR 可能是引起不適感的冒犯，所以除了評估當下是靈性平安之外，也作為一個「不得不談」話題的開場白。
阿伯：看會不會沒有這麼嚴重啊。 醫師：你希望身體就平穩下來，就算沒有比較好，也不要再壞下去了？ 阿伯：對啊。 醫師：好，我知道了。 （再次說明目前症狀控制目標）	• 出乎意料，病人閃躲了這個問題。 • 用另一種說法重述病人的話，表示「我聽到了」（Strategy）。

病情、對話	說明（SPIKES）
（打電話給長子，說明病人已經察覺的程度，以及對醫療的期待，討論緩和醫療介入方式……回到病床旁） 阿伯奮力坐起，指著醫師說：醫生，我沒有允准你們給我插管喔！ （一旁鄰床家人趕快轉過頭去。是他剛剛與阿伯談過？）	• 向主要決策的長子說明。 • 病人似乎是被鄰床家人提醒剛剛閃躲過的問題——關於 DNR。
醫師：喔！阿伯，你是說你將來不要插管的事啊？喔～是我忘了說。（說明 DNR，給意願書，再 call 長子，說現在 DNR 填好了。請他有空回來時也填一下見證人）	• 與其指責病人，不如攬成自己的漏失，能完成任務較重要。（K）

• 補充說明：家人希望隱瞞病情，這是常見的情況。

對提出要求的家人而言，可以肯定他是基於「愛」的舉止，希望保護病人不要受到壞消息的傷害。潛台詞是「面對全盤的實情」等於無法想像的恐怖，帶來極大的打擊與傷害。

另一方面，病人在醫院中進進出出接受治療，無時無刻不在接收「與自己相關的」訊息。如果沒有來自醫師的「正式」訊息，也會自行解讀身邊「非正式的訊息」，包括家人「不敢提到病情」的非語言線索。所以，沒有「不告訴他病情」的選項，只有「如何告知」的技術問題。

而且，即使醫療人員願意遵從家屬的請求去隱瞞，也需要先知道病人「已經知道」的程度，再去隱瞞「還不知道」的部分。因此讓病人表達對病情的了解，仍然是第一步。

在 SPIKES 模式中，先問再說、說明與同理並行的原則，非常受用。

三、「我想要回家……」vs「為什麼要叫我們出院！」——面對意料之外的怒氣

案例：

B 先生 65 歲男性，雙頸部淋巴轉移癌，原發部位不明。二個月前診斷後接受過一次化療，未見療效。確定是癌症末期，住院中持續衰弱。

會診時，症狀：喘、death rattles、虛弱，清醒但常閉眼，沒有疼痛。

對話記要	說明（SPIKES/HARD）
案妻：他昨天有跟我討著說要回家。 會診醫師回應：同理她的失落，討論病人說「要回家」的意涵，是字面上的回家，或是自覺將要過世？太太覺得應該是後者。 • 詢問回家照顧的能力、說明安寧居家照顧的服務方式。 • 詢問是否有其他家人希望一同決定？ 結論：傍晚開家庭會議。	• 有 death rattles 時，預估存活可能短到以日計。 • 主動提到的「要回家」，需要重視可能有「瀕死覺知」。
家庭會議：兒子、女兒、二位妻妹、二位妻舅。 醫師：我下午看過 B 先生，他看來狀況不太好，所以請大家過來，不知道大家有什麼看法？	• 相互自我介紹後（S），開場白以「開放式問句」徵求家人們的發言。（P, I）
• 女兒：為什麼又沒有比較好，就要趕我們出院？……你們這麼大間的醫院，怎麼就沒有辦法可以醫他的？ • 妻妹：那你要幫我們轉回去 L 綜合。 • 兒子：轉去 T 綜合比較大間，可以再治療！ • 女兒：你要幫我們安排好轉診喔，以前村裡某某人轉來的時候，人家馬上就收去住院，這次我們轉來的時候，讓我們在急診等！	• 案妻與家人間的訊息傳遞有偏誤，焦點變成「趕我們出院」。 • 感受到女兒的怒氣！（H） • 兒子提到再治療的期待。 • 家人紛紛爭取更好的轉院條件。近一步失焦！
醫師：你會覺得好像我們急著趕你爸爸出院（重述），其實我是在會診時知道爸爸有這樣的想法，所以想知道大家的看法（說明），來決定目前的治療方向和照顧的場所（聚焦）。	• 回應「為什麼又沒有比較好，就要趕我們出院」的質疑。（E, K, I）
醫師：你覺得醫院這麼大，一定有好方法可以治療他的病喔！（重述）這個病才知道沒有多久怎麼就會不能醫咧？（言下之意）你看著爸爸每天都沒有比較好，心裡一定很著急！（同理）	• 回應「你們這麼大間的醫院，怎麼就沒有辦法可以醫他的？」（E）
醫師：不過，現在醫生有沒有說可以開刀？ 妻妹：不能開了啦。 醫師：那如果醫生要打化療？ 另一位妻妹：不行啦，現在這麼虛弱！	• 用問句代替說明，明知故問。讓家人表達對治療的期待。（R）
醫師：所以聽起來，你們也會覺得好像很想要往前走，可是也沒有什麼好方法可以把他治好的。（同理） 小舅子：我們知道不可能了，儘量給他舒服一點就好了。	• 幫家人說出話中的挫敗感。（E） • 有人代表說出共識。（R）

對話記要	說明（SPIKES/HARD）
醫師：其實要轉回家或是轉到其他醫院，我們儘量配合（ignore 細節）；只是到其他醫院，治療的目標還是要抓清楚，不然做了很多檢查，到時候醫生問說要不要化療或是電療，大家還是決定不要，可是時間就浪費掉了。（分析建議）	• 收拾一開始關於「轉院」的話題，但是重點是對病人的治療期待。（R, K, D）
大舅子：既然醫生這麼說，伊本人想要回家，我們就帶他回去吧。 醫師：（再次說明，接下來安寧居家如何接手、診斷書的開立……）	• 原來 Decision maker 會最後說話。（Strategy）

- 補充說明：醫師注意到一開始的責備情緒，馬上停止說明，先處理情緒。

　　如果醫師忽略情緒，直接對家人這樣回答：「你爸爸的病已經很嚴重了，也沒辦法開刀、也不能化療、連放射治療也不能做了，我們沒有辦法再治療了；就只能給他舒服一點就好了……」，即便這些「說明病情」的內容都是正確的，而且家人也都知道的訊息，但會談的結果可能堪慮。但是用策略性問句，每一段的「病情」都由家人口中說出，醫師只需著重於幫他們說出「敘述病情時的情緒」，反而更有說服力。

四、「如果簽了，就沒有阿嬤了！」——撤除維生醫療的討論

案例：

　　70 歲女性，病竇症候群（Sick sinus syndrome, SSS）接受心跳節律器置入數年。生活功能正常。病人喪偶，與兒媳及長孫（21 歲）同住，兒子中風失能。女兒為主要決策者，已婚，有子女分別為 17 歲及 15 歲。

　　某日，與案女在家。大叫一聲「啊～」後失去意識。EMT 在 30 分鐘到，轉送急診前，車上開始 CPR；抵 ER 後，恢復心跳循環，意識未恢復。依家人要求轉至本院，入 ICU。接受氣管內管接呼吸器、低溫治療、以鎮靜劑連續注射。

　　四天後，結束低溫治療，停用鎮靜劑，腦波呈現平坦。第五天，家庭會議中，醫師進行「緩和醫療家庭諮詢會談」說明病況；在後續醫療選項中，提到「撤除維生醫療」。會談中，家人表示病人曾多次提到不要變成植物人。

　　當時呼吸器設定：PC mode. FiO$_2$ 40%, PEEP 5, SpO$_2$ 100%。

　　經過會診神經內科，與 ICU 醫師共同完成「嚴重腦傷」之末期註記。因此以缺氧性腦病變，進行「撤除維生醫療」前的「倫理諮詢會診」。

　　會診在 ICU 會客時間。在加護團隊的特別安排下，女兒、孫、外孫們一同探視，環繞床邊。

對話記要	說明（SPIKES/HARD）
女兒（邊流淚邊摸臉、貼臉）對病人說：謝謝妳幾十年來照顧我們、不舒服怎麼不告訴我、為什麼要丟下我……、我承諾會照顧家庭請放心、妳放心跟菩薩走…… 長孫：道謝、承諾會成材……	• 道謝、道歉、道愛、道別中。 • 這樣的責備其實是道愛。
（會談開始，全員在會談室坐下） 醫師：自我介紹，此次會談是進行撤除維生醫療前的「倫理諮詢」會診。	• 說明目的。（S） • 處置結果，包括病人過世，屬於（H）-high stake 重大代價。
女兒：我知道媽媽不想要這樣，所以前一天醫師說完，我就同意要撤除。但是早上看到那張同意書，我就簽不下去……我知道我應該要放手，但想到一簽完，明天我就沒媽媽……。能不能讓我再多想2、3天？	• 理性上的接受，與情感上準備好失親的落差。（P）
長孫：阿嬤很疼我，她和我與姑姑是生命共同體。……我真的不能接受！上個禮拜還在討論要帶她去臺東玩，怎麼現在就要走了。	• 家人間的互動是好的。 • 期待與現實的巨大落差，這是個很大的壞消息。（H）
女兒：都是我沒有照顧好她～ 長孫：我們現在還可以來看她、摸她、幫她擦身體、說話給她聽，雖然她沒有回應，但是我還有阿嬤。如果我們簽了，就沒有了。	• 自責。 • 預期性哀傷。

對話記要	說明（SPIKES/HARD）
醫師：很難面對喔。妳媽媽知道自己心臟有問題，她是否曾經說過：「有一天如果怎麼樣的話……」 女兒：有，她說如果有一天倒下來，不要給她插管……她有天叫我帶她去拍照，我以為是要去辦護照用的，洗好才告訴我這是將來要當遺照用的。	• 同理他們的失落。（E） • 心臟病病人應該會思考死亡的到來；釐清病人是否曾經表達意願。（P）
醫師：所以，今天如果她可以坐在這裡跟我們討論「要不要繼續用呼吸器」這個問題，以妳對她的了解，她會怎麼說？繼續用、還是拿掉？ 女兒：她會說要拿掉，她不要變成我們的負擔。 醫師：所以，如果妳說「要拿掉呼吸器」，這不是妳的決定，是她的決定，但是要藉著妳的嘴巴告訴我們、藉由妳的手來簽。	• 鼓勵家人用病人的價值觀回答策略問題。 • 代理決定，是替她發聲，不是替她做決定。
醫師：那如果她知道：妳幫她簽了之後會非常痛苦，一輩子走不出來，以妳對她的了解，她會怎麼說？拿掉、還是繼續等妳也沒關係？ 女兒：她會說她等我；她為我們吃點苦也沒關係……	• 繼續鼓勵家人用病人的價值觀，回答策略問題。
醫師：所以，如果妳說「要拿掉呼吸器」，這是對的，因為這是她的決定；如果妳說「不要拿掉呼吸器」，這也是對的，因為這也會是她的決定。	• 代理決定，是替她發聲，不是替她做決定。
醫師：這是個很難的決定，所以不必急著決定。她現在相對穩定，如果沒有任何意見，接下來就會做長期照顧的準備，包括氣切（順便說明氣切的必要與常見誤解）。撤除的決定很難，這個不急；但是你們可以先決定：如果有一天病況惡化，是不是還要再加上更多的維生醫療、急救等；還是就維持目前，不要再加上去。	• 「不予」與「撤除」在倫理的評價上是一樣的，但在現實中，撤除就是一個難上加難的決定。（E, K, R） • 雖然安寧緩和療護條例中，撤除維生醫療的決定也是一人為之，但是能有共識更好。
女兒：對，這我們已經決定，如果下次變壞的時候，……這就是她自己選的時間了。 長孫：醫生，我也會擔心說，如果我們沒有趕快做決定，會不會錯過什麼時機，然後會讓阿嬤繼續受苦…… 醫師：這樣錯過，是好、還是不好？	• 無法達成「撤除」時，對於「不再增加維生醫療」相對容易有共識。 • 長孫擔心的「錯過」，是指「撤除後，病人沒有過世」。醫師反問是策略問題，刺激他思考答案。

對話記要	說明（SPIKES/HARD）
醫師：很怕做錯決定哦！不知道怎樣最好？怕決定錯了，阿嬤會多受罪。其實在你猶豫的時候，她可能變好、也可能變壞，你的困境都一樣。 我們來看看你們現在有幾個選項。	• 同理家人的擔心與做錯決定；同時承認醫療對預測未來的有限性。（E, K）
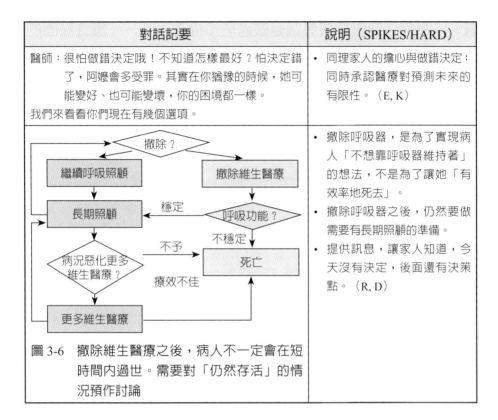 圖 3-6　撤除維生醫療之後，病人不一定會在短時間內過世。需要對「仍然存活」的情況預作討論	• 撤除呼吸器，是為了實現病人「不想靠呼吸器維持著」的想法，不是為了讓她「有效率地死去」。 • 撤除呼吸器之後，仍然要做需要有長期照顧的準備。 • 提供訊息，讓家人知道，今天沒有決定，後面還有決策點。（R, D）

• 補充說明：在討論「撤除維生醫療」的場合，要謹記這個決定之後，是一位病人的死亡，不是一般的醫療決策。

　　尤其當家人對於「撤除」有不同聲音時，甚至質疑「為什麼要放棄他？」接下來的家庭會談很重要。有幾個提醒：

1. 盡量去回憶病人的言行，形塑出「他最可能說出的意見」。

2. 對於持不同意見（不願意撤除維生醫療）的家人，不是去「說服」他，更毋需「批判」他。因為每一位家人的哀傷是各自的哀傷，無法替代、無法交換。

3. 提醒贊成反對兩方的家人，病人想必不願意看家人間，為了自己的決策而撕裂。鼓勵對話。「善終」不僅是病人安然離世，也包括病人在最後的舒適（善生），與家人的彼此告別（善別），以及家人在病人過世之後，帶著與病人的記憶繼續人生（善生）。

五、「為何住到安寧病房還要做這麼多檢查！」──靈性層面的對談

案例：

　　38 歲女性，右側乳癌，歷經手術、化療、放療，局部復發。多處脊椎、肋骨的骨轉移，服用雙磷酸鹽。曾到安寧療護門診，表示知病知末，上背胸壁痛，診斷為神經性疼痛，給予抗癲癇劑。

　　病人是中學老師，已婚，兒子小學二年級。基督徒。

　　某個週日，因右下肢乏力到急診，診斷脊髓壓迫，住院治療。在安寧病房以類固醇使用後，次日有下肢恢復肌力，疼痛明顯改善。因此討論放射線治療脊椎轉移造成脊髓壓迫處，以及胸椎肋骨處造成神經痛的轉移。為了治療的準備，住院第一週接受骨骼掃瞄（bone scan）與脊椎核磁共振檢查（Spine MRI），然而疼痛時好時壞。週五，病人向護士抱怨為何住到安寧病房，還要幫她做這麼多檢查？她就是為了不要再做治療才同意到安寧病房的！

　　週一（住院第八日）醫師查房時，去直面這個抱怨。

對話記要	說明（SPIKES/HARD）
醫師：老師早，這一週很辛苦喔，跑來跑去檢查啊！	• 從現在的心情開始，讓她重新在醫師面前抱怨。（Setting）
老師：對啊！為何住到安寧病房還要做這麼多檢查？我就是不要再做治療才到這裡的！做這麼多檢查有什麼用？做治療就會好嗎？ 我現在是這裡痛（指前胸皮膚復發小腫塊），又不會腳痛沒力氣。 你能保證這次治療會好嗎？反正最後還不是一樣！	• 「做治療就會好嗎？」這問句不合理！病人知道放療是為了止痛與肌力。（H） • 「反正一樣」＝努力無意義。
醫師：很希望我清楚地告訴妳，這次電了就會好。一開始妳一定很努力地配合治療；可是每次復發又讓妳失望，每一次醫生都不能保證妳…… 妳覺得努力也沒有用是不是？妳或許會覺得現在	• 回應『能保證這次會好』，說出末說的：「我努力了、卻沒有成果」、「失望」。（E）

又不是背痛，為什麼要治療背部？可是現在不治療脊椎，萬一塌了壓迫神經造成下半身不能動，對妳的傷害更大！	• 覆述問題，再說明。（P, K）
老師：每天我醒過來都很生氣，為什麼還讓我活著，沒有睡著睡就把我帶走！我希望就這樣一直睡，不要醒過來。有時候感覺這樣睡得很好或是夢到愉快的事，就被你們叫醒：老師老師，醫生誰誰來看你了。 ……大家都叫我要好好利用現在的時間。我想要的人生我已經得到過了！留話給小孩有什麼用！他長大本來也不一定會聽你的……那不關我的事了！（熱淚兩行，不能自已。哭～～） （護理長靜靜地遞上面紙，拍拍肩膀陪著；醫師與先生不說話陪著） （數分鐘後）	• 醒來是另一種失望，因而生氣；表達「活著沒有意義」。 • 「睡夢中被叫醒」像是轉換話題。 • 「想要的人生已經得到」那是指以前，現在不是我要的。 • 「留話給小孩沒有意義」是與重要他人的關係斷裂嗎？ • 在沉默中接納他的怒氣與眼淚。
醫師：聽老師妳這麼說，自己都覺得難過！妳說早上醒來發現還在病房，而不是到了天堂，會生氣老天派來的天使怎麼又錯過妳？（沉默） 妳覺得現在的努力都沒有意義，連妳最掛在心上的兒子，要留什麼話，妳也覺得沒用。畢竟妳說的對：媽媽還在，說的話兒子都不一定會聽，媽媽不在了只是錄音帶裡的話怎麼有用？……（沉默）……不過妳說在睡夢中被叫醒讓我看，這也很尷尬；我也捨不得把妳叫醒，因為說不定前一晚不舒服沒睡好，現在終於不痛可以睡著，卻要為我醒來；可是我也怕沒叫醒妳，過幾天妳會覺得我都沒來看妳。那麼，明天如果我看到妳醒著，我就到床邊與妳談談，如果妳閉目養神，我就不吵妳，這樣好嗎？如果妳不想和我說話，妳可以假裝睡著也無妨。 老師：你可以來握我的手，讓我知道你來了！ 醫師：好！那我們就這麼說定了。	• 分享剛剛掃描到的自己的情緒：難過。（A） • 覆述、說出話中情緒。 • 兒子原本是最掛心的。 • 分享自己的尷尬。（A） • 試著從可以改變的地方開始約定…… • 病人回應「可以握手」，似乎願意重新與人連結……
次日傍晚──住院第九日（走廊上就聽到房中傳來的爽朗說話聲）	

先生：她今天精神好好，講了很多話。 老師：昨天這樣讓我哭一哭也好。這段時間常常很想 　　　哭，但是卻也哭不出來。我跟先生商量要善用時 　　　間和孩子相處，藝術治療老師和護理師來幫忙， 　　　我要錄一些影片給兒子，也會做一些小東西給 　　　他……

- 補充說明：覺得「活著沒有意義」是靈性層面的困擾。

　　Doyle & Jeffery（2000）指出，先要做好症狀緩解的照顧，靈性的話題才會冒出來。但這樣的需求常常隱藏在醫療決策的討論中。本來醫師得到的訊息，是這位老師在「抱怨為什麼做這麼多檢查」。醫師用「哪壺不開提哪壺」的方式，讓病人重新抱怨一次，以便聽到其他細節。

　　趙可式（2001）以天人物我的四根支柱的維持和諧來描述靈性的安好，包括：神或是主宰（保持信心、希望、感謝等）、有意義的他人（表達相愛、能夠和好）、自然（從自然的美得到啟發）、自己（保持自我認同、內在平安）（圖3-7），在這位病人的抱怨中，有「上帝沒把我接走、孩子聽不聽話不關我的事、想要的人生已經得到／不是現在的自己」等，對主宰、有意義他人，以及對自己的和諧維持不住了。這樣在靈性上找不到受苦的意義，更不用提使用放射治療減輕症狀的意義。

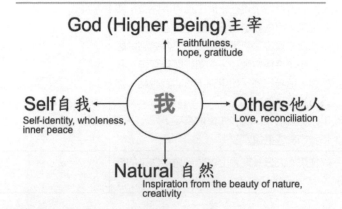

圖3-7　靈性平安的四根支柱：天人物我
（改繪自：趙可式，Spirituality in Hospice Palliative Care, APHC 2001）

誠然提供靈性陪伴與照顧有許多方法，可以由靈性關懷人員或是心理師、社工師等專業人員提供照顧，但也是可以由任何人提供給任何人的（趙，2001）。從溝通對話的角度來談，最重要的是醫療團隊人員具有敏感度，能夠辨識出來，並且不要急著「說明、解釋、忠告、建議」！而是用大量的同理性回應幫忙說出那些「說不出口而無以言喻的靈性痛苦」（Saunders, 1988）。

Doyle & Jeffery（2000）建議可以說的話（Do's）：每個人都希望感受到別人需要我、看重我（feel needed, valued）到了末期更是如此。全世界都努力對病人好，反而令他自慚形穢。讓子孫家人們表達他們多麼看重病人，讓他聽到別人、甚至醫護人員也從他身上學習到一些優點……。至於原先那些難以回答的靈性中，在下一次見面時問他：「上次你說的那個困難問題，現在你有答案了嗎？」

不要說的話（Don't's）：說一些空泛而不著邊際的安慰話（platitude），沒有幫助，甚至令病人、家人感到不悅！如果沒話說，不如靜默。靜靜地陪著（being there）更有助於感到被支持。

第八節　結語

溝通，是一項可以學習的技能，同時是一項需要反覆練習以求熟練的技能。

許多醫療人員初次學習溝通技能的時候，對於這樣的說話方式感到不自然，甚至有嗤之以鼻的負面評價。畢竟這樣的話語顛覆了原本憑直覺說話的習慣！對於前述的「接納怒氣，自己不發怒反擊」，被視為是對醫療人員高規格、聖人般的期待，是不切實際的要求。

然而，想想醫療人員在進入開刀房之前的刷手動作，比平常生活中的洗手方式嚴謹許多；或者 COVID-19 疫情中進入隔離區前，穿戴全副防護服的繁複步驟，與平常接觸病人時穿戴的工作服也麻煩許多。可以想見，為何需要那麼繁複動作的原因，就是我們要面對的，是專業等級的嚴酷挑戰，需要用專業的方法，才能避免傷人傷己。

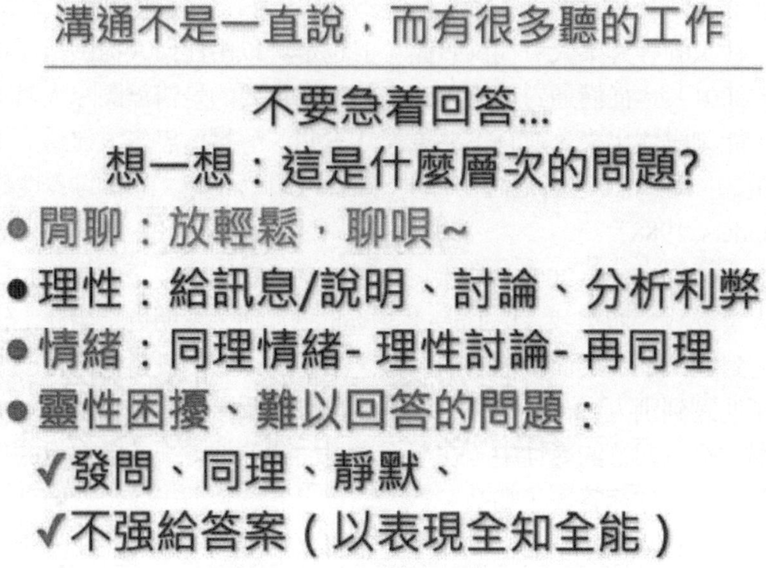

溝通不是一直說，而有很多聽的工作

不要急着回答...
想一想：這是什麼層次的問題？
● 閒聊：放輕鬆，聊唄～
● 理性：給訊息/說明、討論、分析利弊
● 情緒：同理情緒- 理性討論- 再同理
● 靈性困擾、難以回答的問題：
　✓發問、同理、靜默、
　✓不強給答案（以表現全知全能）

圖 3-8　溝通從聽懂問題開始

　　在困難的臨床情境下的溝通，需要正確的技能才能平撫對話中必然產生的情緒，同時又要完成充分的說明，增進遵囑性，也是同樣的道理。

　　當受到病人或家人言語攻擊醫生，要知道這行為一定不是其理性的選擇。不必言語與之交鋒，意欲贏得辯論；而是用上面的結構式語言，按照步驟拆解，是可以順利度過溝通的危機的。對病人而言，我們僅僅「試著不帶情緒地說」，就可以讓對方感受到我們正在努力。醫師了解自己的情緒，接納自己的情緒，不在情緒下與病人對話；了解病人面對壞消息時，一定有情緒？有面對情緒的準備，就沒有恐懼。

　　我們不只在行為上做治療的事，在言語上也要發揮治療的功效，進行治療性對話（therapeutic dialogue）。這樣的對話，不是浪費時間溝通，而是連談話都要有療效。

第九節 相關影音介紹

在網路上有許多醫病溝通訓練的教材，列舉如表 3-3。

表 3-3 醫病溝通訓練的自學教材

Dr. Robert Buckman From HEAT inc.	Video for Communication skill training, Dr. Robert Buckman Part 1. The Basics https://www.youtube.com/watch?v=9BBH6TOpZj8 Part 2. Dealing with Feelings https://www.youtube.com/watch?v=XhOXzf3CrEU&t=94s Part 3. Hidden Agendas & Special Situation https://www.youtube.com/watch?v=XhOXzf3CrEU&t=56s Part 4. How to break bad news https://www.youtube.com/watch?v=ftgNapAfV6Q Part 5. Genetic Testing, Paediatrics & End-of-life https://www.youtube.com/watch?v=9wjSTxIH42A
國民健康署／黃曉峰醫師	安寧入門 醫療專業人員自學教材 -DISC 6-8 DISC 6 主題三 醫療溝通的技巧 https://health99.hpa.gov.tw/material/5016 DISC 7 主題三 醫療溝通的技巧 https://health99.hpa.gov.tw/material/5017 DISC 8 主題四 真相告知 https://health99.hpa.gov.tw/material/5018

表 3-4 專科醫師訓練核心能力里程碑，「醫病溝通技能」項目的里程碑文字敘述。以美國 ACGME、我國內科醫學會及婦產科醫學會為例

學會里程碑名稱	Level 1	Level 2	Level 3	Level 4	Level 5
ACGME-Surgery Patient and Family-Centered Communication	Communicates with patients and their families in an understandable and respectful manner. Provides timely updates to patients and families.	Customized communication, in the setting of personal biases and barriers (e.g. age, literacy, cognitive disabilities cultural differences)with patients and families. Actively listens to patients and families to elicit patient preferences and expectations.	Delivers complex and difficult information to patients and families. Uses shared decision making to make a personalized care plan.	Facilitates difficult discussions specific to patient and family conferences, (e.g. end-of-life, explaining complications, therapeutic uncertainty). Effectively negotiates and manages conflict among patients, families, and the health care team.	Coaches others in the facilitation of crucial conversations. Coaches others in conflict resolution.
內科醫學會 能與病人與其照護者進行有效溝通	忽視病人對照護計畫的偏好、也未嘗試把病人納入共同決策。 經常與病患及照護	與病人討論治療計畫，並尊重病人所提出的偏好。 嘗試與病人及照護者建立治療關係，但經常失	以簡易的對談，與病人做共同決策，於困難情況需要協助。 需要指導或協助，	於多樣社經地位、文化背景的病人照護對話中、確認病人偏好並將其納入決策，納入照護計畫中。	為角色模範，在常規或成員挑戰性的情況下，有效溝通及建立治療關係。

學會里程碑名稱	Level 1	Level 2	Level 3	Level 4	Level 5
婦產科醫學會與病人、家屬的溝通技巧	著在醫療上陷入對立或對抗的關係。	欠。	才能與不同社經與文化背景的人進行溝通。	迅速地與病患及照護者建立治療關係，包括不同多樣社經地應同背景。	可跨文化溝通，並與多樣社經地位、文化背景之人士建立治療關係。
	了解合適的傾聽技巧。	確定病人與家屬了解病情與治療計畫。	在高壓力、緊急、複雜病情的臨床狀況下有效率地溝通。	能告知病人有併發症或病人死亡等。	能在充滿挑戰的場合有效溝通，並邀請各固關係人加入討論。
	在常見的臨床情形中有效率地溝通。	邀請病人發問題。	能告知病人，疾病有較差預後的能力。	能告知病人、家屬發生了造成病人傷害的醫療錯誤。	
		病人、家屬順暢地溝通並持續討論住院照護計畫。	當病人家屬來自不同社交地位、文化背景，仍能有效率地溝通。	能解釋治療的風險。	
				成為年輕醫師醫病溝通的楷模；參與對病人、家屬的衛教。	

參考文獻

王玥心等人（2019）。老人衰弱症的評估與預後。*家庭醫學與基層醫療，34*(9)，252-257。

白映俞（2015）。https://www.facebook.com/BookyGirl/posts/962074807208982?comment_id=962212190528577&notif_t=feed_comment_reply

台灣婦產科醫學會（2022）。*住院醫師里程碑教學訓練計畫手冊*（四版）。下載日期：2023.04.05。於：https://www.taog.org.tw/upload/doctor/里程碑教育訓練計畫手冊(住院醫師第4版).pdf

台灣內科醫學會（2019）。*內科專科醫師訓練里程碑*。下載日期：2023.04.05。於：http://www.tsim.org.tw/flu/108/內科專科醫師訓練里程碑.pdf

林靖軒（2021）。用薩提爾的「一致型」溝通風格，營造滋潤的家庭。*親子天下*。取自 https://www.parenting.com.tw/article/5089925

林威宏。ACGME六大核心能力介紹。下載日期：2023.04.05於：https://www.ccd.mohw.gov.tw/public/news/handouts/92173ce1e55e68725ecccc53feec514a.pdf

姚建安（2017）。安寧緩和醫療的溝通。於：台灣安寧緩和醫學學會編著，*安寧緩和醫學概論*，頁98-99。合記圖書出版社。

趙可式（2001, May）。Spirituality in Hospice Palliative Care. [Oral]. Asia Pacific Hospice Conference, APHC 2001. Taipei, TAIWAN.

蔡甫昌（2018）。*臨床生命倫理學第三版*。財團法人醫院評鑑暨醫療品質策進會。

衛生福利部（2016，1月）。*2025衛生福利政策白皮書暨原住民族專章*。電子版第一版。下載日期：2023.04.05 於：https://www.mohw.gov.tw/dl-47081-ffae335a-3d15-4ebc-bfb8-2c2c2f89b1e6.html

衛生福利部（2021，7月）。*建構敏捷韌性醫療照護體系計畫*（核定本）。下載日期：2023.04.05 於：https://www.mohw.gov.tw/dl-71293-

e2a28e6e-f5c8-442f-b28b-4ed0fff80289.html

賴其萬（2011）。*杏林筆記：行醫路上的人文省思*。經典雜誌出版社。

American Psychological Association. APA Dictionary of psychology. Retrieved: 2023.05.20. from https://dictionary.apa.org/circular-questioning

British Medical Association [BMA] (1993). *Medical Ethics Today*, London: BMA.

Buckman R. (2010). Practical Plans for Difficult Conversations in Medicine. *Strategies that work in breaking bad news*. John Hopkins University Press.

Buckman R. (2019)。*突破醫療溝通困境——醫護人員必修的一堂課*（何宗憲等譯）。合記圖書出版社。（原著出版於2010）

Buckman, R., & Baile, W. F. (2010). Communication Skills. In: Berek, J. S., & Hacker, N. F. Ed. *Gynecologic Oncology* (5th Ed.), p.820-832. Lippincott Williams & Wilkins.

Calman, K. C. (1984) Quality of life in cancer patients - An hypothesis. *J Med Ethics*, *10*, 124-127.

Doyle, D., & Jeffrey, D. (2000). Spiritual and religious issues. In: *Palliative care in the Home*, pp.77-82. Oxford University Press.

Dumont, I. & Kissane, D. (2009). Techniques for framing questions in conducting family meetings in palliative care. *Palliative & Supportive Care*, *7*(2), 13-170.

ECOG-ACRIN Cancer Research Group. ECOG Performance Status Scale. Retrieved 2023.05.29. from https://ecog-acrin.org/resources/ecog-performance-status/

Fisher, D. (2022). 15' Intro to emotional CPR (eCPR) by Daniel Fisher. Retrieved 2023.05.23. from https://www.youtube.com/watch?v=j1-k_ntaVVs

Higginson, I. J. (2000). The quality of expectation: healing, palliation or disappointment. *J. of the Royal Society of Medicine*, *93*(12), 609-610.

Kissane D. (2008, Nov 15)。悲傷輔導——家庭取向之處遇。財團法人安寧照顧基金會編：九十七年度安寧療護靈性照顧學術研討會。台北。

LeBlanc, T., & Tulsky, J. (2021). Communication with the patient and family. In Cherny et al. Ed.: *Oxford Textbook of Palliative Medicine*, 6th ed. Oxford University Press.

Lipkin, M. Jr. et al. (1995). *The medical interview: clinical care, education, and research*, p. ix-xi. New York, NY: Springer-Verkag.

National Comprehensive Cancer Network [NCCN] (2023). *NCCN Guidelines Version 1.2023 Adult Cancer Pain*. Retrieved: 2023.05.20 from https://www.nccn.org/professionals/physician_gls/pdf/pain.pdf

National Empowerment Center, (2020). Retrieved 2023.05.23. from https://power2u.org/resources/emotional-cpr/

Peavey F. STRATEGIC QUESTIONING -An Approach to Creating Personal and Social Change. Retrieved: 2023.05.20. From https://gustavus.edu/provost/faculty-l/attachments/strategic-questioning.-short.pdf

Rockwood, K. et al. (2005). A global clinical measure of fitness and frailty in elderly people. *Canadian Medical Association Journal (CMAJ)*, *173*(5), 489-95.

Rockwood, K., & Theou, O. (2020). Using the clinical frailty scale in allocating scarce health care resources. *Canadian Geriatrics Journal, 23*(3), 210-215.

Saunders, C. (1988). Spiritual pain. *J. of Palliative Care*, *4*(3), 29-32.

The Accreditation Council for Graduate Medical Education (2019). Surgery Milestones. Retrieved: 2023.04.05 from https://www.acgme.org/global assets/pdfs/milestones/surgerymilestones.pdf

World Medical Association (2015). WMA DECLARATION OF LISBON ON THE RIGHTS OF THE PATIENT. Retrieved: 2023.04.05. from https://www.wma.net/policies-post/wma-declaration-of-lisbon-on-the-rights-of-the-patient/

第四章　安寧療護團隊與服務模式

李隆軍

第一節　緒論

　　安寧療護的五全照顧，強調的是提供全人、全隊、全程、全家及全社區的照顧模式，其中全隊是指由專業的安寧醫療團隊，包括醫、護、社、心、靈、各種輔助治療及志工等專業人員，透過團隊合作及溝通協調，幫助末期病人達到身心靈平安。

一、安寧團隊的合作模式

　　在安寧療護中，團隊合作是非常重要的。團隊可以利用彼此不同的專業知識和技能來提供更有效、更全人的照護。透過各自進行專業的評估及彼此之間的溝通，並藉由團隊討論會議的機制，共同為處理病患的問題而努力，這就是跨專業團隊（The interdisciplinary team）。當照顧末期病患時，除了要醫治身體許多不適症狀外，還需要處置心理或靈性上的問題；這樣的照顧只靠單一專業職類人員是不夠的，是需要跨專業團隊共同合作，團隊會議的溝通，共同決定個別化治療計畫。然而，目前台灣安寧團隊中的社工與心理人員仍尚不足，並且部分醫院未將相關專業人員納編為醫院正式人員，根據台灣安寧緩和療護政策白皮書（國家衛生研究院，2019）的建議，安寧照護團隊應有專屬並納入編制的心理師、社工師、宗教師、靈性關懷師、藝術治療師或音樂治療師等各職類跨專業成員，透過不同領域的專家各司其職、互相合作，能提供完善的安寧緩和療護服務。

二、擴展的跨團隊

　　除了原本的跨專業團隊外，可依照末期病患及家屬的需求或狀況而擴展團隊成員。例如：當生病兒童有比較複雜的身心症狀，家屬也有心理壓

力需求時，可由安寧緩和醫療團隊與兒童病房中的醫療團隊共同組成跨團隊，共同解決病童及家屬的困難處（台灣安寧緩和醫學學會）。或者，當病患出院後，由社區基層居家醫療團隊協助居家照顧時，可由原醫院的安寧緩和醫療團隊與社區基層居家醫療團隊組成跨團隊，醫院的安寧團隊可將住院時的相關病況交班給居家團隊，讓病患安心在家；當病患有困難處置症狀時，醫院團隊可協助居家團隊處置，若有必要則再安排住院治療。透過不同單位的合作，也仍需要定期溝通及開會互相支持，並建立良好的信任關係及開放的溝通渠道，才可以讓團隊成員了解彼此的想法和意見。

第二節　安寧團隊專業人員的角色與功能

安寧團隊各專業人員的角色與功能介紹如下：

一、醫師

(一) 醫師在安寧團隊的角色與功能

安寧醫師的主要任務為評估病人現況、制定治療目標、調整用藥，以及召開家庭會議，解釋病況，引導病患及家屬表達各自的想法，以達到治療的共識（林，2017）。另外，安寧醫師也會擔任會診工作，當一般病房醫療團隊面臨到末期病患無法治癒時，就會會診安寧共照醫師，評估病人及家屬需求，並給予處置建議。

(二) 安寧醫師相關訓練及課程

1. 安寧緩和專科醫師訓練

為了醫師具有足夠的安寧緩和醫學的知識、充分的能力與正確的態度，以完成其應盡之責任，台灣安寧緩和醫學學會訂定了安寧緩和醫學專科醫師臨床訓練課程綱要（台灣安寧緩和醫學學會，2023）：

(1) 安寧緩和專科訓練課程之目標

是使在收容有相當數目末期疾病（不一定是癌症）病者之安寧療護機構，或醫院中之單位，或小組中，全職工作之照會醫師有足夠能力完成其

應盡之責任。

(2) 訓練時間

於二年內完成三個月之訓練，每次訓練期間不得少於一個月。

(3) 訓練資格需求

具有台灣安寧緩和醫學學會會員資格，且 PGY 及住院醫師訓練合計滿二年，並完成申請受訓登記者。

相關安寧緩和專科訓練詳細內容、安寧緩和醫學專科醫師訓練核心課程，及安寧緩和醫學專科醫師甄審辦法，可至台灣安寧緩和醫學學會網站查詢（台灣安寧緩和醫學學會，2023）。

2. 癌症安寧緩和醫學專科醫師

台灣癌症安寧緩和醫學會為推廣國內癌症病患的安寧緩和醫療照護及相關人員的訓練事宜，並辦理癌症安寧緩和醫學專科醫師甄審；醫師具有台灣癌症安寧緩和醫學會會員資格一年以上，及中央衛生主管機關認可之專科醫師資格，並符合相關資格者，得參加癌症安寧緩和醫學專科醫師甄審。相關內容可至台灣癌症安寧緩和醫學會網站查詢（台灣癌症安寧緩和醫學會，2016）。

3. 安寧教育訓練課程

根據健保署規定，提供安寧共照及安寧居家服務的醫師，需接受過安寧緩和醫療之相關教育訓練 80 小時以上，包含了醫師必選之 19 項課程主題及時數，總課程至少應辦理 30 項（含）主題以上，以及 40 小時安寧病房之見習。若基層醫師僅想提供社區安寧照顧（另稱作乙類安寧居家），也可選擇安寧療護教育訓練 13 小時及臨床見習 8 小時（包含安寧病房見習 2 小時），提供社區安寧照護服務。相關課程可至健保署首頁→健保服務→健保醫療計畫→安寧療護（住院、居家、共照）網路查詢服務→辦理安寧教育訓練課程之單位及網址查詢（中央健康保險署）。

二、護理師

(一) 護理師在安寧團隊的角色與功能

　　如同一般病房的護理師的基本護理照護工作外，由於末期病患的症狀較一般病患多且家屬也有較多心理靈性上的需求，甚至需要教導更多照顧技巧等等，因此安寧護理師花費在照顧病患的時間也較一般病房病患多（林，2017）。另外，除了一般的護理記錄及生理測量外，在安寧病房有制定特殊評估量表，讓護理師有效地評估病患的症狀、社會心理靈性需求，以及善終準備（台北榮總員山分院，2022）。護理師擔任著良好的溝通者角色，也因為陪伴病患及家屬的時間較長，建立良好的信任關係，能提供情緒支持、出院準備和照顧指導；也能評估病患及家屬的需求，適時地提供轉介其他專業人員。

(二) 安寧護理師相關訓練及課程

1. 安寧緩和護理師

　　台灣安寧緩和護理學會已制定安寧緩和護理師甄審相關規定（台灣安寧緩和護理學會，2022）：

(1) 年資規定

　　國內（外）安寧緩和專長相關領域（安寧住院、居家及共照）臨床實務經驗至少 2 年，護理長級（含）以上則以安寧相關行政經驗認定（得以 2 年折抵 1 年計），或於安寧病房實際床邊帶教之臨床教學教師至少 2 年，且須大於 150 個工作天者（上述臨床經驗均須於衛生署評鑑通過之安寧相關醫療機構）。

(2) 相關課程

　　須完成台灣安寧緩和護理學會認可之基礎及進階課程並取得證書。

　　其他相關內容可至台灣安寧緩和護理學會網站查詢。

2. 安寧教育訓練課程

　　如同醫師一樣，根據健保署規定提供安寧共照及安寧居家服務的護理師，需接受過安寧緩和醫療之相關教育訓練 80 小時以上，教育訓練內容

須包含安寧緩和醫療的介紹、十大疾病病人之舒適照護、末期症狀控制、末期病人及家屬之心理社會與靈性照護、末期病人與遺族之哀傷輔導、安寧療護倫理與法律、溝通議題與安寧療護服務，含住院、居家及共照相關表單制度與轉介等 7 大主題（中央健康保險署）。提供社區安寧照顧（另稱作乙類安寧居家）的護理師，同樣地須接受安寧療護教育訓練13小時。相關課程可至健保署首頁→健保服務→健保醫療計畫→安寧療護（住院、居家、共照）網路查詢服務→辦理安寧教育訓練課程之單位及網址查詢。

三、社工師

(一) 社工師在安寧團隊的角色與功能

　　社工在安寧照護中扮演著重要的角色，他們可以協助病患和家屬處理情緒和心理上的問題，並提供支持和指導。李閏華與張玉仕（2012）提到末期病人或其家人在經歷疾病與死亡挑戰時，社工師可提供適切的支持和支援，以令他們有能力選擇自己面對之道，尋獲適當的解決方法；另外，社工師能整合有關照顧資訊或補助資源，並且提供病人及其家人實務上的必要支援。社工師也能共同參與家庭會議，協助病情告知、病情討論、醫療處置的選擇、溝通對治療的期待等（田等人，2015）。病患或家屬如有心願完成的期待，社工師會去了解他們的心願和目標，包括病患想要完成的事情，以及他們的價值觀和信念，然後透過不同方式協助完成心願，例如辦畫展、生前告別式、婚禮等等。病患過世後，社工師也會持續關懷親屬，協助家屬度過悲傷與失落的情緒，以重新適應新生活。

(二) 安寧社工師相關訓練及課程

　　為使社工師能夠了解安寧療護基本理論、臨床運作，以便提供末期病患及家屬適切的社會心理、悲傷輔導協助，台灣安寧照顧協會提供安寧療護社會工作專業人員訓練，其訓練有：安寧緩和團隊基礎訓練課程（13小時，由台灣安寧緩和醫學學會辦理）及安寧療護社會工作專業人員「專業進階」課程（28小時），以及社工臨床實習（40小時）（台灣安寧照顧協會）。

四、心理師

(一) 心理師在安寧團隊的角色與功能

　　根據心理師法，取得證書的臨床心理師及諮商心理師，統稱為「心理師」。雖然安寧的心理師以臨床心理師較為多數，但近年諮商心理師加入安寧服務的人數逐漸增多。心理師能提供病患及家屬所需的心理諮商與心理照顧，內容包括尋求生命意義、家庭溝通、臨終前的心理準備與談論生死議題，以及喪親後的哀傷心理輔導與關懷等（魏、林，2006）；或者有些個案無法覺察自己的問題與困境，可透過團隊評估需求，由專業心理師進行介入（林、李，2015）。

(二) 安寧心理師相關訓練及課程

　　台灣安寧緩和醫學學會提供安寧緩和團隊基礎及共同課程，讓心理師能夠了解安寧療護基本理論、臨床運作，以便提供末期病患及家屬適切的社會心理、悲傷輔導協助，另外台灣安寧照顧協會提供安寧療護心理師專業課程訓練，其訓練有：安寧療護心理師「專業基礎及進階」課程（28 小時），以及安寧療護心理師臨床實習（40 小時）（台灣安寧照顧協會）。

五、臨床佛教宗教師

(一) 臨床佛教宗教師在安寧團隊的角色與功能

　　國人的宗教信仰以佛教或民間信仰居多，因此為了讓末期病患能得到靈性平安，蓮花基金會與台大緩和醫療病房，發展出一套本土化靈性照顧模式及培訓課程；受過訓練的佛教宗教師參與緩和醫療團隊照顧，成為病人及家屬在靈性問題上的求助對象，以維持病人的生命力且不斷學習成長（陳等人，2002）。過去的研究發現臨床佛教宗教師專業照顧的參與，確實能提高病患之善終指數，在靈性照顧中是不可或缺的角色（陳等人，2003）。

(二) 臨床佛教宗教師相關訓練及課程

佛教蓮花基金會每年辦理安寧緩和靈性關懷培訓課程（包含初階、進階及臨床實習），成為「靈性關懷人員」後，經考試通過，得以參與臨床培訓 15 週，經甄審通過者授予「臨床宗教師」證書，並經推薦，法師得以參與醫院安寧病房之靈性關懷服務（佛教蓮花基金會）。

六、靈性關懷人員

當病人面臨生命逐漸消逝，更需要靈性的照護與平安時，靈性照護可提升癌症末期病人的生活品質，以達到善終（鄭等人，2014）。國民健康署自 2017 年起推動「安寧靈性關懷人員的培訓與宣導推廣計畫」，建構屬於台灣靈性關懷模式。靈性關懷人員可藉著聆聽、溝通、協談，提供病人和家屬在心靈上的支持、疏導和鼓勵，並適時分享病人和家屬本身的宗教分享，並且關懷臨終者及家屬的哀傷，協助喪葬事宜資訊的提供（周，2023）。相關課程可至臺灣安寧緩和醫學學會、安寧照顧基金會、基督教史懷哲宣道會等學會及協會查詢。

七、其他專業人員

跨專業團隊合作中，除了前面提到的成員外，安寧緩和團隊還可包括其他專業人員，例如藝術治療師、音樂治療師、藥師、營養師、物理治療師、職能治療師、芳療照護師、志工，甚至家屬也可以成為團隊的人員。

藝術治療因具有非語言溝通的特質，因此適用於安寧照顧的病患（台灣藝術治療學會）；在藝術治療中較關心的是個人的內在經驗，以及創作的過程，藝術治療師會藉由不同的媒材及主題，引導病患與家屬並提供情緒上的支持與抒發（王、何，2023）。藝術治療的介入提供了疾病末期病患分享、傾訴心情的機會、藝術作品增加與團隊人員之互動管道（倪，2002）。藝術治療師也能帶領醫療人員創作及分享，在專注中釋放負面情緒，在創作中完成自我照顧的第一步（許等人，2020）。

音樂治療師透過提供音樂歷程中，滿足病患及家屬的生理、心理或靈性需求，達到紓解壓力與緩解身心不適之症狀。過去研究發現，音樂治療

可以幫助安寧緩和療護之患者減少焦慮與舒緩病痛、增進正向情感、提高生命後期的生活品質（劉，2018）。

末期病人常有多重用藥現象，藥師可以協助藥物整合，以及管制用藥管理等等。營養師可以依照病患的病況提供營養調配，或是食物與營養品選擇的建議，以減少家屬擔心病患營養不夠的焦慮。雖然末期病患臥床的時間較多，但可透過物理治療師的治療，增強病人肌耐力與活動力（Cobbe & Kennedy, 2012）；除此之外，物理治療也能改善淋巴水腫、疲倦等症狀的困擾，改善生活品質（Pyszora et al., 2017; Vira et al., 2021）。末期病患常常會有吞嚥困難的症狀，而導致吸入性肺炎的風險，不少的家屬在鼻胃管放置及營養進食的抉擇上很困擾，但語言治療師對於改善病患吞嚥功能，提升病患的生活品質都能提供相當有效的幫助（簡等人，2006）。

目前精油已經常規運用在安寧療護，緩解病患不適的症狀，雖然安寧護理師們對於芳香治療及精油按摩已有相當程度的了解（萬等人，2006），但對於困難症狀或是腫瘤傷口的個案，可藉由芳香治療師的協助與評估，更快緩解病患的不適，達到更完整的身心靈照顧（卓，2010）。安寧志工服務不同於一般醫院的志工服務，因此除了原本的志工訓練外，還需要受過完整的安寧專業訓練。安寧志工服務的內容，包含平時的庶務性工作（如接待家屬及訪客、環境整理、整理資料等）、參與團隊會議、簡易照護（如理髮、SPA）、生活協助（如餵食、病房節慶活動），以及更深度的陪伴（王，2019；李，1997；蔡，1999）。病患的家屬也可以被視為團隊的成員之一，他們在病人的整體照顧中扮演著重要角色，制定治療和護理計畫時，應與他們共同討論，也包括出院回家的如何照顧方式等。

第三節　目前安寧服務模式介紹及流程

根據台灣目前安寧服務模式可分為安寧病房、安寧居家，以及安寧共同照護。

一、安寧病房

(一) 服務項目

1. 處理急性症狀控制及舒適護理，如疼痛、呼吸困難、噁心和煩躁等，其症狀無法在居家照護中處理。若有症狀需要治療，可以提供緩和性放射線治療。
2. 出現瀕死期症狀，且無法在家往生的病患，提供善終照顧。
3. 提供心理及家庭支持服務，幫助病患及其家人面對疾病困擾而產生的情緒和心理壓力；困難個案可透過轉介心理師、社工師及靈性關懷人員等。

(二) 收案條件

　　根據健保署安寧住院支付標準（中央健康保險署，2022）：

1. 符合安寧緩和醫療條例得接受安寧緩和醫療照護之末期病人（必要條件）。
2. 符合下列任一疾病及符合相關症狀條件之末期病人：末期診斷包含了癌症末期病人、末期運動神經元病人、八大非癌（失智症、其他腦變質、心臟衰竭、慢性氣道阻塞，他處未歸類者、肺部其他疾病、慢性肝病及肝硬化、急性腎衰竭，未明示者、慢性腎衰竭及腎衰竭，未明示）；自 111 年 6 月再擴大安寧療護的收案範圍，增列五大對象：末期骨髓增生不良症候群（Myelodysplastic Syndromes, MDS）、末期衰弱老人、符合病人自主權利法第十四條第一項第二款至第五款所列臨床條件者、罕見疾病以及其他預估生命受限者。（相關症狀條件可至健保署首頁→健保服務→健保醫療計畫→安寧療護（住院、居家、共照）網路查詢服務→現行給付方式網站查詢）

(三) 運作模式

　　當病患入住病房後，安寧病房團隊致力於控制病患的症狀，如疼痛、呼吸困難、噁心和煩躁等。醫護人員會每日評估病患的症狀，並根據症狀及需要調整藥物和治療方法，以確保病患能夠盡量減少症狀的困擾；與病

患及家屬討論治療目標、出院準備或是善終準備。安寧病房提供心理及家庭支持服務，幫助病患及其家人應對情緒和心理壓力。困難個案可透過轉介心理師、社工師及靈性關懷人員等，與病患和家人進行會談、諮商和心理治療。安寧醫師每天填寫相關病歷紀錄，而護理師須填寫相關表單，相關填寫安寧緩和護理紀錄表單的規範及範本，可參考安寧緩和護理紀錄表單，填寫說明與範本書籍（趙等人，2019/05）。

　　安寧護理照顧上特別強調舒適護理，護理師在安寧病房中提供安寧的舒適護理所需，例如：密切關注病患的疼痛症狀，包括定期評估病患的疼痛程度、使用藥物或其他非藥物疼痛緩解方法，如按摩、熱敷、良好的翻身擺位等；評估其他症狀，如呼吸困難、噁心、便秘等；使用合適的藥物、精油按摩療法來緩解這些症狀；護理過程中教導正確呼吸技巧，配合呼吸器供氧，緩解呼吸困難；注重個人護理，確保病患的身體清潔、口腔護理、皮膚護理等得到妥善照顧，享有身心靈最大的平安和舒適（翁等人，2016；陳、林，2021）。

　　安寧照護上鼓勵病患的家屬參與護理過程，陪伴病患、提供情感支持，並且可以為出院預做準備。另外需定期舉行家庭會議，邀請家屬們一同參與，透過解釋病患的狀況，並制定接下來的治療計畫，並確保家屬能夠參與護理決策，表達關切和提供意見。

　　由於安寧病房病人大多以死亡或瀕死出院，因此悲傷輔導也是安寧病房重要的處置。現行的悲傷輔導方式仍侷限於追思會、遺族關懷活動或定期電話關懷，安寧家屬的悲傷從病人死亡起，仍需要持續地介入與關懷，協助家屬接納親人逝去的失落（林等人，2018）。根據過去的研究發現，預期性悲傷和主要照顧者間的關係、與照顧者的年紀、照顧者在照顧當時的身體，心理狀態有顯著的正相關（劉等人，2005），因此安寧病房團隊可以透過預期性悲傷評估，早期介入，減少病患過世後家屬的悲傷。

　　安寧病房團隊每天晨會交班病患狀況，也會定期召開團隊會議及個案討論會，共同討論個案照護狀況，檢討相關醫療品質及流程改善，讓團隊合作更加有效率。

(四) 轉介流程

1. 一般病房轉介：由原科團隊醫師會診安寧共照團隊，安寧共照團隊至病房訪視評估。
2. 急診轉介：由急診醫師會診安寧值班醫師，由安寧值班醫師至急診訪視評估。
3. 門診轉介：若有需求的病患，可請病患或家屬至安寧緩和療護門診就診評估；若是外院病患則需攜帶過去治療之病歷摘要、檢查報告及影像光碟。

(五) 申報規範及收費標準（中央健康保險署，2022）

1. 根據健保屬安寧住院支付標準，目前安寧住院照護費每日 6409 點，已包括醫師診察費、護理費、病床費、相關醫療團隊照護費（包含如社工師、心理師、物理治療師、職能治療師等安寧療護相關人員之照護費用）、各項診療、處置費、藥劑費、藥事服務費、特殊材料費及其他雜項成本。
2. 然而若因病情需要接受放射線治療、淋巴水腫照護——徒手淋巴引流、血液透析治療等特定診療項目，可以另行申報費用，但該類案件採逐案審查。
3. 病人屬癌症骨轉移，並有頑固性之骨疼痛者、高血鈣末期病人、需要降低血鈣者，及癌症骨轉移病人，經評估為病理性骨折之高危險群者，可以另行核實申報雙磷酸鹽類（bisphosphonate）或 RANK Ligand 抑制劑（denosumab），於使用期間需有成效評估紀錄備查，惟使用該類藥物需符合給付之規定，並採逐案審查。
4. 許多病患及家屬常常詢問住安寧病房的費用，健保房為健保給付，無須支付病房差額；但單人房或雙人房則依照各醫院規範自付差額。

二、安寧居家

(一) 服務項目

　　為讓病患能夠安心在家，並支持家人的照顧工作，安寧居家提供服務項目為：

1. 症狀控制：含疼痛、呼吸困難、噁心嘔吐、意識混亂等常見末期症狀之適當處置。
2. 病人管路定期更換，如尿管、胃管、氣切管等。
3. 指導家屬學習日常照顧，如傷口換藥、管路護理、口腔護理、扣背排痰、皮膚按摩、翻身擺位等病人需要的照顧技巧。
4. 評估病人與家屬社會心理靈性需求，並適時地提供諮商及轉介其他專業人員。
5. 討論往生地點及做善終準備。
6. 病人過世後，家屬之哀傷輔導與後續追蹤。
7. 居家訪視時可以提供開立處方、調整用藥以及居家抽血。
8. 當病人因其症狀無法在居家照護中處理，需入院接受照護時，提供轉介協助或是安排住院療護。

(二) 收案條件

1. 診斷條件除了如同安寧病房的診斷條件，還包括病人之自我照顧能力及活動狀況，需符合 ECOG scale（Eastern Cooperative Oncology Group Scale）二級以上。
2. 其病情不需住院治療，但仍需安寧居家療護者。
3. 服務範圍原則上車程在 30 分鐘可到達者。實際的服務範圍可查詢台灣安寧緩和護理學會網站，友好訊息『安寧住院、居家及共照』聯繫窗口資料，或與安寧居家團隊聯繫詢問。
4. 若有跨縣市訪視服務的需求，則需事先報備衛生局。

(三) 運作模式

當收到安寧居家轉介單後，會先詢問轉介單位團隊（安寧病房、安寧共照或門診醫師），之前照顧的狀況及注意事項。然後家訪前安寧居家護理師會與家屬聯絡安排第一次家訪時間，並了解目前病人的症狀、需求及照顧的困擾，也會詢問家族史。

通常第一次訪視會由醫師及護理師一同出訪，共同評估目前的症狀及照顧需求，以及討論治療目標。也會討論 DNR 議題、善終準備以及往生

地點的抉擇。訪視後，醫師及護理師需填寫相關表單，護理師也會製作一本病歷，以利後續交班及相關人員查詢。根據全民健康保險醫療服務給付項目及支付標準的規定（中央健康保險署，2022）：訪視次數每一個案每週以二次為原則，若病人病情有顯著變化，需要多於每週二次者，申報費用時應檢附訪視紀錄，並詳述理由；另外每位醫師及護理師每月訪視次數以四十五次為限。另外，臨終病患可以申報臨終病患訪視費，服務內容需包含臨終訪視、善終準備及家屬哀傷輔導等，但實際訪視時間要二小時以上，且每位病患申報僅限一次。若有社心靈方面的需求，可請社會工作人員或心理師到宅訪視，可申報其他專業人員處置費。

根據全民健康保險居家醫療照護整合計畫的規範（中央健康保險署，2023），若安寧居家病患有加入此計畫，可依照需求提供中醫師、藥師、呼吸治療人員訪視；像是安寧居家病人因病情需要，使用雙相呼吸道正壓換氣輔助機（簡稱 BiPAP 呼吸器），可由呼吸器居家團隊提供協助。相關規範及細節可上健保署查詢。

此外，為了處理病人發生之緊急狀況，安寧居家服務須提供 24 小時電話諮詢服務，以減少病人到急診的機率。若是夜間、深夜以及假日時段出訪，還可加成方式增加申報費用。

若病患有住院需求或是因緊急情況到急診，可與安寧共照或是安寧病房團隊聯絡及交班，由該團隊接手後續照顧及處置。

安寧居家團隊會定期召開團隊會議（內部或是與外部社區團隊）及個案討論會，共同討論個案照護狀況，相關醫療品質及流程改善，讓團隊合作更加有效率。

因應新冠肺炎疫情，曾開放一段時間使用視訊診療方式，協助居家病人看診及開立處方，雖然目前已暫停，但未來通訊診察治療辦法會朝開放居家病人可以開立處方，因此仍需等待新的通訊診察治療辦法通過後再行實施。

(四) 轉介流程

1. 一般病房轉介：由原科團隊醫師會診安寧共照團隊，安寧共照團隊至病房訪視評估及說明。

2. 急診轉介：由急診醫師會診安寧值班醫師，由安寧值班醫師至急診訪視評估及說明。

3. 門診轉介：若有需求的病患，可請病患或家屬至安寧緩和療護門診就診評估及說明；若是外院病患則需攜帶過去治療之病歷摘要、檢查報告及影像光碟。

(五) 申報規範及收費標準（中央健康保險署，2022）

1. 醫療團隊訪視費用：收案對象若符合全民健保重大傷病人者，得免除部分負擔。

2. 訪視人員交通費：依照距離遠近，交通費用不同且由病家自行負擔（每個單位收費方式不同，需詢問安寧居家團隊）。

3. 依照健保署規範的訪視次數規定：醫師訪視次數每一個案每週以乙次為原則，護理人員訪視次數每一個案每週以兩次為原則，其他專業人員（目前僅限於社會工作人員）訪視次數每一個案每週以乙次為原則。若病人病情有顯著變化，需要多訪視者，申報費用時應檢附訪視紀錄，並詳述理由。

三、安寧共同照護

(一) 服務項目

為使非入住安寧病房的病患或急診診療中之末期病患，皆有機會享有安寧療護照護服務，安寧共同團隊也能提供癌末病人及家屬安寧療護相關諮詢之服務（中央健康保險署）：

1. 症狀控制：與原團隊共同討論有末期症狀之適當藥物處置之建議。

2. 協助病人舒適護理處置及指導家屬學習病人身體照護。

3. 評估病人及家屬社會心理靈性需求之照護及轉介其他專業人員。

4. 協助病人及家屬對於病情認知及相關重要療護模式之決策，如病情告知、DNR 簽署決策、營養與水分之取捨，及善終與出院準備等。

5. 協助召開家庭會議，促進病人或家屬彼此間的溝通及醫療團隊間的溝通。

(二) 收案條件

1. 經原照護團隊照會安寧共同照護團隊後，共同評估符合末期病人條件（相關診斷條件如同安寧病房的診斷條件）。
2. 且病人或家屬同意接受安寧共同照護服務，並簽署服務說明書（必要條件）。

(三) 運作模式

　　經原照護團隊成員照會安寧共同照護團隊後，安寧共同照護團隊應與原團隊聯繫並了解目前困難狀況及照護目標，病患及家屬是否了解病情狀況，以及對於安寧療護的接受度。安寧共同照護團隊須共同評估是否符合末期病人條件，並與病人或家屬說明安寧共同照護服務內容，病人或家屬是否同意接受安寧共同照護服務，並簽署服務說明書。

　　訪視時，醫師評估病患症狀，提供原科團隊治療建議，與病患及家屬討論目前的治療困難點以及需求，以及協助病人及家屬對於病情認知及相關重要療護模式之決策，如病情告知、DNR 簽署決策、營養與水分之取捨、及善終與出院準備等；也可協助召開家庭會議，促進病人或家屬彼此間的溝通及醫療團隊間的溝通（中央健康保險署）。過去的研究發現，安寧共同照護團隊的介入服務後，可增加病患家屬對於疾病的認知、DNR 簽署率、出院後穩定率（Lu et al., 2016），因此末期病患應提早轉介安寧共照服務。

　　安寧團隊訪視後，須填寫相關照護表單（安寧共同照護護理人員訪視表及其他專業人員訪視表），並視病人及家屬的狀況填寫，包括初步疼痛評估表、心理社會需要評估、照顧紀錄及靈性需要評估等表單內容。依據健保規範：每位專任護理人員每月合理訪視首次個案數為 30 人（含）。雖然安寧照護團隊依照健保規範每週只能申報一次費用，但臨床上，當病患或家屬有需求時，安寧照護團隊仍會到病房協助，因此期待未來健保給付規範能夠比照安寧居家模式，改成每次給付。

　　病情較穩定後，安寧共照可以協助安寧居家轉介，或是轉介至鄰近的安寧居家服務；若是轉介至離島或偏鄉，可以先詢問當地的醫療單位或衛生局所尋求協助，讓病患安心回家。也可能因為病況仍不穩定，需要轉至

安寧病房，則與安寧病房團隊聯絡安排候床事宜。

安寧共照團隊也要定期召開團隊會議及個案討論會，共同討論個案照護狀況、相關醫療品質及流程改善；另外，也會參加安寧病房及一般病房的團隊會議，讓團隊合作更加有效率。

(四) 轉介流程

一般病房及急診的照護團隊照會安寧共同照護團隊後，安寧共同照護團隊評估符合末期病人條件，提供安寧共照服務。

(五) 申報規範及收費標準（中央健康保險署，2022）

1. 第一次訪視可申報安寧首次共同照護費：每人限申報 1 次，支付點數為 2,025 點。安寧共同照護團隊包含醫師及護理師皆須進行訪視，每一個案訪視時間至少 1 小時；根據健保署規範每位專任安寧共照護理師每月合理訪視首次個案數為 30 人（含），超過合理量部分，健保不予支付。
2. 後續訪視則每週可申報一次安寧照護團隊照護費（有含醫師：1,575 點、不含醫師：1,275 點）（每週）（次），每次訪視時間至少 30 分鐘。
3. 有關緩和醫療家庭諮詢費申報規定要特別注意（中央健康保險署）：已參與全民健康保險安寧共同照護試辦方案、住院安寧療護及居家安寧照護後，不得再申報。
4. 安寧共同照護為健保給付，建議提早轉介，以幫助病患更好地應對病情變化，提早獲得症狀改善和舒適護理。

第四節　結論

安寧療護能幫助病患在生命的末期獲得最佳的身心靈照顧，也能協助家人了解病情和照護方式，並提供在居家照護最佳支持與照顧技巧。因此，當病患符合條件時，建議提早讓安寧團隊介入，提早獲得症狀改善和舒適護理。

參考文獻

中央健康保險署。*安寧共同照護*。Retrieved 2023/05/01 from https://www.nhi.gov.tw/Content_List.aspx?n=57EF6EC5BCAB7609&topn=5FE8C9FEAE863B46

中央健康保險署（2022）。*現行給付方式*。Retrieved 2023/05/01 from https://www.nhi.gov.tw/Content_List.aspx?n=BC4B6B42238D5D7A&topn=5FE8C9FEAE863B46&upn=67346AA1878962F7

中央健康保險署。*辦理安寧教育訓練課程之單位及網址查詢*。Retrieved 2023/05/01 from https://www.nhi.gov.tw/Content_List.aspx?n=7EB4606494E949E6&topn=5FE8C9FEAE863B46

中央健康保險署（2023）。*居家醫療照護整合計畫*。Retrieved 2023/05/01 from https://www.nhi.gov.tw/Content_List.aspx?n=229E6EBB8F3CF41B&topn=5FE8C9FEAE863B46

王政芬（2019）。心蓮安寧　志工伴行。*志爲護理——慈濟護理雜誌，18*(6)，52-53。

王華雯、何怡萍。*【安寧小辭典】甚麼是藝術治療？*安寧照顧基金會。Retrieved 2023/05/01 from https://www.hospice.org.tw/content/1605

台北榮總員山分院（2023）。*安寧相關表單*。Retrieved 2023/05/01 from https://www.ysvh.gov.tw/ysvh/hospice/web/hospice03.htm

台灣安寧照顧協會。*專業人員繼續教育*。Retrieved 2023/05/01 from https://www.tho.org.tw/

台灣安寧緩和醫學學會（2023）。*專科醫師甄審辦法及相關規定*。Retrieved 2023/05/01 from https://www.hospicemed.org.tw/ehc-tahpm/s/w/WebMethod2/articles/15/1

台灣安寧緩和醫學學會。*臺灣兒童安寧緩和醫療照護參考手冊*（台灣安寧緩和醫學學會，Ed.）。

台灣安寧緩和護理學會（2022）。安寧緩和護理師甄審公告。Retrieved 2023/05/01 from http://www.hospicenurse.org.tw/UI/H2/H100000.aspx

台灣癌症安寧緩和醫學會（2016）。*專科醫師甄審辦法*。Retrieved 2023/05/01 from https://www.wecare.org.tw/?page_id=12640

台灣藝術治療學會。*什麼是藝術治療*。Retrieved 2023/05/01 from https://www.arttherapy.org.tw/posts/tw/what_is_art_therapy/

田麗珠、吳怡伶、劉靜女、林素妃、陳靜琳、林欣儀、李慶眞、王實之（2015）。社會工作者在社區安寧療護之角色。*北市醫學雜誌，12*，35-45。https://doi.org/10.6200/tcmj.2015.12.Sp.05

佛教蓮花基金會。*安寧緩和靈性關懷培訓課程*。Retrieved 2023/05/01 from https://www.lotus.org.tw/civicrm/event/info?reset=1&id=47

李閏華（1997）。安寧療護義務工作人員訓練方案計畫。*安寧療護雜誌*，(3)，28-36。https://doi.org/10.6537/tjhpc.1997.2(1).6

李閏華、張玉仕（2012）。臺灣安寧療護社會工作發展。*社區發展季刊，137*，229-240。

卓芷聿（2010）。臨床芳療在癌症病患身心靈照護的輔助角色。*腫瘤護理雜誌，10*(2)，9-22。https://doi.org/10.6880/tjon.201012_10(2).02

周長旗修女。*靈性關懷人員在安寧緩和醫療照顧中的角色*。安寧照顧基金會。Retrieved 2023/05/01 from https://www.hospice.org.tw/content/1582

林育靖（2017）。安寧緩和醫療團隊的組合與挑戰。黃信彰（Ed.），*安寧緩和醫學概論*（初版 ed., pp. 45-62）。台灣安寧緩和醫學學會。

林素妃、林秋蘭、蔡佳容（2018）。安寧療護喪親家屬之哀傷輔導服務。*北市醫學雜誌，15*(3)，1-9。https://doi.org/10.6200/tcmj.201809_15(3).0001

林維君、李佩怡（2015）。安寧緩和療護專業團隊的最後一片拼圖：心理師的功能與角色。*安寧療護雜誌，20*(2)，133-144。https://doi.org/10.6537/tjhpc.2015.20(2).3

倪傳芬（2002）。運用藝術治療於安寧療護之行動探究。*志爲護理——慈濟護理雜誌，1*(3)，40-47。https://doi.org/10.6974/tcnj.200209.0040

翁憶萍、徐玲蕙、康琇菱。（2016）。運用舒適護理於大腸癌合併庫肯勃氏腫瘤臨終患者之護理經驗。*長庚護理，27*(2)，296-305。https://doi.org/10.3966/102673012016062702014

國家衛生研究院（2019）。*台灣安寧緩和療護政策白皮書*。27。

許正眉、呂素貞、黃馨葆、鍾明成、蔡佩渝（2020）。以藝術治療活動協助安寧醫療人員自我照顧之課程設計。*安寧療護雜誌，24*(1)，34-46。https://doi.org/10.6537/tjhpc.202003_24(1).03

陳姿郁、林芳宇（2021）。運用舒適理論於胃癌末期病人之重症安寧護理經驗。*新臺北護理期刊，23*(2)，113-125。https://doi.org/10.6540/ntjn.202109_23(2).0010

陳慶餘、邱泰源、胡文郁、釋宗惇、黃鳳英、釋惠敏（2003）。臨床宗教師照顧對癌末病人善終指數之提昇。*安寧療護雜誌，8*(1)，13-27。https://doi.org/10.6537/tjhpc.2003.8(1).2

陳慶餘、邱泰源、釋宗惇、釋惠敏（2002）。台灣臨床佛教宗教師本土化之靈性照顧。*安寧療護雜誌，7*(1)，20-32。https://doi.org/10.6537/tjhpc.2002.7(1).3

萬玉鳳、湯淑華、王英偉（2006）。芳香療法於安寧病房的運用。*慈濟醫學雜誌，18*(4_S)，67-70。https://doi.org/10.6440/tzucmj.200608.0067

趙可式、李慧菁、陳怡如（2019/05）。*安寧緩和護理紀錄表單填寫說明與範本*（趙可式教授，Ed.）。台灣安寧緩和護理學會。

劉乃誌、李英芬、劉景萍、賴允亮（2005）。安寧療護與預期性悲傷。*安寧療護雜誌，10*(3)，286-296。https://doi.org/10.6537/tjhpc.2005.10(3).6

劉津吟（2018）。*音樂治療於安寧緩和療護之成效：系統性文獻回顧* 亞洲大學。臺中市。https://hdl.handle.net/11296/4sebjv

蔡美惠（1999）。安寧志工招募、訓練與服務——以台北榮總運作模式為例。安寧療護雜誌，*12*，21-25。https://doi.org/10.6537/tjhpc.1999.4(2).2

鄭如芬、林雅卿、黃百后、韋至信、孫嘉玲（2014）。癌症末期病人靈性照護模式。*護理雜誌*，*61*(6)，93-97。https://doi.org/10.6224/jn.61.6.93

簡世霖、厲家珍、梁忠詔（2006）。安寧療護中的語言治療。*慈濟醫學雜誌*，*18*(4_S)，11-15。https://doi.org/10.6440/tzucmj.200608.0011 魏書娥、林姿妙（2006）。心理師與社工師在安寧緩和療護團隊中的角色關係——以某醫學中心安寧團隊的歷史經驗為例。*生死學研究*，*4*，37-83。https://doi.org/10.29844/jlds.200607.0002

Cobbe, S., & Kennedy, N. (2012, Jul). Physical function in hospice patients and physiotherapy interventions: a profile of hospice physiotherapy. *J Palliat Med, 15*(7), 760-767. https://doi.org/10.1089/jpm.2011.0480

Lu, C. Y., Shen, W. C., Kao, C. Y., Wang, H. M., Tang, S. C., Chin, T. L., Chi, C. C., Yang, J. M., Chang, C. W., Lai, Y. F., Yeh, Y. C., Hung, Y. S., & Chou, W. C. (2016, Mar). Impact of Palliative Care Consultation Service on Terminally Ill Cancer Patients: A 9-Year Observational Cohort Study in Taiwan. *Medicine (Baltimore), 95*(10), e2981. https://doi.org/10.1097/md.0000000000002981

Pyszora, A., Budzyński, J., Wójcik, A., Prokop, A., & Krajnik, M. (2017, Sep). Physiotherapy programme reduces fatigue in patients with advanced cancer receiving palliative care: randomized controlled trial. *Support Care Cancer, 25*(9), 2899-2908. https://doi.org/10.1007/s00520-017-3742-4

Vira, P., Samuel, S. R., Amaravadi, S. K., Saxena, P. P., Rai Pv, S., Kurian, J. R., & Gururaj, R. (2021, May). Role of Physiotherapy in Hospice Care of Patients with Advanced Cancer: A Systematic Review. *Am J Hosp Palliat Care, 38*(5), 503-511. https://doi.org/10.1177/1049909120951163

第五章　機構安寧

周育蓮

第一節　前言

　　關懷、陪伴與適宜、適時的全人照顧，是長照機構核心任務，運作妥適與否會直接影響住民對機構的認同與歸屬感。

　　2022 年國家發展委員會人口推估報告指出，臺灣即將於 2025 年邁入超高齡社會，即老年人口達 20%，也就是 5 個人中就有一位老年人；同年行政院主計總處調查顯示，臺灣家庭組織型態，以核心家庭占 33.02% 為主，三代同堂僅占 11.65%。人口老化加上家庭結構的改變，使得失去社會連結與家庭系統支持的孤獨、衰弱、失能、失智等個案逐漸增加，機構安置已成為他們最後的歸屬。因此，醫養合一與照護功能的改善，已成為民眾選擇機構的品質指標。2019 年國家衛生研究院，在臺灣安寧緩和療護政策白皮書中，即指出：「死亡不只是醫療事件，而是生活事件，善終是每個人的權益與對自己的責任，任何有關我的決定，我都要參與（nothing about me without me）。」在民眾愈來愈希望「好活」和「善終」的現今，政府也已積極將機構納入推動安寧療護重要的一環。

第二節　機構為何要推動安寧療護

　　王伯伯 90 歲，罹患肺癌末期，早已熟悉機構的生活環境，並與工作人員建立起深厚的情誼。在經歷不斷的肺部感染與住院化療的折磨，已令他疲憊不堪，唯一的心願就是想在如家庭般的機構中安詳離世。他用微弱的聲音告訴工作人員：「我不想再去醫院了，我不想死在冰冷的醫院，我只想死在這裡，這裡有我熟悉的環境、有我的朋友、有熟悉的工作同仁。」但事實上，不是每位住民的意願都能被尊重，生命終期的遺憾仍重

複在機構裡不斷上演。

　　葉落歸根、在宅善終，是很多人的期望。部分單身或家中缺少完整照護人力與資源的家庭，無法將需要照顧的個案留在家中照護。因此，機構已成為許多人的第二個家，隨著時光消逝，親人的離散也可能是最後一個家，是否應就王伯伯這類生活在機構中有安寧需求的個案，提供更完備的照顧服務呢？

一、從法理面

　　法律和醫療都應該隨著時代改變，當面對無法治癒的末期個案時，相關法條和健保給付，也應著眼以個案身心自主價值，作為優先考量訂定。緩和療護的照護目標不是在追求延長生命，而是應盡其所能給予個案與家屬，尊嚴、自主決定的參與式照護。

　　自 1996 年 7 月起，健保署將「安寧居家療護」納入全民健保試辦計畫；2000 年通過「安寧緩和醫療條例」；2009 年 9 月起，將安寧住院及安寧居家正式納入健保支付，支付對象由原本癌症末期病患，加入八大非癌末期病患；2014 年增加乙類社區安寧療護給付，鼓勵更多地區及基層醫療院所，加入安寧照護行列；2016 年公布「病人自主權利法」，並於2019 年實施，其立法意義主要是尊重個案醫療自主，保障其善終權益，促進醫病關係和諧；健保署自 2022 年 3 月 1 日起，也已將住宿式長照機構、國軍退除役官兵輔導委員會榮譽國民之家，納入安寧居家療護之機構範圍；同年 5 月新增末期衰弱老人、末期骨髓增生不良症候群、符合病人自主權利法第十四條第一項第二至五款條件的病人、罕見疾病或其他預估生命受限者，擴大納入安寧療護的適用對象（如圖 5-1），綜合以上所述，已提供了安寧療護法源與健保的依據。因此，機構應重新思考照護理念，及早推動安寧療護，讓有需要的個案與家屬能得到適切的服務。

二、從照護需求面

　　末期個案所需要的不是治癒（cure）而是照護（care）——身體、心理、社會與精神上都有不同程度的需求，身體方面需求為症狀控制，例如

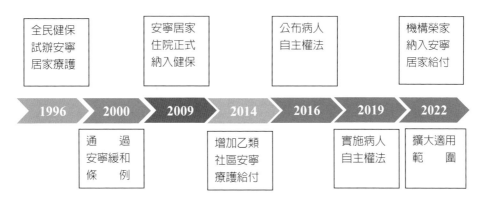

圖 5-1　安寧療護重要政策施行進程

疼痛、虛弱、失眠和呼吸困難等，並希望維持保有體面的外表；心理方面需求為擔心疾病、憂鬱、焦慮、害怕拖累別人等問題；社交和精神困擾包括有未完成的願望、經濟困難和痛苦無意義感。基此，跨專業團隊應提供尊嚴、舒適具支持性的緩和療護，規劃妥適良好的環境，讓家人可以陪伴於側，並提供個案與家屬想要的資訊（如圖 5-2）。

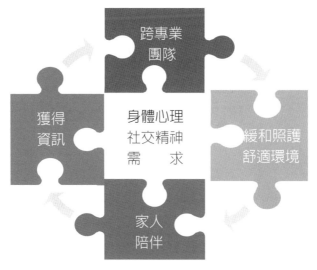

圖 5-2　安寧個案照護需求

三、從人性角度

在中華傳統文化中，孝道與價值觀仍然占有相當重要的地位，使得有些家屬擔心會被烙上不孝的罪名，不願接受安寧療護。然而，在面臨生死抉擇之時，決定是否要接受心外按摩、電擊、插管、急救藥物、血液透析、葉克膜等醫療處置，常引起家庭成員間極大的壓力與爭執，甚至個案知道自己即將不久人世，怕引起家人傷痛，也不知道該如何提及死亡、如何交代後事而感到困擾；此外，機構也擔心增加工作人員負擔、引起住民反彈或是衍伸醫療糾紛等，於是在個案病況不穩定時，通常會選擇將個案送到醫院，延長個案的生命，減少麻煩與糾紛。然而，這樣的作法並無法挽救垂死的生命，也不會讓個案、家屬感到幸福，反而只會增加他們的痛苦和遺憾。

因此，工作人員應秉持同理心，從以人為本的理念出發，尊重個案自主意願，讓生命在能自我掌握時，保有尊嚴、價值和權利。透過早期評估以及與個案、家屬充分討論等方式，讓在生命終期都能夠擁有一個安詳、有尊嚴、無憾的結束。（如圖 5-3）

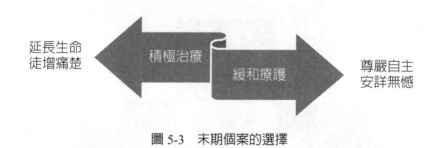

圖 5-3　末期個案的選擇

第三節　影響個案接受安寧療護之決定因素

2021 年衛生福利部國民健康署報告顯示，癌症個案在死亡前 1 年使用安寧緩和療護比例，已從 2000 年的 7% 增加至 2020 年的 62.8%。然而，被納入健保給付的八大非癌末期個案，死亡前 1 年卻僅有 15.3% 使用安

寧資源，死亡前使用安寧資源的比例也僅有 30.4% 左右，比例仍然偏低。

　　安寧療護與末期照護地點的選擇，會受個案心態、家屬意願、宗教信仰等所影響。此外，醫療系統和政策也是影響決定死亡地點選擇的重要因素，包括醫療資源分配、醫療保險制度、治療方式、緩和治療的可及性等。因此，提高病人和家庭對醫療選擇的參與度和決策權利，以及改進醫療系統和政策都是重要的措施。

一、個案心態

　　根據研究社區中，年齡超過 65 歲以上老年人，有簽署不施行心肺復甦術者（Do-Not-Resuscitate, DNR），接受安寧居家療護之態度較高。自覺健康的老人，感受社會支持者，越能認同簽署 DNR 而選擇安寧居家療護。因此，我們需要及早了解個案對疾病的理解和想法、對病情的醫療照護，以及選擇臨終場所的看法；就此，可提供尚能自主時，選擇之醫療系統資源、治療方式與緩和治療的可及性與足夠的社會支持與關懷。透過這樣的溝通規劃方式，讓個案有機會談論心理所擔心的事情，讓患者感覺生命終程，不僅得到群體的關懷，也能自主參與做一些覺得有意義的事情，並滿足自己臨終的願望，讓他們擁有一個安詳、無遺憾的死亡。

　　「我不怕死，怕的是孤伶伶地死去」（住民）。
　　「我今年已經 95 歲了，已經活夠了，小孩也成家立業很有成就，我此生已了無遺憾，肝癌我不要再做積極處理，只要少點痛苦，多一點陪伴」（住民）。
　　「我都簽好了，若我得了不治之症，不要把我送去醫院插管、急救，我要在這裡走就好了」（住民）。

二、家屬意願

　　家屬對個案醫療照護與善終地點的選擇，會受個案、自己、家庭與社會多重因素所影響，例如個案的年齡、疾病種類、健康狀況、是否簽署

DNR 或 AD，以及有無醫療團隊協助處理末期症狀；返家是否需要租借醫療器材、居家環境是否適當等，都是影響家屬決定的因素之一。當家庭照顧者的照顧角色與責任無法負擔時，機構式的照護需求就會增加，如果機構能讓家屬了解疾病的預後、會面臨到的問題以及可以提供良好的照護，就能增加家屬選擇機構安寧照護的意願。

中華傳統文化中，醫療決定權常受家族群體利益或感受所主導，這點與西方社會強調的自主與個人主義有所不同。家屬在做出照護決定時，常受到親情倫理的糾結，最害怕承認自己無法為個案做些事，束手無策、眼睜睜看著家人就這樣走了，理性與內心的矛盾。當家屬意見不同時，應加強醫病互動與溝通，提供法規、專業、倫理等多面向的資訊，並使他們在做決定之前，皆能暢所欲言，了解彼此的想法，協助家屬做出適當的決定，讓任何一方都不留遺憾。

「看到我爸爸一天天變老，退化，進出醫院，我真的不知道該怎麼辦？哥哥說一定要救，但我不想再讓爸爸受苦」（家屬）。

「我爸爸在這住很久了，他很喜歡這裡，你可以多告訴我一些未來會碰到的狀況，讓我可以先有心理準備，如果可以，我想尊重他的意思，就在機構走」（家屬）。

三、宗教信仰

生與死是人生中需要面對最重要的兩大課題，由於不同宗教信仰對生死觀的看法不同，工作人員應抱持尊重的態度，並協助給予宗教信仰的支持。佛教認為人的生、老、病、死，是生命中必然的輪迴，死亡被稱為「往生」，不是生命的結束，而是進入另一生的開始；基督教則相信透過對主的信仰，可以改變人與死亡的關係，啟示錄中提到「在主裡而死的人有福了」，這是進入永生的開始。藉由宗教儀式，例如念佛、唱詩歌、做禮拜、禱告等，可以給予病人很大的支持力量，找到精神與靈性上的慰藉，幫助個案與家屬更坦然面對死亡並做準備。

「我要跟佛祖去修行了」（住民）。

「信主得永生」（住民）。

案例分享

　　周伯伯78歲罹患膽管癌，有糖尿病、B型肝炎病史，育有3女皆已成家立業，在還未發病之前，曾清楚告訴太太與女兒，若不幸罹患不治之症，不要積極治療與急救，並交代好身後事。後經定期超音波檢查，發現罹患惡性膽管癌，經由一般外科會診，醫師分析：因腫瘤過大已難治癒，若勉強手術可能會在手術台上往生。但是，伯伯與家屬還是想試試看有沒有機會，經由介紹輾轉找到一位名醫，轉院進行手術治療。手術後4個月癌症又再度復發，醫師建議自費使用尚在實驗研究階段的化療藥物，周伯伯表示願意再拚拚看，女兒也為父親準備了生機飲食、靈芝等，希望能戰勝病魔。歷程需10次的化療僅經過4次，原本還可行走的身體就變得更加衰弱，所衍生的副作用造成食慾不振、四肢神經麻木，只能整天臥床休息，女兒擔心藥效造成的痛楚擴散，也不敢按時給予嗎啡舒緩，伯伯因疼痛造成徹夜難眠，情緒也益顯暴躁，甚至已想盡早結束生命。醫師經研判表示伯伯身體狀況確已無法負荷化療，此時周伯伯已不太能表達自己的意思，但見到從臺北返家的女兒，第一句話是：「你們不可以一直留我」。因此妻女經過討論後，決定尊重伯伯的初衷，開始接受安寧療護，身心的痛苦減少了，在妻女陪伴下無遺憾的安然離開人世。

　　像周伯伯這樣的案例不勝枚舉，當宣布罹患癌症之時，個案與家屬大部分都不願相信，也不願放棄，積極尋找各種中西醫、民俗療法、求神問卜，因為放棄治療就等於宣判死刑。然而，末期個案所不願放棄採行的積極治療，大部分案例顯示都並未帶給個案治癒的機會，反而在過程中添增了更多不必要的痛苦。所有人在生命的歷程中，總會有很多時候必須面對抉擇，尤其是疾病末期，倘若，機構的跨專業團隊適時能提供更多面向的

選擇意見；或是個案、家屬在做治療決策分析時，曾經接受過安寧療護宣導或生死教育，可能不會再將有限的餘命，禁錮在只有手術、化療、電療等帶來的痛苦之中；可能可以提早選擇安寧療護，用更多時間去享受生命與家人相處的時光，完成想做的事情。末期生命的選擇沒有對與錯，醫護團隊的責任是要提供足夠的資訊給個案與家屬，最後，尊重所做的決定，陪伴走完人生最後的道路。

第四節　機構安寧療護推廣基礎

根據統計臺灣自然死亡的地點 2007 年以居家為主占 55.7%，機構僅占 1.8%；2018 年則以醫院居多占 53.9%，機構僅占 3.3%（如表 5-1）。臺灣推動安寧療護雖已 30 多年的歷史，但通常死亡與施行安寧療護的場域，仍然以醫院與家中為主，隨著人口老化、社會結構改變，長期照護機構已經漸漸成為個案自然死亡的場所選擇，機構需要積極打造成為末期個案照護與善終的處所。然而領導者的角色、照護者的善念、家屬的心態、住民的自我期許，都可以成為推動機構安寧的基石與助力。

表 5-1　自然死亡地點統計表

時間	2007年	2018年	改變趨勢
醫院	40.2%	53.9%	上升 13.7%
居家	55.7%	35.1%	下降 20.6%
機構	1.8%	3.3%	上升 1.5%
其他	4.4%	7.9%	上升 3.5%

資料來源：江瑞坤、高以信（2021）。臺灣自然死者之死亡場所的變化。台灣家庭醫學雜誌，*31*(1)，13-25。

備註：自然死亡每年度總死亡人數扣除死亡原因為事故傷害、自殺、他殺者。

一、領導者的角色

　　以往機構常因不同的原因而不願推動安寧療護，例如管理者對安寧療護理念不認同、缺乏政策上補助的誘因、設備、空間、人員不足、擔心醫療糾紛、工作人員缺乏對安寧療護認知、自我效能、技能、缺乏安寧團隊的支持、害怕家屬與其他住民的反對，而不願推動安寧療護（如圖5-4）。但隨著安寧緩和條例、病主法的推動與適用對象的擴大，機構負責人也應開始思考機構推動安寧療護，勢在必行。

　　「現在人力不足，動不動就說要辭職，再推動安寧我怕更留不住人，況且外面還有一堆人都在等待進住，哪有空間拿來做安寧照護」（領導者）。

　　「現在家屬病人意識高漲，動不動就要告，況且把個案放在機構等死，其他住民會抗議，還不如把他送到醫院省得麻煩」（領導者）。

　　「住民已把機構當自己的家，希望在自己熟悉的地方往生，經過溝通後，同仁也願意學習如何照顧安寧的個案，我們都希望住民能得到好的照顧」（領導者）。

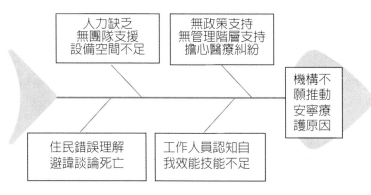

圖 5-4　機構推動安寧療護面臨的問題

二、照護者的善念

安寧療護的理念與一般醫療照護理念不同,其目的不是在治癒疾病,而是與個案及家屬一起面對死亡的來臨,並進行相關的準備工作。然而,以往學校的正規課程並未將生死教育、安寧療護、臨終護理等納入教學,臨床工作人員也未必都有照護瀕死病患的經驗和生命歷程。然而,長期居住於機構的住民,與工作人員朝夕相處,建立了密切情感上的連結,依據醫療倫理原則「不傷害」與「行善」的理念,愈來愈多工作人員基於此善念,開始重新審思生命的價值與意義,理解死亡是必經之路,而願意協助個案實現「善生」、「善終」。

影響工作人員實踐安寧療護的因素包括有:安寧療護的知識、態度、技能、工作與家庭照護經驗、情感態度、工作負荷、組織文化以及提供的支持。提高工作人員對安寧療護的知識水平,可以有效改善護理人員的態度和提高實踐安寧療護的意願。

「開始推動安寧,大家最怕的就是不知道怎麼處理個案的狀況,經由安寧團隊的帶領與教育訓練,大家也不再那麼害怕。看見個案可以依其心願走完人生的最後一哩路,家屬也很感謝工作人員的照顧,一切辛勞都值得了」(管理者)。

「我最害怕的是遺體護理,心理師跟我說,當個案活著的時候,我們把他當作是個體,為什麼往生就變成屍體,讓人覺得害怕,我想想也對。剛開始個案往生,大家都不敢靠近,組長、護理長就帶著護理師與我們一起幫伯伯擦身體、更換衣服,做遺體護理,並跟伯伯道謝、道別,慢慢地的我就不那麼害怕,覺得自己做了一件很了不起的事情」(照服員)。

「機構怕我們有些文化上的禁忌,會依我們的宗教信仰提供我們平安符、佛祖的相片、聖經與抹草香皂、溼紙巾讓我們下班後淨身,並且晨間會議會關心我們心情,讓我們比較心安」(照服員)。

三、家屬的心態

生命末期是否皆由醫師決定生死呢？隨著時間的推移，照護的決策權也逐漸轉移至個案及其家屬。家屬是否能夠充分了解安寧療護不等同於放棄治療，而是用更積極的態度面對生命，讓死亡過程變得平靜、安詳，不再因為害怕、無助，而選擇將個案送到醫院，做無效的醫療或搶救。設想如果不能將患者的痛楚轉移到自己身上時，是否可以嘗試著以同理心，去理解個案當下所承受的悲痛與無助。就此尊重個案意願並維護其最後的尊嚴，而非僅是迎合家屬或是社會的價值觀，這應該是照護者無可規避，必須認真面對的照護責任與課題。因應是項思想上的差異，機構宜引導家屬參與決策及照護過程，並運用定期宣導與家庭會議溝通，以緩解外界物議與喪親後的失落與遺憾。

「謝謝你們提供這麼好的空間，這裡很好，有家一樣的感覺很溫暖，可以讓我來陪伴我媽媽，她的心情很平和，有你們的照顧我很安心」（家屬）。

四、住民的自我期許

當進入末期階段時，你的選擇是什麼？是要繼續使用各種高科技醫療儀器，不惜代價延長生命；或是依照自己的心願，選擇在熟悉的地方度過人生最後階段。過去死亡常被機構視為禁忌話題，因此避免談論瀕臨死亡階段諸項議題，並認為探視亡者是很晦氣的事情，但現在愈來愈多住民期許想做自己生命的主人，可以在熟悉舒適的環境中安詳過世，完成其未了的心願，得到情感上的支持，與家人共度最後的時光。

「我就單身一人，什麼都不怕，活了也夠老了，不要再插管了，自然就好，我想在死前能再去祭拜一下我的媽媽」（個案）。
「看到投影片上的死亡套餐，又是葉克膜、又是呼吸器，好可怕，我什麼都不要，那只會增加痛苦」（個案）。

「我希望我死前，太太可以陪伴在我身邊，能再去一次我們相戀的海邊，重新年輕時的感覺」（個案）。

第五節　至關重要的作業程序

機構推動安寧療護之初，可能會面臨不同的意見與阻力，照顧安寧個案需耗費大量人力、時間、心力，建議可以採五個階段，逐步、逐年導入，依此序列，分別為共識期、教育期、準備期、執行期、成熟期（如圖5-5）。

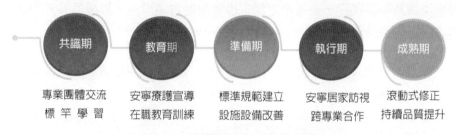

共識期	教育期	準備期	執行期	成熟期
專業團體交流 標竿學習	安寧療護宣導 在職教育訓練	標準規範建立 設施設備改善	安寧居家訪視 跨專業合作	滾動式修正 持續品質提升

圖 5-5　機構推動安寧療護五期程

一、共識期

若要推動安寧療護，首重機構內部溝通，先了解工作同仁的疑慮與擔憂，提供相對應的說明與對策。初期可以邀請專業團體至機構交流，標竿學習，經驗交換，凝聚共識。

(一) 與專業團體進行交流

第一線工作人員最常提出的疑問是「人力不足」、「自己還沒準備好，不知如何照顧個案」、「是否應該成立專區」、「專區是否會被標籤化」、「其他住民是否會反彈」等，然而憑藉專家的專業解說與案例分享，較易解答工作人員的疑惑，凝聚同仁的共識，並可就機構屬性、人力、環境、空間、資源等，進行實地了解與意見交流。

(二) 標竿參訪學習

　　實際參訪可讓機構同仁身歷其境，了解安寧療護推動的現況，團隊運作模式、不同職類的參與分工職責、任務配套與資源統整等，較易建立對安寧療護基本架構觀念，藉此發揮共同智慧，選擇適合爾後機構推動的時期程與模式。

二、教育期

(一) 加強安寧療護宣導

　　機構可以先就新進住民與重點個案，進行溝通與宣導，逐步導入安寧療護、尊嚴善終的基本觀念。在新進住民評估時，可以主動與個案、家屬討論，了解雙方的想法，以及是否已簽署意願書等。並針對以下重點，個案先行介入：1. 罹患癌症或疾病末期；2. 多重慢性疾病；3. 短時間反覆住院、病情改變；4. 年長者；5. 輕度失智還有行為能力者，也可以藉由家人、親友生病、往生或個案體況改變時，趁機進一步詢問其想法。

(二) 推動生死教育

　　從以往在推動生死教育的過程中，發現大多集中在癌症患者、醫療保健專業人員與青少年，老年人一直是生死教育中容易被忽視的群體，教育的內容又多偏重於生前願望的分享和死亡認知的討論，缺乏喪親、哀悼、死亡準備的規劃。

　　就臨床了解，老年人在接受完整的生死教育後，在行為上會產生較積極的表現，包括更加關注自身健康和臨終照護、提高與家人討論死亡和臨終事宜的意願，重新認同生命是有限的，死亡是自然的過程與現象，提高生活品質和心理健康，辦理生命教育（如表 5-2）。

表 5-2　老年人生死教育建議課程表

項目	建議內容
生死素養提升	1. 對生死的認識：生死概念、生命週期、老化的過程。 2. 末期身體症狀、面對死亡的心理變化。
生死觀念的建立	傳統文化中的生死觀、善終的概念。
生死規劃	1. 生前或臨終前的計畫。 2. 姑息治療和臨終關懷、喪葬。
生死念頭	1. 人生回顧及意義、人生目標的達成與評價、晚年無悔。 2. 幸福觀探討、四種情感表達方式——（道謝／道歉／道愛／道別）。

資料來源：Lei, L., Lu, Y., Zhao, H., Tan, J., & Luo, Y. (2022). Knowledge, attitudes, and behaviors regarding death education among older adults in China: A cross-sectional study. *BMC public health, 22*(1), 802.

　　公共區域張貼推廣海報或擺放衛教單張，讓住民可以很方便獲得訊息；定期辦理生命教育、講座、家屬座談或透過參與圓夢計畫，讓住民重新思考生死議題，就如同一場場活生生的生命教育，無形中增加大家對推動安寧療護的認同感。

　　「從來沒有人跟我討論死亡的問題，老人家很需要為自己提早做安排」（住民）。
　　「原本我們很擔心住民會反對讓伯伯在機構往生，但看著他們願意來探視末期的伯伯，跟他道別，讓我很感動」（護理師）。
　　「以前長輩在面對臨終的個案，常不知所措，我不知如何安慰他，只會跟伯伯說些不切實際的話，例如祝他早日康復，但現在會以不同方式表達，例如祝他一路好走、來生再見或是唱詩歌、幫他禱告」（護理師）。
　　「看到你們這麼用心照顧他，還幫他辦生前圓夢計畫，讓我好感動，我以後也要這樣」（住民）。

(三) 辦理在職教育訓練

　　加強機構人員的教育訓練與實作經驗，可讓工作人員更有把握、有步驟、擁有足夠的身、心、靈準備去面對及照顧好個案與家屬，機構可定期辦理內部訓練，內容包括發掘機構中適合安寧療護的病人，針對末期病人的心理、社會及靈性需求、症狀評估、遺體護理、末期症狀照護、輔助療法（如芳香療法、藝術治療、園藝治療、動物輔助療法）、壓力調適與研習實務操作等，以增加工作人員專業知識與技能。此外，可以計畫性的安排機構醫師、護理師、社工師參加外部訓練，例如安寧居家療護乙類人員、預立醫療照護諮商專業人員訓練等，有助於提升機構內部照護能力與認同，提升照護質量。

三、準備期

　　在此時期主要在建立標準作業規範與流程，並將其納入工作常規，並經常性進行機構內部資源盤點，討論設施、設備的改善與增購。

(一) 建立標準作業規範與流程，並納入工作常規

1. 意願書或同意書簽署

　　機構可以先就新進住、出院返家、年邁、體況變差等個案，在意識清楚時討論簽署「預立安寧緩和醫療暨維生醫療抉擇意願書」、「醫療委任代理人委任書」或進行預立醫療照護諮商（Advance Care Planning, ACP），簽署「預立醫療決定」（Advance Decision, AD），而不是等待意識不清楚時，才由家屬代為決定。若個案意識不清楚、無法表達，則由最近親屬簽署「不施行心肺復甦術同意書」、「不施行維生醫療同意書」代替之，但不得違背個案意願（如圖 5-6）。

2. 運用 SPICT 表單及早識別疾病軌跡的變化

　　當個案新進住、反覆住院、出院返回、體況下降、驚訝問題（SQ）篩選陽性時，醫護工作人員應使用 SPICT 表單進行評估，並列入此評估工作常規，及早識別疾病軌跡的變化，與個案及家屬討論，並進行適當的

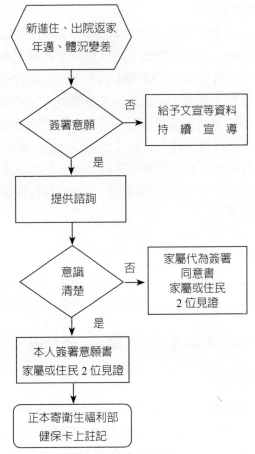

圖 5-6 意願書簽署流程

備註：意願書正本寄至衛生福利部預立醫療決定、安寧緩和醫療及器官捐贈意願
　　　資料處理小組（100013 臺北市中正區紹興北街 5 號 8 樓）。

轉介。安寧醫療需求評估可分為三步驟：

　　第一步驟：尋找是否存在以下至少兩項，健康狀況正在惡化的一般性
指標。

　　第二步驟：針對八大類進展性疾病的臨床指標，篩選是否具備一項以
上指標。

　　第三步驟：回顧檢視支持性療法及緩和治療之照護計畫，確保個案得

到所需的服務。

　　這樣的措施可以讓個案在生命的最後階段得到更好的照顧，並且讓他們的意願得到充分的尊重（如圖 5-7、表 5-3）。

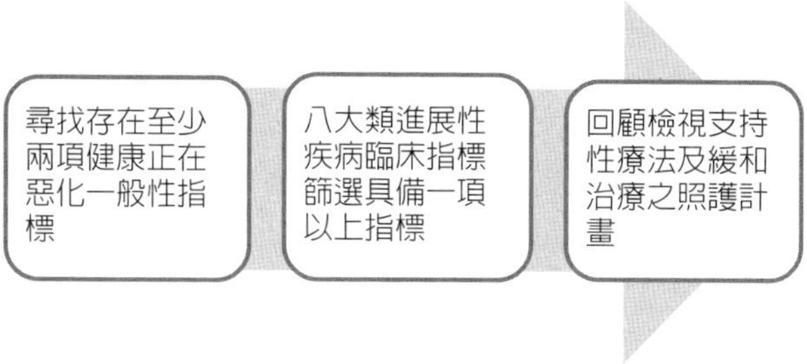

圖 5-7　緩和醫療需求評估三步驟

表 5-3　住民緩和醫療需求評估及轉介表

單位：　　　　床號：　　　　姓名：　　　　年齡：　　　　診斷：

第一步驟：尋找住民是否存在以下至少兩項，健康狀況正在惡化的一般性指標
☐ 1. 住民的一般日常功能狀況不佳或惡化中（一半以上時間臥床或限制於椅子上），且不太可能有回復的可能。
☐ 2. 住民因出現身體或心理的健康問題，而需依賴他人的照顧。
☐ 3. 在過去 6 個月當中，出現兩次以上非預期性的急診或住院。
☐ 4. 過去幾個月中出現明顯的體重減輕（減輕 5%-10%），或是本身的身體質量指數（BMI）低於 18。
☐ 5. 在原有疾病已經接受最佳的照護治療下，住民還是持續出現令人困擾的棘手症狀。
☐ 6. 住民主動要求支持性及緩和性的照護模式，或是要求停止治療。
☐ 7. 住民的主要照顧者需要更多的協助與支持。

主責護理人員簽章：　　　　　　轉介日期：

第二步驟：針對八大類進展性疾病的臨床指標，篩選住民是否具備一項以上指標

一、癌症	二、失智症或衰弱	三、神經性疾病
☐ 1. 因進展中的癌症或遠處轉移，導致日常功能惡化。 ☐ 2. 因住民太虛弱而無法接受抗癌治療，或者是治療目標已轉為症狀控制。	☐ 1. 若無人幫助則無法自行完成進食、穿衣或走路。 ☐ 2. 吞嚥困難使進食、喝水變得愈來愈少。	☐ 1. 雖然已經提供最佳治療，仍出現身體和認知功能的進行性惡化。 ☐ 2. 因為說話困難，增

四、心臟血管疾病	□ 3. 出現尿失禁或排便失禁問題。	加了溝通的困難，或出現愈來愈嚴重的吞嚥困難。
□ 1. 國際紐約心衰竭分級 3-4 級，或是有廣泛性未處理的冠狀動脈疾病，導致在休息或輕微活動時，仍出現呼吸困難和胸痛。 □ 2. 罹患嚴重無法手術的週邊血管疾病。	□ 4. 不再有口語表達溝通能力，社交的互動變得很少。 □ 5. 大腿骨骨折或是常常跌倒。 □ 6. 反覆發燒、感染，或是發生吸入性肺炎。	□ 3. 反覆出現吸入性肺炎，呼吸困難或者是呼吸衰竭。 □ 4. 腦中風後產生持續的癱瘓及功能的喪失，並將永久失能。
五、呼吸道疾病	六、腎臟疾病	七、肝臟疾病
□ 1. 嚴重的呼吸疾病，即使在休息或輕微活動時，仍有呼吸困難。 □ 2. 需要長時間的氧氣治療。 □ 3. 因呼吸衰竭需要呼吸治療，或是住民因禁忌無法接受呼吸治療。	□ 1. 第四～五級的慢性腎臟疾病，腎絲球過濾功能 GFR 小於 30ml/dl，健康狀況正惡化中。 □ 2. 腎衰竭併發其他限制生命的狀況或者是治療。 □ 3. 停止腎臟透析治療的住民。	□ 1. 進展中的肝硬化，在過去這一年當中出現包括下列一項以上的併發症，例如： 　(1) 頑固腹水對利尿劑治療無效。 　(2) 肝腦病變。 　(3) 肝腎症候群。 　(4) 細菌性的腹膜炎。 　(5) 反覆的食道靜脈出血。
八、其他情形		□ 2. 不合適進行肝移植的住民。
□ 1. 因為其他不可逆的身體問題或併發症，病情惡化導致有死亡的風險；且任何可行的治療預後均不佳。		
醫師簽章：		

第三步驟：回顧檢視支持性療法及緩和治療之照護計畫

□ 1. 檢視住民現今所接受的治療及藥物，確認病人已接受最佳照護。
□ 2. 假設症狀或需求是複雜難以處理，考慮轉介專業人員進一步評估。
□ 3. 與住民與家屬針對現在與未來的照護目標／計畫達成共識。
□ 4. 若住民有失能的風險，應提早討論其他所有未來可能的照顧目標與治療方向。
□ 5. 記錄溝通與協調照護計畫之內容。

安寧個管師簽章：　　　　　　　　　　安寧團隊回覆：□是　□否　收案
建議事項：

表單來源：新竹榮家住民緩和醫療需求評估及轉介表

3. 建立安寧療護收案流程

　　機構可以結合社區診所、醫院，建立合作模式，運用 SPICT 表單，及早進行評估，轉介安寧團隊收案照護，進行居家訪視，召開家庭會議決定善終地點，提供多元支持性緩和照護（如圖 5-8）。

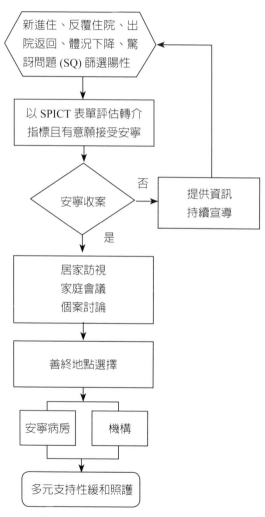

圖 5-8　安寧收案轉介照護流程圖

4. 訂定家庭會議召開規範

　　家庭會議的召開通常是在照護計畫改變時，需要進一步確認個案的期望與選擇，例如診斷癌症或末期疾病要決定治療方向、治療無效或復發、考慮接受安寧療護時，主要目的是要形成醫療照護的共識，減少家庭決策的衝突，了解他們面臨的難題、需求與護理問題，澄清疑慮，整合意見，共同擬定照護目標與計畫，完成個案未了的心願。同時，給予情緒上的處理與支持，讓個案有充分時間與親友做好四道人生（道謝、道歉、道愛、道別）（如圖 5-9）。

1. 病情告知預後說明
2. 治療/醫療模式決策
3. 擬定照護計畫

4. 情緒處理與支持
5. 家屬溝通意見整合
6. 預期哀傷處理

圖 5-9　家庭會議召開目的

(1) 召開時機：醫師、護理師評估有需要時，家屬或個案提出需求，會議前照護團隊應先凝聚共識。
(2) 參與人員：個案、家庭成員（如主要照顧者、決策者、經濟負擔者、有權簽署醫療相關同意書者）與照護團隊（如醫師、護理師、社工師、志工或相關人員）。
(3) 環境安排：盡量安排在安靜、不受打擾具隱私的環境中進行討論，坐位安排建議個案、家屬、醫療照護人員穿插坐，避免給人有對立的意象與感受，締造一個開放的氛圍，讓每個人的聲音都被聆聽與尊重。
(4) 主持人：依會議目的選定。
(5) 召開流程：可先寒暄談論一些比較輕鬆的話題，了解個案與家屬的初步想法，再由主席或相關人員依會議主題進行說明，讓與會人員充分討論，澄清家屬疑慮，進而達成共識，擬定治療目標與計畫，最後由主席結論，護理師或社工師完成紀錄，與會人員簽名，必要時依其需

求提供轉介，若是家屬無法達成共識，可以訂定再次召開會議的時間（如圖 5-10、5-11）。

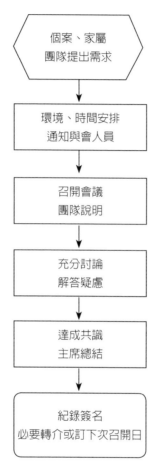

個案、家屬
團隊提出需求

環境、時間安排
通知與會人員

召開會議
團隊說明

充分討論
解答疑慮

達成共識
主席總結

紀錄簽名
必要轉介或訂下次召開日

圖 5-10　家庭會議召開流程

0000 安寧緩和家庭會議紀錄

個案姓名:＿＿＿＿＿＿＿＿ 主要診斷:＿＿＿＿＿＿

會議日期: 時間: 地點:

一、出席團隊成員簽名:

職稱	姓名	職稱	姓名

二、參與的家庭成員簽名:

三、召開家庭會議的主要目的:

□病情告知及預後說明□治療/醫療模式決策□擬定未來照護計畫
□病人情緒處理 □家屬情緒支持 □協助病家溝通意見整合
□預期性哀傷處理 □其他

四、目前的主要照護問題:

五、本次會議的具體結論:

記錄者:

圖 5-11　安寧緩和家庭會議紀錄表

表單來源：新竹榮家。

5. 建立臨終照護標準作業流程

依機構現況與空間，訂定臨終處理流程，提供個別性臨終照護地點，若允許可以提供獨立房間，讓家屬陪伴個案度過最後的時光，引導家屬、工作同仁與個案做最後的道愛、道謝、道歉、道別。個案過世後，工作人員帶領家屬做遺體護理，此時聽覺尚未消失，仍然可以一邊協助身體清潔，一邊與其說話。死診的開立可由衛生所或禮儀公司合作之醫師協助。另外現今愈來愈多機構倡導讓往生者走大路、尊榮離世，不再是走後門、

小路，晦暗的離開，工作人員會依宗教信仰與需求，播放佛經或聖歌，由機構最高階主管帶領工作人員覆蓋往生被（或十字被）、榮民覆蓋國旗，與住民行舉手禮或鞠躬（也可以選擇迴避）並播放熄燈號，沿途電梯管制護送大體上車，送個案最後一程，讓個案尊榮善終。（板橋榮家經驗提供學習運用）

　　安寧療護的關懷不僅止於個案往生前，個案過世後，也應持續關懷家屬，因此，提供喪葬善後資訊與協助，哀傷輔導也是安寧團隊的重點工作之一；協助家屬面對情緒反應，關切心裡的哀痛與失落情緒，提供多元化的支持與關懷陪伴。可以藉由郵寄關懷卡片、電話關懷、資源轉介、心理諮商與輔導，或邀請家屬參加支持團體等，確保其能夠穩定繼續生活下去（如圖 5-12）。

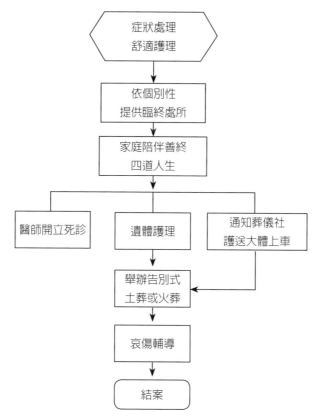

圖 5-12　臨終照護流程

(二) 設施、設備添購與改善

1. 照護環境

　　機構常因空間有限，不願推動安寧療護，不應執著於空間的限制，或是僅侷限在安寧病房。剛開始工作人員會擔心遭到住民的反彈，但實際推動後大部分的住民是可以接受的，並希望未來也能有相同的照顧。

　　收案初期個案身體狀況尚可，盡可能在原有的床位，維持社交活動，有熟悉的環境，友人的陪伴；隨著病情的變化，可能希望與家屬有較多的相處時間，或需要提供較密集之照護，此時再依個別需求與機構量能，提供獨立的空間，如使用機構的自主健康管理室或單獨的房間。某機構將養護原有 1 間 4 人房改造為多功能單人房，提供舒適和具有隱私的照護環境和設施，讓家屬可以在旁陪伴個案度過最後一程。房間的設計採用溫馨的色調，擺放植栽與畫作，增加環境的溫暖度，進而穩定紓解憂鬱、低落的情緒。房間可以劃分客廳區、照護區，客廳區設置有小吧台與影音設備，並準備有沙發床，可以作為家屬夜間休憩使用；照護區也可以在配置上，增加舒適照護的用物，採用收納式工作台，這樣在沒有安寧個案的情況下，空間也可以轉換為多功能使用，例如家屬會客、諮商會談或新進住民隔離使用。此外，走道也可以透過一些畫作和燈光設計，增加環境的溫暖氛圍（如圖 5-13）。

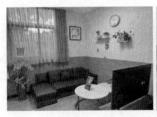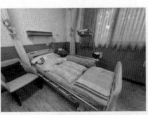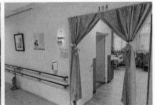

客廳區　　　　　　　　　　照護區　　　　　　　　　　走道區

圖 5-13　多功能單人房

圖片來源：新竹榮家榮心室。

2. 依機構經費添購照護設備與用物（照護物品可請家屬購買）

(1) 照護設備：如製氧機（圖 5-14）、超音波噴霧器（圖 5-15）、紅外線光譜儀（圖 5-16）等。

(2) 舒適照護：如精油、雷公根、乳液、口腔護理用物等（圖 5-17）。

(3) 皮膚傷口照護：如敷料、皮膚保護噴霧、減敏膠布等（圖 5-18）。

(4) 擺位用物：舒適枕、翻身枕等（如圖 5-19）。

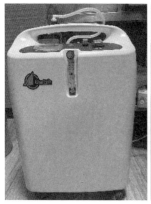 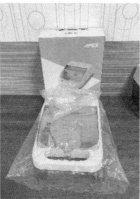 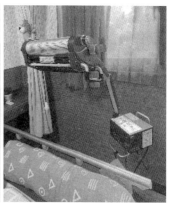

圖 5-14　製氧機　　圖 5-15　超音波噴霧器　　圖 5-16　紅外線光譜儀

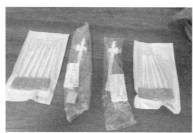 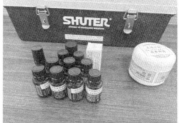

圖 5-17　舒適照護用物

圖片來源：新竹榮家

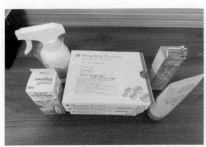 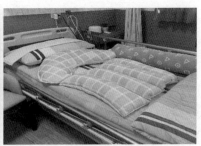

圖 5-18　皮膚傷口照護用物　　圖 5-19　舒適擺位枕

圖片來源：新竹榮家

四、執行期

(一) 導入安寧居家訪視

引進跨專業合作的安寧團隊（Interdisciplinary/Multidisciplinary Team）的合作，是機構推動安寧照護服務很重要的一環，團隊成員包括有醫師、護理師、社工師、心理師、藥師、靈性關懷師、宗教師、照服員、志工等。

在初期，我們透過與醫療院所的合作，定期安排團隊至機構進行安寧居家訪視，對於初涉安寧緩和療護的工作人員，可能對於末期個案照顧之知識和技能還不足；此外，還會面臨到對死亡的恐懼和心理障礙，也不知道如何處理情緒。因此，在初期可以由主管或資深人員帶領同仁，透過外部安寧團隊實際個案的照護指導與經驗分享，累積照顧實務經驗與溝通，學習紓壓的技巧，有效增加同仁的知識、自我效能、支持力、修復力，降低他們的恐懼與挫折感，進而培養臨床種子教師，推動機構安寧照護。

建立 24 小時聯絡諮詢專線或 LINE 群組，也是機構推動安寧很重要的支持系統，與安寧團隊建立密切聯繫，協助工作人員面對個案病況變化時，得到指導與支持，以便做出適當決策和護理，特別是在夜間和假日，避免不必要的急診就醫。同時將家屬納入臨終關懷照護，引進基金會與慈善團體，提供一對一照護的經費，或善用智能照護生理監測系統，可以有效減輕工作人員的負荷。

(二) 跨專業整合照護

1. 建立多元支持性緩和照護模式

　　長期照護機構的末期照護，主要協助個案「善終、善別、善生」，照護目標應以舒適照護、維持生活品質為主。照護的層面包括身體、心理、社會、精神與資訊獲得，藉由跨專業團隊合作，提供全人、全家、全隊、全程的照護（如圖 5-20）。

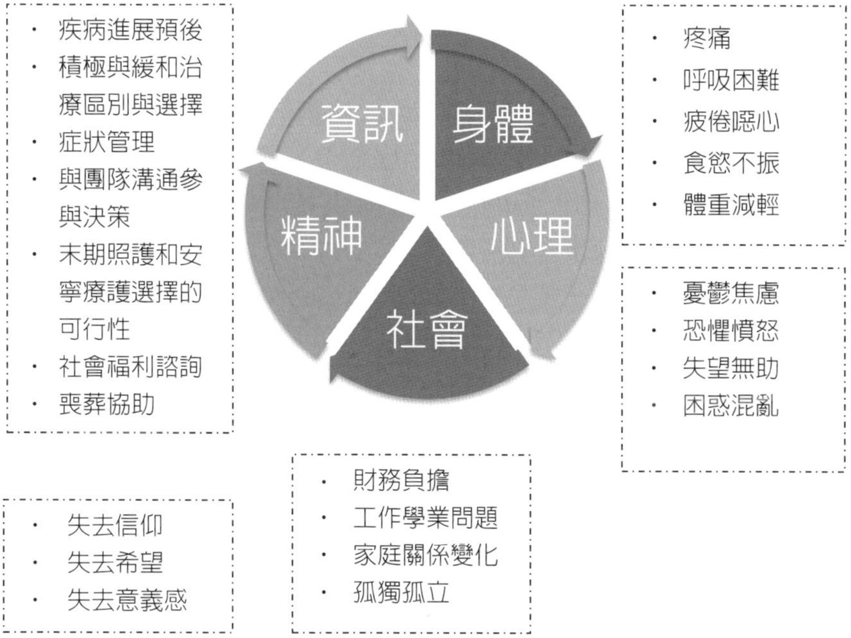

資訊
身體
精神
心理
社會

- 疾病進展預後
- 積極與緩和治療區別與選擇
- 症狀管理
- 與團隊溝通參與決策
- 末期照護和安寧療護選擇的可行性
- 社會福利諮詢
- 喪葬協助

- 疼痛
- 呼吸困難
- 疲倦噁心
- 食慾不振
- 體重減輕

- 憂鬱焦慮
- 恐懼憤怒
- 失望無助
- 困惑混亂

- 失去信仰
- 失去希望
- 失去意義感

- 財務負擔
- 工作學業問題
- 家庭關係變化
- 孤獨孤立

圖 5-20　多元支持性緩和照護

資料來源：

1. Hui, D., Hannon, B., Zimmermann, C., & Bruera, E. (2018). Improving Patient and Caregiver Outcomes in Oncology: Team-Based, Timely, and Targeted Palliative Care. *CA: a Cancer Journal for Clinicians, 68*(5), 356–376. https://doi.org/10.3322/caac.21490

2. 李潤華（2014）。長期照護機構住民安寧療護的社會心理照護。*長期照護雜誌*，*18*(2)，193-202。

(1) 身體層面：

　　常見的身體不適，如疼痛、噁心、呼吸困難、疲倦、食慾不振等，照護重點以舒適照護為主，減少不必要侵入性照護。例如使用藥物來緩解疼痛；呼吸困難時，需綜合考量藥物作用時間、劑量、劑型與副作用評估調整用藥。也可以配合輔助療法，如使用精油按摩、美手足護理、薰香、口腔清潔、皮膚護理、翻身、擺位等，來緩解個案不適。

　　除此之外，學習辨識瀕死徵候，例如意識改變、睡眠的時間變長、躁動、瞻妄、手腳冰冷、發紺、張口呼吸、喟嘆式呼吸、死亡嘎嘎聲（death rattle）等，讓家屬有心理準備，共同協助提供適當的照護及做後事準備。

(2) 心理層面：

　　隨著個案體況逐漸變差，個案與家屬常伴隨有憂鬱、焦慮、恐懼、憤怒、失望、無助等情緒，跨專業團隊中的社工師、靈性關懷師、心理師、宗教師與安寧志工等，應運用同理心關心其情緒的變化，給予關懷、陪伴、支持，並協助完成未了的心願。

　　荷蘭有個救護車願望基金會（Stichting Ambulance Wens），臺灣有個伊甸社會福利基金會，都是專門為年邁老人、重度失能與安寧個案，在生命最後時光協助實現願望，提供圓夢憩旅專車接送服務，陪伴他們抵達心中最想去的地方，在此過程有醫護同仁的陪伴，可以讓個案安心度過最後時光。每個人的願望清單都有所不同，但意外發現這些願望並不是遙不可及，大部分的願望都是簡單而平凡，個案懷念的是身體健康時的日常生活點滴，例如吃一頓想念的美食、去海邊看看、回到思念的故鄉等等。

案例分享

　　機構有位喉癌的阿姨，末期已無法吞嚥水與食物，以胃造瘻灌食，有一天帶領長輩在做古早味蔥油餅，阿姨突然聞香滑著輪椅進入會場，說道：「組長，我好想吃。」看著阿姨渴望的眼神，「吃」對其他人是稀鬆平常的事，但對阿姨卻是遙不可及。我跟阿姨說：「我撕一小塊讓您含在嘴裡，但不能吞下去喔！」阿姨開心的張開那已經無牙齒的嘴，不斷用唾液融化那塊小小的餅，久久捨不得吐出，也露出難得

開心的笑容，小小的事情卻是個案大大的心願。藉此也提醒工作同仁，末期個案病情變化有時常無法預測，常常計畫趕不上變化，所以「愛」不要等待，盡早完成個案未了的心願。

(3) 社會層面：

　　疾病治療與照護過程，可能造成財務負擔、工作、學業、家庭關係改變等，若有經濟困難，可協助申請急難救助。如果個案和家屬之間存在未解開的矛盾和衝突，也應該利用這個機會協助修復彼此關係，盡可能促進彼此互動與表達的機會，把握個案僅剩下不多的時間，不要留下遺憾。

(4) 精神層面：

　　在生命的末期，個案常會對人生產生懷疑、怨恨、失去希望，「為什麼是我？」、「我做那麼多善事，還要讓我受這種苦？」、「是老天爺在懲罰我嗎？」藉由宗教的音樂、懺悔或禱告，可以紓解個案內心的不滿與壓力。藉由宗教師、靈性關懷師、心理師的關懷，協助個案在靈性上得到慰藉與寬恕；進行生命回顧能幫助個案重拾生命中的亮點、意義與價值，重新面對生死議題，從中獲得力量。

(5) 資訊需求方面：

　　末期個案與家屬的身心承受極大壓力，常常六神無主、不知所措，團隊應主動提供相關資訊，例如疾病進展與預後、治療的選擇、症狀的管理與社會福利資源取得等，以便讓他們做出適當的醫療與照護決策。不同的資訊獲得與準備，會有不同的善終結果，例如一位血癌患者，由於出現吐血等症狀，家屬和工作人員都感到擔心和不知所措，最終未能尊重患者的意願，而將其送往醫院。而另一位肺癌患者，由於事先了解到末期可能產生呼吸困難等症狀，與家屬溝通並與安寧團隊保持良好聯繫，透過實體、電話、視訊等方式，指導機構同仁如何調整藥物並提供舒適照護，在主管、同仁和家屬的共同陪伴下，患者平靜地走完了生命的最後一程。以上例子彰顯，良好的溝通、資訊獲得與團隊合作的重要性。

2. 跨專業整合個案討論會議

可以依據個案的情況，進行跨專業整合個案討論會議，進而增進垂直與水平溝通，增強團隊共識和協調功能，促進共享決策，建立共同照護模式。

五、成熟期

依據機構推動現況，至少每年滾動式修正作業規範、流程與品質指標，以更符合機構實際推動所需，持續提升照護品質。依據國家衛生研究院（2019）建議品質指標可以包括：生命末期病人死亡前一年內接受安寧緩和療護之比例、接受安寧緩和療護小於 3 天的比例、使用加護病房的比例、使用急診大於 1 次的比例、接受插管的比例、接受 CPR 的比例、接受呼吸器維生的比例、安寧居家照護病人在宅善終率、非計畫性再住院率、安寧緩和療護家庭諮詢率、安寧緩和療護病人家屬服務滿意度、疼痛症狀控制、改善生活品質與日常活動功能等，來評估安寧緩和療護照護品質。

第六節　新興傳染病對機構推動安寧療護之影響與因應作為

近年來，全球陸續爆發 SARS、新冠肺炎（COVID-19）、猴痘等新興傳染病，使得機構不得不面對前所未有的挑戰。防疫政策的實施剝奪了個案適當死亡的權利，並限制了人與人之間的連結，沒有了活動和訪客，這使得陪伴、甚至送別變得非常困難。此外，由於人力不足以及病毒的傳播風險，安寧團隊的相關評估、居家訪視與照護都被迫停止，這讓臨終關懷與照顧變得更加不容易。在與病毒共存的現今，我們應記取防疫經驗，並及早建立適當的因應作為（圖 5-21）。

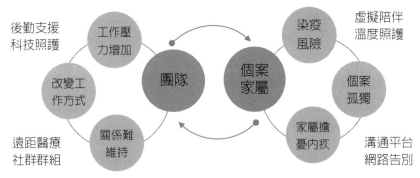

後勤支援
科技照護

工作壓
力增加

改變工
作方式

團隊

遠距醫療
社群群組

關係難
維持

染疫
風險

虛擬陪伴
溫度照護

個案
家屬

個案
孤獨

家屬擔
憂內疚

溝通平台
網路告別

圖 5-21　疫情對安寧照護的影響與因應

一、對機構的影響

(一) 人力與設備物資不足，造成工作人員壓力與負荷過重

　　面對如新冠肺炎等高傳染性疾病，隨著確診人數不斷增加，避免醫療量能潰堤，機構也必須擔負起照顧確診者居家隔離的重責，但政策初期並未能提供足夠的空間、物資與人力資源，工作量早已超過承受範圍，甚至害怕下班傳染給家人，承受巨大的身心壓力，有些同仁因此選擇離職，讓機構運作更加雪上加霜。

(二) 醫療專業人員被迫改變以往工作方式

　　在疫情下，機構被要求暫停不必要的訪視，然而所謂不必要的訪視，仍有許多不同的見解。以往有外部醫療團隊至機構提供常規實體的訪視，但現在必須透過數字、電話、視訊進行聯繫，受限個案聽力、視力不佳、認知功能障礙、設備網路的訊號不佳等，影響溝通與照護品質。

　　醫護人員改變以視訊訪視方式進行評估與照護，這種方式可以減少病人和醫護人員的接觸次數，降低感染風險，同時也可以更有效率地使用醫療資源；但是相對使用視訊訪視評估，機構工作人員需要具備相對應的技術和訓練，才能確保評估的準確性和有效性。如果機構內的工作人員缺乏安寧療護訓練或照護經驗的話，可能會導致重要評估細節被遺漏，而無法給予即時的處置，提供適切的照護。

(三) 團隊關係難以建立與維持

醫療團隊也被迫必須保持距離，只能透過虛擬交流方式，例如電話、視訊會議等，短暫時間無法獲得完整資訊，這可能會造成無法客觀評斷，導致對於個案的醫療照護看法有所不同，無法給予個案與家屬適當的建議。這也對團隊間的合作與協調帶來極大的挑戰，無法像實體訪視一般，建立與維持良好的關係。

(四) 增加個案孤獨感

為了防止病毒傳染，機構工作人員必須全副武裝，穿戴防護裝備，保持適當的距離，面罩、口罩的遮擋，無法像以往透過臉部的表情、溫柔的聲音，來帶給個案溫暖與關懷。醫療照護的重點也被迫轉回疾病本身，而實體照顧的時間也被限制，工作人員沒有太多的時間可以關注個案需要。

公共場所關閉、社交活動被迫停止，個案活動範圍被限制，家屬與親友也無法探望或因擔憂傳染而不敢探視。眾多的限制、加上缺乏親密的家人陪伴，伴隨體況下降，加重了個案內心的無助與孤獨感，甚至獨自面對死亡。

(五) 增加家屬的擔憂與內疚感

家屬無法探視與陪伴，並且缺乏透明的公開資訊與主動聯繫溝通的管道，導致家屬無法獲得對等的資訊，因此在臨終關懷決策中的參與程度明顯下降，並且加劇他們內心焦慮、愧疚與擔憂。此外，新冠肺炎確診者依據傳染病防治法第 50 條規定，大體必須在 24 小時內火化，有些家屬也因尚未解除隔離，無法送個案最後一程，增加親友內心的失落、痛苦與哀傷。

二、因應作為

儘管目前疫情緩解，新冠肺炎已降至第四類傳染病，生活已逐漸恢復秩序，但有鑑於近年新興傳染病盛行，現今已成為與病毒共存的社會，不同的傳染病有可能再次席捲全球，機構必須思考如何在有限的人力和資源下，兼顧防疫的考量，同時提供安寧個案與家屬適當的照顧。以下是幾點

建議：

(一) 建立後勤支援

在團隊關係難以建立與維持的情況下，工作人員需要得到足夠的支援和協助，以確保提供個案和家屬妥適的照護。為此，團隊管理者應提供足夠的後勤資源，例如即時到場提供必要的諮詢和協助、整理疫情資訊、提供明確且充足的防疫指引、確保防疫物資和快篩試劑足夠等。此外，團隊管理者也應協助後送醫院的聯繫、急診照服員的安排和家屬聯繫，並建立有效的後勤互助系統，給予同理的支持，才能有效降低工作人員的壓力。

(二) 引進科技照護、降低工作人員負荷

引進科技照護設備，例如非接觸生理監測系統，可以有效監測個案呼吸、心跳、睡眠、離床等資訊，並即時通報相關人員，從而減少工作人員的負荷。這種科技設備可以讓工作人員更有效地監測個案的身體狀況，同時也可以減少個案與工作人員之間的接觸，降低病毒傳播的風險。因此，在有限的人力和資源下，引進科技照護設備，可以提高工作效率，減輕工作人員的工作負荷，從而提供更優質的照護服務。

(三) 善用遠距醫療與社群群組

在疫情期間，遠距醫療和社群群組，成為機構與個案之間的溝通與照護管道。透過遠距醫療技術，可以進行診斷、治療和諮詢，避免交叉感染的風險，同時也減少了工作人員的負擔，機構需要善用現有的資源，建立有效的溝通平台，加強對遠距醫療技術的應用，以提高照護品質與效率。除此之外，24 小時的聯絡諮詢專線或 LINE、WeChat 群組也可以提供即時的照護指導和心理支持，幫助個案及其家屬度過困難的時刻。

(四) 運用科技讓個案保有虛擬接觸

在疫情期間，人與人之間的探視受到限制，但是我們仍然可以利用現有的科技資源，例如透過視訊或音訊通話，讓個案與家屬保持虛擬接觸，並進行臨終關懷與對話，提供情感支持。這樣的方式可以讓家屬參與到臨終關懷與決策，有效減輕工作人員與家屬的負擔與內疚，同時也可以讓個

案看到家人、熟悉的事物，滿足他們想回家的夢想。例如，王伯伯的家人因疫情無法返臺，工作人員透過視訊，讓個案與家屬做最後的道別，甚至公祭也運用視訊轉播，讓遠在大陸的親朋好友，一起弔祭，做最後的告別，減少家屬無法送個案最後一程的自責與遺憾。

(五) 增加照護溫度與彼此的鼓勵

由於防護裝備的限制，護理師無法展現親切的笑容與面容，因此可以請家屬帶上個案熟悉的物品、照片、影片、卡片或圖畫等，這些物品可以安撫個案的情緒，並增加個案的幸福感。在疫情期間，也有護理師利用巧思，例如將手套和氣球裝扮成人形，陪伴個案；或是將床位移到窗邊，讓個案享受陽光和窗外的美景，減少孤獨感。此外，工作同仁也可以利用小字條、卡片或心情小故事等方式，互相鼓勵和支持。

第七節　結語

在世界地球村的年代，我們必須學習與病毒共存，並準備好因應方案，才能提供個案因時、因地制宜，適當的服務與照顧。在推動機構安寧的過程，我們意識到人的一生「生、老、病、死」，就如同大自然的「春、夏、秋、冬」，生命的輪迴與四季的更迭，各有不同的色彩與風景。生命的起源始於愛戀，然而死亡不應是孤單與遺憾，應該是永續與傳承。

2019 年國家衛生研究院指出，推動安寧緩和三大願景：1. 尊重個人獨特性與價值觀，所有人皆應有機會善生與善終；2. 提供整合性的五全療護，讓舒適與生活品質最佳化；3. 確保療護團隊的專業知識、態度與技能，提供協調性療護。生命的終點不應只有在醫院與家中，長照機構必須與安寧療護結合，才能為那些單身或家屬無力照顧的個案家庭提供另一個選擇，讓住民在生命的末期，也能享有高品質、尊嚴的照護，每個人都有機會成為自己生命的主人。

參考文獻

王安琪（2021）。安寧團隊的預期工作：科學知識、情感與照護。*臺灣社會學刊，69*，53-99。https://dx.doi.org/10.6786/TJS.202106_(69).0002

行政院性別平等會（2022）。*家庭組織型態*。取自https://www.gender.ey.gov. tw/gecdb/Stat_Statistics_Query.aspx?sn=MwEtyBleRxJh%24lZApHWboQ%40%40&statsn=iGJRpsNX45yniGDj!w1ueQ%40%40

江瑞坤、高以信（2021）。臺灣自然死者之死亡場所的變化。*臺灣家庭醫學雜誌，31*(1)，13-25。https://doi.org/10.3966/168232812021033101003

吳宏蘭（2023）。後疫情時代長照機構之安寧緩和照護溝通──護理人員的角色。*護理雜誌，70*(2)，14-19。https://doi.org/10.6224/JN.202304_70(2).03

李潤華（2014）。長期照護機構住民安寧療護的社會心理照護。*長期照護雜誌，18*(2)，193-202。https://doi.org/10.6317/LTC.18.193

林家穗、王枝燦、賴維淑（2020）。華人傳統文化對國人善終選擇之影響。*安寧療護雜誌，24*(1)，1-16。https://doi.org/10.6537/TJHPC.202003_24(1).01

國家發展委員會（2022）。*中華民國人口推估（2022年至2070年）報告*。取自https://pop-proj.ndc.gov.tw/download.aspx?uid=70&pid=70

國家衛生研究院（2019）。*臺灣安寧緩和療護政策白皮書*。取自https://lib.nhri.edu.tw/NewWeb/nhri/ebook/39000000464078.pdf

陳美如、高鳳霞（2022）。社區長者安寧居家療護態度之影響因素探討。*臺灣老年醫學暨老年學會雜誌，7*(3)，195-207。https://doi.org/10.29461/ TGGa.202208_17(3).0002

陳榮基（2015）。以安寧緩和醫療維護善終並減少末期病人的醫療糾紛。*澄清醫護管理雜誌，11*(1)，4-9。

黃銘源、林承霈（2019）。臨終之處與其影響因素之探究。*安寧療護雜誌，23*(3)，254-266。https://doi.org/10.6537/TJHPC.201912_23(3).04

鄒淑萍、陳秀卿、于宗梅（2023）。推動機構式安寧照護。*北市醫學雜誌*，*20*(1)，20-29。https://doi.org/10.6200/TCMJ.202303_20(1).0003

劉依薰、黃淑鶴（2017）。施行安寧緩和照顧協助機構長者在機構善終之實務經驗──以臺中市某私立養護機構執行現況爲例。*安寧療護*，*22*(3)，310-324。https://doi.org/10.6537/TJHPC.201711_22(3).004

蔡長穎（2021）。末期病人照顧之倫理困境及社工倫理思辨。*當代社會工作學刊*，*11*，130-167。

衛生福利部（2023）。*預立醫療決定、安寧緩和醫療及器官捐贈意願資訊系統*。取自https://hpcod.mohw.gov.tw/HospWeb/

盧敬文、陳鼎達（2021）。安寧緩和療護在COVID-19疫情中的角色──實務與倫理反思。*家庭醫學與基層醫療*，*36*(11)，364-372。

龍紀萱、李依臻（2018）。護理之家實施安寧療護服務措施之研究。*臺灣衛誌*，*37*(6)，638-650。https://doi.org/10.6288/TJPH.201812_37(6).107093

簡惠慧、陳柏安、朱正偉、游曼玲、賴甫誌（2022）。住宿式長照機構跨專業健康照護人員實施安寧療護經驗之質性研究。*護理雜誌*，*69*(5)，34-43。https://doi.org/10.6224/JN.202210_69(5).06

釋照量（2021）。新冠肺炎流行期安寧緩和醫療所面臨的挑戰。*應用倫理評論*，*71*，99-118。

Chen L., Li, X.-H., Pan, X., Pan, Q.-N., Huang, H.-Q., & Tao, P.-Y. (2022). Nurses' knowledge, attitudes, and willingness to practice hospice care: An analysis of influencing factors. *PLoS ONE, 17*(2), 1-14. https://doi.org/10.1371/journal.pone. 0259647

Cheng, G., & Chen, C. (2023). End-of-Life Needs of Dying Patients and Their Families in Mainland China: A Systematic Review. *OMEGA--Journal of Death and Dying*, *86*(3), 1019-1045. https://doi.org/10.1177/0030222821997340

Costa, V. (2014). The Determinants of place of death: an evidence-based analysis. *Ontario Health Technology Assessment Series, 14*(16), 1-78.

Elma, A.,Cook, D., Howard, M., Takaoka, A., Hoad, N., Swinton, M., Clarke, F.,

Rudkowski, J., Boyle, A., Dennis, B., Vegas, D. B., & Vanstone, M. (2022). Use of video Technology in End-of-Life Care for Hospitalized Patients During the COVID-19 Pandemic. *American Journal of Critical Care, 31*(3), 240-248. https://doi.org/10.4037/ajcc2022722

Hedman, C., Fürst, C. J., Rasmussen, B. H., Heide, A.V.-D., & Schelin, M. E.-C. (2022). Dying during the COVID-19 Pandemic in Sweden: Relatives' Experiences of End-of-Life Care (the CO-LIVE Study). *International journal of environmental research and public health, 19*(23), 16146. https://doi.org/10.3390/ ijerph192316146

Hui, D., Hannon, B., Zimmermann, C., & Bruera, E. (2018). Improving Patient and Caregiver Outcomes in Oncology: Team-Based, Timely, and Targeted Palliative Care. *CA Cancer Journal for Clinicians, 68*(5), 356-376. https://doi.org/ 10.3322/caac.21490

Lee, H.-T. S., Yang, C.-L., Leu, S.-V., & Hu, W.-Y. (2022). Cultural impediments to frank communication regarding end-of-life care between older nursing home residents and their family members in Taiwan: a qualitative study. *BMC Nursing, 21*(1), 357.

Lei, L., Lu, Y., Zhao, H., Tan, J., & Luo, Y. (2022). Knowledge, attitudes, and behaviors regarding death education among older adults in China: A cross-sectional study. *BMC public health, 22*(1), 802.

Liu, M.-Y., Lee, S.-H., Wang, C.-H., & Liu, H.-E. (2021). Exploration of Distress Symptoms and Medical Interventions in Patients With Terminal Cancer in Hospice Shared Care. *Journal of Nursing, 68*(6), 32-42. https://doi.org/ 10.6224/ JN.202112_68 (6), 6

Medina, A. & Tzeng, H.-M. (2021). Delivering Hospice Care During the COVID-19 Pandemic. *Journal of Hospice & Palliative Nursing, 23*(5), 455-461. https://doi. org/10.1097/NJH.0000000000000779

Skogsberg, M., Jarl, G., & Matérne, M. (2022). Health care workers' need for support from managers during the initial phase of the COVID-19 pandemic. *BMC Health Services Research, 22*, 1563. https://doi.org/10.1186/s12913-

022-08937-9

Sopcheck, j., & Tappen, R. M. (2023). Nursing Home Resident Family and Staff Perspectives on Hospital Transfers for End-of-Life Care. *OMEGA - Journal of Death and Dying, 86*(3), 1046-1068. https://doi.org/10.1177/0030222821997708

Xia, L., & Kongsuwan, W. (2020). Factors Relating to Nurses' End-of-Life Care. *Journal of Biosciences and Medicines*, *8*, 189-200. https://doi.org/10.4236/jbm.2020.86018

第六章　兒童安寧緩和療護概論

沈青青、劉瓅美

第一節　兒童安寧緩和療護的定義

　　兒童的人生剛起步，一旦罹患生命遭受威脅（life-threatening）的疾病時，無論孩子本身、爸爸媽媽、手足及所有愛他的人，都將承受很大的痛苦與衝擊。眼看自己最心愛的孩子，即將失去寶貴的生命，是最有壓力的父母經歷之一（Verberne et al., 2019），所有希望與未來似將幻滅，整個家庭將陷入危機，亟需專業人員協助。世界衛生組織（World Health Organization, WHO）估計，全世界每年 20 歲以下兒少的死亡人數達 250 萬人，約有 2,100 萬名病童及其家人需要安寧緩和照護（Chelazzi et al., 2023）。在臺灣，根據衛生福利部的統計，18 歲以下之兒少死亡人數從 2012 年的每年 1,693 人降至 2022 年的 1,108 人（衛生福利部，2023），死亡人數逐年下降，但仍有許多兒童及其家庭面臨生命威脅的疾病，亟需兒童安寧緩和療護照顧（Pediatric palliative care）。惟安寧緩和療護於成人，雖已推行多年，廣受社會大眾認識並重視，但兒童因生長發育的受限，無法自行執行醫療決策，加上兒童疾病涵蓋種類繁多，無法確知病程，故不宜直接把成人的安寧緩和醫療作法套用在兒童。

　　世界衛生組織將安寧緩和療護定義為「早期辨識出面臨威脅生命疾病的患者（包括成人和兒童），治療疼痛及其他身、心、靈問題，預防和減緩其痛苦，以達提升病人及家屬生活品質的一種照護方式」（Himelstein et al., 2004, Levetown, & Committee on Bioethics, 2008）。兒童安寧緩和療護的適用對象則是罹患生命威脅疾病的兒童（包括新生兒），其目的亦在改善所有生命受威脅的兒童及其家人的生活品質，透過主動積極與慈悲關懷（active and compassionate therapies）（WHO, 2018）的個別性照護，讓孩子與家庭成員獲得舒適與支持（comfort and support）（Cormack & Dahlin,

2022、Navarro-Vilarrubi, 2022）。主要著重於預防和減輕疾病帶來的痛苦、困難，並優化其功能（Benini et al., 2022）；由包括兒童、家庭成員和護理人員在內的多元跨專科團隊共同努力，規劃提供全人照護，幫助兒童和家人實現他們的身體、心理、社會、發展與教育目標，提供個人和靈性成長機會。

兒童安寧緩和療護不是為了加速孩子死亡，也不是為了延長其痛苦，而是指導和協助兒童和家庭在他們的餘生裡做出最好的決策，包括治癒、延長生命，或改善生活品質；並不侷限於臨終關懷，而是在整個疾病過程中，提供病童及其家人身、心、靈、社會、發展等層面的支持。因此，兒童安寧緩和療護是可以與延長生命（life-prolonging）或治癒性的治療（curative care）同時進行（Navarro-Vilarrubi, 2022），其啟動係由診斷之初即開始，持續到孩子的整個生命歷程，並延伸到家庭或親人的喪親哀傷期。此外，兒童安寧緩和療護照護範圍還包括醫護團隊人員，使他們能夠面對並適當處理遭遇到的臨床狀況。

第二節 兒童安寧緩和療護與成人之差異

孩子不僅僅是大人的縮小版！病童與成年患者之身體、心理和靈性需求大不相同，加上兒童獨特的解剖和生理，即使成人會發生的病症，在孩子身上也會有不同的表現，經歷不同的疾病過程，更何況生病期間還持續著生長發育。故而，所有專業的醫療服務，包括安寧緩和療護，都必須量身訂做，以滿足嬰兒、兒童和青少年的需求。儘管成人和兒童的安寧緩和療護原則相似，但是對於兒童的照護方式卻有所不同（Cormack & Dahlin, 2022），因此在提供安寧緩和療護時，需要考慮到下列差異：

一、認知能力和情緒成熟度的差異

兒童安寧緩和療護需特別考量病童的成長和發育，以及他們可能面臨的教育、社交和情感需求（Benini et al., 2022）；不同的年齡階段，其認知能力和情緒成熟度不同，對死亡和疾病的理解和反應也不同。因此，

在提供兒童安寧緩和療護時，需要使用適當的語言和方法跟孩子和家人進行溝通，了解他們的需求和關注點，確保他們能夠理解和參與治療決策，並根據他們的情況制定相應的照護計畫（Benini et al., 2022; Cormack & Dahlin, 2022）。

二、需要安寧緩和療護的疾病差異

威脅兒童生命的疾病種類繁多，因為疾病不同，相對於安寧緩和療護的需求也不同。世界衛生組織指出，成人最常見需要安寧緩和療護的疾病，包括阿茲海默症和其他如癡呆症、癌症、心血管疾病（猝死除外）、肝硬化、慢性阻塞性肺病、糖尿病、愛滋病、腎衰竭、多發性硬化症、帕金森氏症、類風溼性關節炎和耐藥結核病；兒童則是癌症、心血管疾病、肝硬化、先天異常（不包括心臟異常）、血液和免疫系統疾病、愛滋病、腦膜炎、腎臟疾病、神經系統疾病和新生兒疾病（WHO, 2018）。

三、重病兒童情緒和心理問題的差異

孩子可能無法理解自己的疾病和死亡，不能表達自己的感受和需求；此外，重病兒童需要應對長期治療、身體功能障礙、學業和社交問題等多種壓力，這些壓力可能會對他們的情緒和心理健康產生負面影響。因此，對於重病兒童，應該幫助他們面對情緒和心理問題，例如焦慮、恐懼、沮喪等，針對這些問題進行評估，並提供適當介入措施，如遊戲或藝術治療……等。照護過程中，需傾聽並注意觀察其非語言訊息，提高孩子的自尊心和促進其控制感（Benini et al., 2022）。

四、以家庭為中心的照護

重病兒童的照護中，父母及其他家庭成員扮演著重要的角色，他們需要參與醫療決策、提供情感支持和日常照顧，因而醫護團隊需尊重和支持兒童及家庭的需求和文化、價值觀，將家庭成員納入治療團隊中，考量他們之間的關係和角色，以及疾病對整個家庭的影響，處理病童、父母、祖父母及手足的問題，並提供相對應的支持和指導，以幫助他們更好地應對

未來可能會遇到的各種狀況（Benini et al., 2022; Navarro-Vilarrubi, 2022）。

五、醫療決策權屬於父母

　　孩子是父母親共同孕育的愛，所以難以面對其生命可能會結束的事實，會不畏艱難地到處尋求各種能治癒病童的方法；當需決定停止或撤回可能會讓孩子疾病暫時緩解、或生命維持的治療時會特別困難。在孩子病危，或治療成效不佳時，父母常會要求隱瞞，避免在病童面前討論，不僅阻礙了兒童對自己病情真相之了解，更被剝奪參與自己醫療決策的權利（黃等，2009）。故而，進行兒童的醫療決策時，一定要維護兒童的權益，尊重兒童的意願和偏好；若兒童無法表達自己的意見，則應考慮到家庭成員的觀點和價值觀，並遵守相關法律法規和道德準則。最終目標在確保治療方案符合兒童和家庭成員的需求和價值觀（Benini et al., 2022; Cormack & Dahlin, 2022）。

第三節　兒童安寧緩和療護適用對象及介入時機

一、兒童安寧緩和療護的適用對象

　　許多罹患生命威脅疾病的兒童，包括心、肺疾病、神經系統和神經肌肉疾病，及嚴重的遺傳和代謝疾病……等，都適用兒童安寧緩和療護（Fraser et al., 2010; Himelstein et al., 2004），可置入這些病童的照護計畫中：

1. 危及生命，可能治癒但也可能治療無效的疾病：如罹患預後不良的癌症、發紺型複雜的先天性心臟病（例如，左心發育不全綜合徵）及等待器官移植的兒童。
2. 需長期安寧緩和療護，以維持生命品質的慢性進展性疾病：如嚴重免疫缺陷、裘馨氏肌肉失養症（Duchenne Muscular Dystrophy, DMD）及進展性神經肌肉疾病的兒童。
3. 不可逆、也不持續惡化，但極易導致併發症而縮短生命的疾病：如重度腦性麻痺、缺氧性腦損傷或脊髓損傷後的多重殘障兒童。

4. 逐漸惡化且無法治癒的疾病：所有治療都只能緩解症狀，包括某些嚴重先天代謝性疾病或遺傳病症，如：黏多醣症（mucopolysaccharidosis）、嚴重型脊髓性肌肉萎縮症（Werdnig-Hoffmann Disease, SMA type I）。值得重視的是，隨著新療法及新藥物的問世，出現了治癒這些疾病的機會，如 Nusinersen 對 SMA type I 的治療，針對某些代謝和免疫系統疾病的基因療法；在此情況下，兒童安寧緩和療護團隊則應協助家庭做出決策，並提供持續性的支持。

二、兒童安寧緩和療護的介入時機

對於罹患生命受限，或生命遭受威脅疾病的兒童及家庭，最好在診斷之初就介入兒童安寧緩和療護（Mack & Wolfe, 2006; Linebarger et al., 2022），以緩解症狀，並提升病童的生活品質（Mack et al., 2007; Valdimarsdóttir et al., 2007），介入時機包括（American Academy of Pediatrics Committee on Bioethics, 2000）：

1. 產前確認有危及胎兒生命的診斷時。
2. 對兒童診斷出生命威脅的疾病時。
3. 當病童罹患的慢性疾病治療效果開始下降時。
4. 當疾病負擔（disease burden）開始影響孩子的生活品質時。

醫療團隊對疾病預後的過度樂觀，及擔憂家庭成員「尚未準備好」（Davies et al., 2008），常常是兒童安寧緩和療護介入的障礙。但其實兒童安寧緩和療護並不限於生命末期的關懷，是可以與治癒性治療或疾病緩解治療同時進行，來減輕病童的痛苦，增加其安適感受，也為可能會「失去孩子」作準備。

第四節　醫院中的兒童安寧緩和療護照護模式

一般對醫院的期待，是以疾病救治為導向，尤其對於兒童，多數家屬都會期盼有治療「奇蹟」，因而增加非安寧病房的護理人員提供臨終照護的艱困。目前臺灣並沒有專屬的兒童安寧病房，惟安寧緩和療護本就不

是「一個地方」，而是「一個理念」，故兒童安寧緩和療護秉持著病童需求在哪裡，安寧緩和療護就在哪裡的理念，採「就地安寧」方式來提供照護，並依病童及其家人共同訂定的決策及目標，量身訂做個別性照護計畫。有效的安寧緩和療護通常需要以下條件（Bradford et al., 2014）：

一、多元的跨專科團隊

透過跨專科團隊才能有效地執行兒童安寧緩和療護（Himelstein, 2004; Gade et al., 2008），可共同協作，幫助確認並滿足兒童和家庭的身體、心理、靈性、社會、發展、情感、學習、遊戲……等需求（Benini et al., 2022）。團隊成員通常包括原兒科醫療團隊及安寧團隊的醫師、護理師、共照師、藥師、營養師及社工、心理師；另兒童醫療輔導（Child life specialists）可提供兒童與家人醫療認知與心理準備，處理情緒困擾，了解兒童的恐懼來源，提供適齡的心理支持，預防就醫造成的心理創傷（方等，2020; Cormack & Dahlin, 2022）；而由特教老師轉任的床邊教師爲長期住院病童延續學校教育，帶來生活延續感，亦帶出未來「返校」的希望感，經由其生命教育的輔導，可協助病童疾病適應，引領孩子面對內心的恐懼不安，找尋自我的價值與意義（鄧、顏，2020）；宗教師則能提供靈性照顧及生命教育，撫慰悲傷，促進希望和情感康復，協助病童安詳善終，家人調適善別。此外，團隊還可以提供一個支持性的環境，協助團隊的成員處理他們自己的哀傷及遭遇到的困難。

二、溝通與建立關係的能力

有效的溝通是成功實施安寧緩和療護的關鍵要素（Levetown & Committee on Bioethics, 2008; Larcher et al., 2015）。安寧團隊需與病童及家庭之間建立信任關係，長期的信任關係可以促進彼此開放和有效的溝通（Hsiao et al., 2007）。在陪伴孩子和家人的過程中，應尊重他們的觀點，隨時溝通了解他們的擔憂、希望與照護目標；而照護目標常會跟著疾病的變化而改變，如由「治癒疾病」轉換成「減少痛苦」和「維持生活品質」。溝通時可以用一些開放式問題來了解家人的觀點，如談談您孩子生病前的

情況？什麼事情可以讓您的孩子快樂、傷心？您對您孩子的病情有何了解？這幾週或幾個月的情況如何？您期待的是什麼？您的希望是什麼？擔心什麼？由您對孩子病情的了解來看，什麼是對您和您的家人最重要的？

三、訂定個別性的照護目標

　　兒童安寧緩和照護需根據每個兒童和家庭的特殊情況，制定個別性的照護目標（Benini et al., 2022），以病童的福祉（well-being）為首要考量重點。父母和團隊成員應觀察、傾聽並思考什麼是對孩子最有利的，特別注意需含括：減輕兒童和家庭的痛苦。照護目標不一定要排除「疾病治癒」，如癌症的兒童和父母通常同時有減輕痛苦的安寧緩和療護及延長生命的癌症治療目標（Wolfe et al., 2000）。過程中，需要不斷地評估和調整照護計畫（Cormack & Dahlin, 2022），並在尊重兒童意願和價值觀的前提下，制定明確的治療限度（treatment limitations），避免不必要或過度治療（unnecessary or excessive treatment）（Benini et al., 2022），以確保最佳的成效和生活品質。

四、症狀管理

　　針對兒童可能出現的各種身體和心理症狀進行有效管理，如疼痛、噁心、嘔吐和呼吸窘迫、悲傷、焦慮……等，減輕其不適感。

五、臨終關懷

　　在兒童接近死亡時，提供臨終關懷和緩和療法，引導病童及其家人為臨終的時刻做好準備，包括喪親支持，以減輕其痛苦和不適感（Benini et al., 2022）。

第五節　安寧緩和病童的整體性照護

　　兒童安寧緩和療護是一個專門為孩子緩解痛苦的照護領域，同時提高其生活品質；相較於成人，在面臨嚴重疾病或生命終末階段時，兒童更

為脆弱，通常需要更加敏銳、個別化的照護，透過多元的跨專科團隊滿足兒童和其家屬住院、門診和返家後的全方位需求（Norris et al, 2019）。整體性照護模式是兒童安寧緩和照護的核心理念之一（Benini et al., 2022），旨在提供全面（comprehensive）、協調（coordinated）和持續性（continuous）的照護，幫助病童減輕身體疼痛和症狀，關注他們的情感和心理需求，並協助他們和家人應對生命末期的挑戰和轉變，以滿足病童和家庭的身體、心理、社會和靈性需求。基本原則包括：

1. 尊重病童和家人的價值觀、文化和信仰，並讓他們參與決策和照護過程。
2. 照顧病童的身體需要，包括提供飲食、疼痛控制、症狀管理，及藥物副作用……等照護。
3. 關注病童的心理和社交需求，包括提供心理支持、幫助他們保持與家人和社會的聯繫。
4. 提供病童和家人精神上的支持，包括提供訊息、教育和其他資源，幫助他們應對病情和死亡。

一、生理層面

罹患危及生命疾病的兒童的常見症狀，包括疼痛、呼吸困難、睡眠障礙、噁心嘔吐、厭食和體重減輕、疲憊、抑鬱和焦慮、譫妄和激動、貧血和出血、癲癇發作等問題（Drake et al., 2003; Jalmsell et al., 2006; Wolfe et al., 2000）。

1. 疼痛：疼痛是常見的症狀，通常會給孩子和家人帶來痛苦，故疼痛控制為生命末期病童的重要需求（Wolfe et al., 2000）。疼痛治療前，需先識別疼痛並評估其嚴重程度，再針對評估結果進行有效管理，包括使用藥物、物理治療（如按摩、溫敷或冰敷等）、放射治療、心理治療（如認知行為治療、放鬆訓練、心理支持安慰）等方法，來預防或緩解疼痛（Cormack & Dahlin, 2022）。當父母看到孩子飽受疼痛折磨時，會感到憤怒；而醫護人員對疼痛控制的處置標準若不一致，更造成病童與家屬的困擾（Contro et al., 2004）。儘管 91% 醫護人員認為已經提

供良好的疼痛控制，但仍有 82% 家屬認為病童死亡前受到疼痛折磨，因此，醫護人員需要再加強與病童疼痛控制相關的教育訓練（Hilden et al., 2001）。

2. 呼吸困難：呼吸困難是兒童安寧緩和照護中最常見及最具挑戰性的症狀之一（Benini et al., 2022）。可使用視覺類比量表（Visual Analogue Scale, VAS）來評估兒童呼吸困難程度。治療時，需針對發生的原因，如疼痛、肺部疾病、貧血、氣道阻塞、肺水腫、心臟疾病；但當針對發生原因進行治療後，呼吸困難症狀仍持續存在時，可使用低劑量鴉片類（Opioids）藥物治療來緩解。其他有效的介入措施，包括氧氣療法、開窗或使用風扇、放鬆技巧、舒適擺位、提供舒適的床墊和枕頭等（Cormack & Dahlin, 2022）。

3. 睡眠障礙：重症兒童的睡眠障礙，包括入睡困難、難以入睡、早醒、睡醒後沒有飽足感，以及睡太多……等，協助解決其健康問題（如疼痛、抑鬱）可能會改善睡眠。為確保兒童有足夠的睡眠時間和品質，可使用藥物、調整睡眠時間或放鬆訓練（Mazzocato et al., 1999），並創造一個安靜、舒適、溫馨的睡眠環境等方法來改善（Cormack & Dahlin, 2022）。

4. 噁心和嘔吐：可因為疾病本身或治療而引起，需先針對引起噁心嘔吐的原因進行治療，如顱內壓升高，或中樞神經系統轉移。若因藥物引起，可能需要停藥或更換藥物，比如常引起噁心和嘔吐的鴉片類藥物，可經由輪替使用不同的鴉片類藥物來改善，必要時可使用止吐藥物。因為噁心也可能是心理困擾的症狀，應仔細評估兒童的情緒狀態，並提供必要的支持或治療（Santucci & Mack, 2007）。

5. 便秘和腹瀉：病童可能因飲食、疾病本身、治療、藥物副作用，或心理因素，而引起便秘和腹瀉。針對便秘問題可採調整飲食（增加膳食纖維、飲水量）、適當運動或藥物治療（如輕瀉劑、潤滑劑、腸道刺激劑）來改善。若出現腹瀉則需補充水分和電解質，避免攝入過多的高纖維、油膩、刺激性食物，或依醫師指示使用藥物治療，如止瀉藥、抗生素等（Cormack & Dahlin, 2022）。

6. 疲憊：Wolfe 等人（2000）的研究指出，父母們認為疲憊是生命最後

一個月最常見的症狀（Drake et al., 2003），也是最不可能得到解決的（Wolfe et al., 2000）。導致疲憊的因素包括貧血、感染、疼痛、營養不良、睡眠障礙、抑鬱、焦慮和治療（蔣、葉，2008；Fabbro et al, 2006）。治療通常在解決疲憊的根本原因（如貧血），而安排適當運動、社交活動、遊戲和休息，也有助於疲憊的改善（Varni et al., 2002）。

7. 貧血和出血：貧血會導致病童出現疲勞、呼吸困難或明顯頭暈，紅血球濃厚液（Packed RBCs, PRBC）輸注會改善其生活品質（Monti et al., 1996），惟隨著時間的推移，輸血對症狀的改善可能會隨著疾病的進展而減少。而癌症治療的副作用或疾病本身，則可能引起血小板計數或功能下降，因此會增加出血風險，嚴重的出血可能需要輸注血小板。

8. 抽搐（Seizures）：導致抽搐的可能原因為中樞神經系統疾病、顱內出血、電解質異常、發燒或缺氧。癲癇發作常發生在腦腫瘤、固定性腦病變或進行性代謝疾病的病童，也可能會在生命即將結束時發生。應該針對引發抽搐的原因進行治療，盡可能以最少的鎮靜劑劑量來停止或減少癲癇發作（Garcia-Salido et al, 2022）。

二、心理層面

疾病末期的孩子會感受到即將喪失所有熟悉的人、事、物，再也無法繼續和其他朋友從事活動，而嘗試去捍衛所擁有的一切。病童會出現抑鬱和焦慮症狀（Collins et al., 2002），與身體症狀常有相互關聯（Woodgate et al., 2003），嚴重程度可從「感到悲傷和焦慮」（正常的適應性反應）到「精神疾病診斷標準的症狀」（如重度抑鬱），而導致嚴重的痛苦或干擾日常功能（Bennett, 1994; Drake et al., 2003; Wolfe et al., 2000）。醫護團隊應與病童建立信任關係，聆聽他們的想法和感受，尊重孩子的意願，讓他們感受到被關心和支持，並提供適當的資訊，讓兒童了解自己的疾病和治療，以協助他們面對疾病和死亡的挑戰，做出自己的決定（Bergstraesser et al., 2021; Kreicbergs et al., 2004）。此外，願望實現是重要的醫療輔助活動，對於疾病末期的病童及其家庭有許多益處，能分散對醫療的注意力，帶來希望與期待，並增加正常感（Normalization），提供情感上的支

持和安慰，增強病童的自尊心和自信心，讓病童更加適應和接受治療過程，提高他們的生活品質，創造美好的回憶，感受到生命的價值和意義（Schilling et al., 2014; Wolf et al, 2000）。

當孩子處於生命末期，父母每天都承受著不知何時即將失去孩子的焦慮，且必須不斷應對與孩子病情惡化相關的失落感和悲傷（Verberne et al., 2019）。他們會面臨「極力挽救」或「讓孩子走」的兩難抉擇，知道孩子可能會死亡，但仍選擇積極救治孩子，爭取存活的機會；希望孩子不要受病痛折磨，又期待有更多時間相處，直到孩子瀕臨死亡的時刻，父母才會接受孩子即將死亡的事實（Wang et al., 2019）。雖然父母的壓力源具有共通性，但調適技巧受到多方因素影響，所以提供照護前，需確實評估理解病童父母的個別需求，建立互信的人際關係（Contro et al., 2004）。研究發現父母希望可增加與醫師會談的時間，醫護人員能以他們了解的方式及時提供訊息，指導與孩子溝通的方法及照護知能的訓練，且當需要休息或有事必須離開醫院時，也能獲得協助（Constantinou et al., 2019）。因此，醫護團隊應盡早識別罹患危及生命疾病病童父母的需求，持續以誠實、正向關懷的態度進行溝通，安排家庭成員分享和討論個人感受及想法的機會，並提供適當的心理支持直至兒童死亡後，以幫助兒童和其父母應對困難和壓力，減少挫折與焦慮，促進他們的心理健康和幸福感（Benini et al., 2022; Meyer et al., 2006）。

三、社會層面

當孩子診斷重症或危及生命的疾病，將對整個家庭產生深遠影響，除了醫藥開銷增加外，主要照顧者可能需辭去工作，而短少家中收入。即使提供免費治療或大部分醫療費用由保險承擔，也會給家庭帶來經濟困難或危機；父母經常尋求任何可能對他們的孩子有幫助的治療，即使遠遠超出他們的經濟能力，甚至需遠離家鄉至其他國家就醫。團隊成員應適時提供社會資源及財務支援，以維持家庭經濟功能運作（Constantinou et al., 2019; Tomlinson et al., 2005）。

此外，家中有罹患危及生命疾病的孩子時，可能會破壞現有的家庭關係，或出現家庭成員間的角色轉換及衝突（WHO, 2018），亦常面臨照顧

人力不足問題。照護團隊可協助安排喘息服務，並了解病童年齡階段的發展特色、行為習慣、文化背景，從孩子所了解的死亡角度去協助整個家庭面對哀傷及因應調適（Contro et al., 2004）。雙親可能會因專注於病童照護，而忽略對其他孩童的照顧，影響親子互動，可鼓勵手足參與病童的照護計畫，增進家庭凝聚力（崔、駱，2005）。

四、靈性層面

靈性是每個人與生俱來的，指人類在內心尋找存在和意義的方式（Puchalski et al., 2009），代表個人與生命意義、內在平和、希望、目標，及他人等關係的平衡狀態（National Institutes of Health, 2011）。靈性需求的滿足是照護生命末期病童及家屬的重點；在兒童階段，靈性組成包括無條件的愛、希望、安全、保障和寬恕（Davies et al., 2002）。罹患重症會讓孩子和家長產生「為什麼是我？」的問題，渴望尋求生命意義（Herd, 2005）。父母與孩童皆希望有人能傾聽他們的心聲，尤其是討論死亡議題時。關懷協助孩子和家庭的靈性需求可以讓他們做好準備，並在生命結束時，提供希望和安慰（Balboni, 2022; Hufton, 2006; Thayer, 2001）。因此醫護人員應了解病童及家屬的信念和希望，提供疾病訊息，運用漸進式的傾聽、同理、溝通，及陪伴等技巧，溫和的導引與支持，進行生命意義的探索，幫孩子找到自己生命的意義及重要性，肯定自己是有用的，感受到父母家人間的愛，陪伴病童及家屬走過生命最後一段旅程（張等，2006）。在長期的照護過程裡，家屬逐漸視醫護人員為家人；若孩子往生後，頓時中斷聯繫，會更加深他們的失落感，所以醫護人員應持續提供遺族關懷，以協助渡過哀傷期並適應未來的生活（Contro et al., 2004; Heller & Solomon, 2005）。

第六節　如何協助兒童面對死亡

許多孩子在他們生命中的某個時刻會面臨死亡的現實，可能是因為自己身體上的疾病、家庭成員或朋友的去世。與孩子談論死亡可能會讓家長

和老師感到不安和不確定，但這是非常重要的，因爲可幫助孩子理解和接受死亡爲一個自然現象，讓孩子準備好在未來面對自己或親人的死亡，也可以引導他們在悲傷中找到安慰和支持，讓他們感覺到自己不孤單。跟孩子一起討論死亡有助於減輕他們的恐懼和焦慮感，Gallo-Silver 及 Weiner（2006）指出，若孩子在家庭或學校中能學習到死亡的相關教育並獲得支持，更有可能在長大後成爲具有同理心和情感健康的成年人。

當孩子面臨危及生命的情況時，通常由父母或監護人作醫療決策，是否與兒童討論死亡的決定權亦在父母身上。然而，學齡兒童已經有部分的決策意志，有自己的意見；未成年的青少年，雖然在法律上仍沒有行爲能力，但必須重視他們的意見，應該讓兒童參與他們的醫療決策，包括接受安寧緩和照護或臨終關懷服務的抉擇，即使是年幼的孩子也可以表達他們對治療和照護上的喜好（Hinds et al., 2005; Olmsted et al., 1982）。幫助孩童了解他們在身體、情感和精神上發生的事情，可以讓他們感到舒適並減少焦慮，特別是罹患危及生命疾病的青少年，通常希望參與醫療決策過程（Pousset et al., 2009; Wiener et al., 2012）。

兒童可經由過去的經驗中學到對死亡的了解，其死亡認知可被家庭及社會、教育、宗教、大眾傳播及兒童本身的認知發展所影響。在與孩子討論死亡時，應配合其發展階段，以正向、謹慎和尊重的態度，降低孩子對死亡的恐懼。與生命末期的孩子談論死亡的指南包括：

一、確認兒童的感受

許多兒童在診斷慢性病或危及生命的疾病後，會加速心理成熟，也會意識到他們即將死亡（Norris et al, 2019）。在與孩子談論死亡前，須先確認他們的想法和感受，並尊重兒童的意願和能力，他們會選擇合適的時間發問，勿魯莽地與孩子談論死亡。過程中需敏銳察覺孩子需獨處或分享的心情，不可強迫他們談論死亡的話題（Bergstraesser et al., 2021; Kreicbergs et al., 2004）。

二、適當的語言

使用兒童可以理解的語言和術語，避免使用模稜兩可或影射的詞

語，例如不要用「睡覺」，而應使用「死亡」或「去世」等明確字詞（Bergstraesser et al., 2021; Constantinou et al., 2019）。

三、配合認知發展選擇用詞

年齡發展階段不同，對死亡的概念、解讀的方式也不同（Bergstraesser et al., 2021; Jones, B., & Weisenfluh, 2003; Kreicbergs et al., 2004）。

1. 2～5 歲的兒童：需讓家長一同參與，提供簡單、具體的信息和適合其年齡的說明，過程中要讓孩子覺得舒適安心，冷靜回答孩子的問題，可舉例說明或利用遊戲、玩偶和講故事來進行，並隨時確認孩子是否理解。

2. 6～9 歲的兒童：進入具體操作期，開始有邏輯思考，7 歲的孩子大多明白死亡是不可逆的，但仍覺得自己可以倖免。孩子會問更多有關死亡的問題，專注於細節並反覆詢問同樣的問題，會認為生病與死亡是一種懲罰，需要確認生病不是他們的錯。可運用閱讀、遊戲、繪畫、藝術和音樂等方法協助表達及增加對死亡概念的認知。

3. 10～12 歲的兒童：進入青春前期階段孩子，很重視父母和朋友的意見，可能會表現出堅忍和勇敢，及企圖保護他們父母和家人的行為。除了可介入閱讀、遊戲、繪畫、藝術和音樂協助外，同伴的支持也會很有幫助。

4. 青少年：已可抽象思考，想找尋死亡的意義，並思索人生意義。當青少年罹患重病時，會在尋求獨立和感受疾病帶來的依賴間陷入困境，更對無法控制生死感到憤怒。應讓青少年有機會可討論死亡，並找到能健康地表達感覺的方法，如安排與其他同樣面臨疾病的青少年互動，或透過藝術、舞蹈、音樂、攝影、寫日記、編寫部落格和網誌來抒發心緒。

四、尊重孩子的信仰和價值觀

孩子可能有自己的宗教信仰和價值觀，需要得到尊重。在談論死亡時，可以問孩子他們對死亡的看法以及他們所相信的事物（Bergstraesser et al., 2021; Kreicbergs et al., 2004）。

五、傾聽

　　孩子可能會有許多問題和疑慮，且需要得到回答，否則他們可能會產生焦慮和不信任（Norris et al, 2019）。應以開放和誠實的態度，向孩子說明關於死亡的事實和觀點，保證會儘量減輕他的痛苦，並告知會有人幫助爸爸媽媽渡過他死亡後的傷心階段（Kreicbergs et al., 2004）。

六、提供支持和安慰

　　病童可能會感到沮喪、悲傷、恐懼、憤怒和罪惡感，應鼓勵孩子表達情感，並聆聽和理解他們的感受。可以告訴孩子，每個人面對死亡時都可能會有各種情緒，是正常的反應，他有權力、也有自由抒發這些心情。醫護人員應提供情感支持，如擁抱和安撫，讓孩子知道他們不孤單，保證會持續地照顧他及恆久地愛他，過世時會有人陪著他（Bergstraesser et al., 2021）。

七、選擇溝通的媒介

　　直接地與兒童談論死亡，可能會造成雙方的壓力和不安，可藉由繪畫和閱讀展開對話，鼓勵病童表達，以投射其內心的想法（黃雅儀等，2007）。研究指出運用圖畫書對幼兒園大班幼兒，進行死亡概念教學，可以增加對死亡概念的認知和敘述能力（陳、蘇，2012）；而繪畫被認為是兒童表達自己最重要的方式之一，能表現出他們的內心世界，包含有意識和潛意識的意涵，探討對疾病的感受及生命的詮釋，且可廣泛的用於各年齡層。

八、協助病童與父母談論死亡

　　對父母而言，和自己的孩子談論死亡是很困難的。Kreicbergs等人（2004）的研究中，曾與小孩談論死亡議題的父母，在孩子過世後，沒有人感到後悔；而那些未曾與孩子談論死亡的父母，則有 27% 於孩子死亡

後感到遺憾。醫護團隊應協助與陪伴父母與孩子進行死亡議題的溝通，可藉由「照片」、「敘舊」過程，回憶過去的生活點滴，找到孩子的生命意義，引導病童與家屬道愛、道謝、道別、道歉「四道人生」，進行和解、表達感謝和愛（釋等，2013）。

第七節　臨終關懷照護

兒童臨終關懷照護的重點是讓瀕臨死亡的孩子感到舒適，並儘量減少其痛苦。為兒童的過世訂定照護計畫，需先了解、預測病童和家人當前及未來的需求，在適當的時候讓孩子參與，並經誠實地討論，以達照護目標（Linebarger et al., 2022）。

當醫療只是徒增病童痛苦及延長死亡時間的時候，可透過家庭會議，協助病童及其家庭選擇以孩子本身最佳利益為優先的醫療決策，包括維持現行治療、維持治療但病情惡化時不再增加治療內容、不施行心肺復甦術（Do-Not-Resuscitate, DNR）、不予（Withhold）或撤除（Withdrawal）治療……等做法（立法院法律系統，2020；陳等，2016；蕭等，2016）。此外，家庭會議過程中可詢問兒童或父母（法定代理人）是否有「器官捐贈」的心願，了解他們的想法及意願，提供相關的資訊和情感支持，並告知可隨時改變有關器官捐贈的決定，且無論是否器官捐贈，都會有足夠時間與他們的孩子在一起。

雖然為孩子準備死亡是一件困難的事情，但對家庭來說是有幫助的。當死亡臨近時，可提前讓家人知道孩子瀕死時會出現的變化，如虛弱和疲勞、食慾和攝入量下降、皮膚變化（如冰冷和斑點）、意識模糊、呼吸模式變化、呼吸分泌物引起的呼吸吵雜音，以及喪失閉眼能力……等（Mack et al., 2005）。另可教導家人執行讓孩子感到舒適的照護，包括用溼潤的海綿進行口腔護理、身體的撫摸或按摩、選擇孩子喜歡的音樂及說故事。應確保臨終的兒童沒有痛苦，可能需要處理的症狀包括疼痛、呼吸窘迫和躁動；鴉片類藥物是治療臨終疼痛和呼吸困難的主要藥物。當所有其他控制疼痛、呼吸困難、躁動和肌肉抽搐的方法都失敗時，鎮靜劑的使用是

最後的方法（Cowan & Walsh, 2001; Krakauer et al., 2000; Lo & Rubenfeld, 2005），其鎮靜作用會使孩子失去知覺，減輕他們的痛苦（Krakauer et al., 2000; Lo & Rubenfeld, 2005）。

照護計畫內容還包括決定死亡地點（Linebarger et al., 2022），預先考量是在家裡、醫院病房、安寧病房或其他臨終關懷機構，免得日後父母因此產生遺憾（Dussel et al., 2009）。當首選地點在家裡時，應與家屬共同擬定死亡後的處理流程，並協助安排居家臨終關懷服務機構或社區中的其他資源（Friedrichsdorf et al, 2015）。

病童的過世並不是兒童安寧緩和療護的終點，而需持續關懷所有的家庭成員；父母、兄弟姐妹和其他家人在孩子去世後，可能會深感痛苦且持續時間漫長（Field, & Behrman, 2003; Martison et al., 1991; Rando, 1993; Stroebe et al., 2001）。父母失去孩子與其他的喪親之痛不同，因兒童的死亡違背自然規律，且父母覺得自己應該要有能力保護孩子，但卻目睹孩子生病、瀕死的痛苦，甚至失去父母的角色，所以承受的傷痛是非常巨大的（Field, & Behrman, 2003; Rando, 1986; Sanders et al., 1999）。面臨死亡時，兄弟姊妹會非常擔心失去病童，也憂慮自己會失去健康，感到哀傷和悲痛；有些兄弟姊妹表示不希望朋友談論死亡，也不需要憐憫或尷尬的同情（Gaab et al., 2014），因此可能會經歷社會孤立和退縮（Davies, 1999; Martinson, & Campos, 1991）。應提供手足開放的溝通機會，讓他們了解病童的健康狀況，參與整個疾病軌跡（Gaab et al., 2014），給予安全的情感發洩渠道，並識別、滿足他們的需求，才是有效的照護措施（Davies, 1999）。

在孩子過世後，家人可能仍存在醫療問題或誤解，醫護團隊應與家庭保持聯繫並提供協助（Linebarger et al., 2022）；團隊的持續支持能避免家人有被遺棄的感覺，尤其是特殊的日子，如孩子過世後的第一個假期、孩子生日和死亡一週年，應給予父母親表達失落感受的機會。喪親家屬間的支持團體（Support groups）對家庭也會有幫助，在孩子去世前獲得社會心理支持的父母，通常能夠更好地度過哀傷（Kreicbergs et al., 2007）。此外，可提供關於悲傷和哀悼過程的書籍或繪本，或依需求安排心理師、精神科醫師進行悲傷諮詢，引導了解喪親事件所帶來的情緒與身心反應，期

從悲傷中找到復原能力，而有更好的生活適應。

　　Sellers 等人（2015）指出許多因素會影響住院環境中，為兒童提供的臨終關懷品質，包括：

1. 醫護人員能否迅速對孩子的疼痛和症狀做出反應並適當處理？
2. 醫護團隊能否隨時提供完整且易於了解的訊息，讓家人了解病童可能會發生的事情並做好準備？
3. 家庭成員能否有機會與醫護團隊討論，進行充分的溝通，並選擇對病童最佳的照護決策？
4. 在生命即將結束時或過世後，能否擁有隱密的空間讓家人與孩子安心獨處，允許有足夠的時間道別？
5. 能否滿足家人基本生理需求，如浴室、膳食、住宿、停車位等？
6. 能否讓家人有靠近孩子的機會？引導父母擁抱孩子，與臨終子女有身體接觸、參與遺體護理？過程中尊重其意願，並提供情感上的支持？
7. 能否幫助家人找到與孩子建立連結的方法？為病童與家人創造記憶，如手印、頭髮、臍帶、指甲、照片、手腳圈、床頭卡……等？
8. 醫護人員能否尊重病童及家人的宗教信仰，允許神職人員的陪伴？

第八節　兒童安寧緩和照護經驗分享（以某醫學中心為例）

　　以臺灣北部某醫學中心兒童病房為例，於 2005 年 10 月兒科督導長會同社工師、護理長、臨床護理師及醫療團隊，包括醫師、營養師、心理師、攝影師等，跨專科成立以病童為中心之「兒童安寧緩和照護小組」，旨在提升病嬰、病童及其家人的生活品質，落實就地安寧之理念，將安寧緩和照護延伸至兒科單位有照護需求之病童，由診斷之初即開始介入，期能建立個別性的安寧照護計畫，讓病嬰、病童及其家庭的生理、心理、社會、情感、靈性、發展與學習層面，獲得支持及達到平衡之境界，目標包括：

1. 凝聚團隊成員共識，使具備兒童安寧緩和照護理念和能力。
2. 協助團隊成員照護生命遭受疾病威脅之病嬰、病童及其家屬，突破照

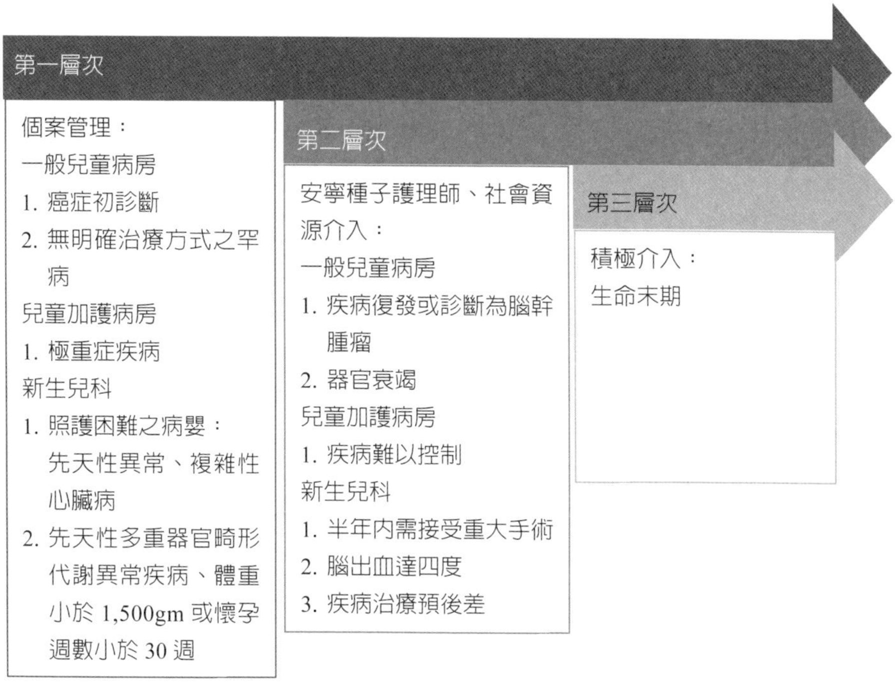

第一層次

個案管理：
一般兒童病房
1. 癌症初診斷
2. 無明確治療方式之罕病
兒童加護病房
1. 極重症疾病
新生兒科
1. 照護困難之病嬰：
　　先天性異常、複雜性
　　心臟病
2. 先天性多重器官畸形代謝異常疾病、體重小於 1,500gm 或懷孕週數小於 30 週

第二層次

安寧種子護理師、社會資源介入：
一般兒童病房
1. 疾病復發或診斷為腦幹腫瘤
2. 器官衰竭
兒童加護病房
1. 疾病難以控制
新生兒科
1. 半年內需接受重大手術
2. 腦出血達四度
3. 疾病治療預後差

第三層次

積極介入：
生命末期

圖 6-1　三層次照護模式

護困境。

3. 提升團隊成員兒童安寧緩和照護之專業能力及服務品質。

4. 協助團隊成員與其他科部同仁之協調、溝通，建立專業團隊合作，期提供病童最佳生命品質的照護模式。

5. 協助團隊成員面對死亡情境之調適。

　　經團隊成員依臨床照護需求，於 2011 年建立「三層次照護模式」（如圖 6-1）——各病房依據單位病人特性，列出可能威脅病童（病嬰）生命之診斷，再依疾病嚴重度分為三個層級，並依不同層級提供不同的照護重點，除疾病療護、症狀管理及協助解決身、心、靈問題外，更致力於提升病人及家人的生活品質：

一、盡心為病童及家庭成員留下美好回憶

(一) 圓夢

與中華民國喜願基金會（Make-A-Wish Foundation）合作，以三個心願的方式，了解病童想做的事、想見的人、想去的地方、想要的東西，幫助病童完成心願，甚至找到生命的意義；讓重症病童在辛苦煎熬的治療過程中，因願望成眞而帶來幸福感，再次感覺像個正常的孩子。

(二) 安排病房活動

1. 定期紅鼻子醫師表演

運用社會資源，募款邀請小丑醫生組織——紅鼻子關懷小丑協會，到醫院表演，使用各種戲劇技巧和幽默手段，例如滑稽的動作、語言遊戲、魔術等，與孩子互動，讓其感受到快樂和歡笑，以降低身處醫院的緊張感和壓力，找到面對病痛的壓力和對生命的熱情。

2. 音樂治療

由音樂治療師依據病童的需求和病情，選擇適合的音樂，並透過演奏樂器、唱歌、聆聽音樂等方式進行治療，若有年齡相仿的病童住院，則安排一起演奏，除減少因治療期間產生的社交隔離，也能彼此相互給予情緒支持。

3. 畢業典禮

在病童完成階段性治療時，醫護團隊會準備小禮物及製作畢業證書，辦理畢業典禮，邀請病童和家人一起慶祝其順利完成治療。

4. 其他各項病房活動

除定期的大嘴巴說故事、音樂教室、麥當勞活力補給日，及兒童節、耶誕節、中秋節、端午節等節慶活動外，更常邀請藝人、孩子的偶像們到院探視病童，或帶領病童們參加演唱會、籃球賽、棒球賽，到電影院欣賞電影，甚至將遊戲室、病房空間百變爲大戲院、音樂廳、美容美髮院、大

飯店、結婚教堂……等。因此孩子可以於過世前在大戲院裡看到她最想看的「鞋貓劍客」、到動物園看夢裡的貓熊、在護理師陪同下回到心心念念的家、吃到最想吃的臺南魚翅羹……種種努力，均在締造快樂的氣氛，降低住院壓力，贏得孩子們開心的笑容，為生命留下無憾的追憶。

(三) 動物輔助介入（Animal Assisted Interventions, AAI）

愈來愈多文獻指出，動物輔助介入可作為安寧緩和療護計畫中，提高生活品質的措施，尤其對於患有嚴重疾病或接受癌症治療的兒童特別有效，包括情緒變好、煩躁和焦慮減少，以及對身體疼痛和其他身體症狀的緩解（Chelazzi et al., 2023）。因此，在疫情趨緩後，兒科病房恢復進行「動物輔助活動」，關懷撫慰病童。

二、幫住院病童寫真攝影

與院內攝影師合作，至床邊幫有意願、有需求的病童及家屬拍攝生活點滴、親子互動及全家福，留下最珍貴的寫真及影片。曾有多位父母，在病童過世後發現孩子的照片檔案不見了，幸而團隊仍保留照片，為爸爸媽媽們送回珍貴的寫真，陪伴父母度過哀傷階段。

三、家庭訪視及適學服務

當腦瘤病童完成療程，需返家、就學時，協助轉介中華民國腦瘤關懷協會，由協會社工進行家庭訪視，了解返家狀況及需求，並回報照護團隊，必要時提供協助。

若孩子已達就學年齡，會了解其在學校的學習狀況、與同儕相處情形，以及是否會遭到其他孩子排斥。對於就學困難的病童，會安排校園訪視，協助家長與學校老師溝通，進而透過班級衛教宣導方式，幫助孩童適應學校生活。

四、推動往生病童遺族輔導

主動電話關懷、完成病童遺願、參加病童告別式，並視需要到家探訪，或安排喪親父母的聚會活動以及家庭會談。此外，將病童的手、腳

印、心跳音樂、照片、頭髮、指甲及臍帶……等，置放於「緣滿盒」中，或將孩子的繪畫作品製成卡片、書籤，幫助病童與父母間建立連結。

由 2005 年迄今，團隊成員為許多家庭締造無數美麗的回憶，溫馨的故事在兒童病房每個角落中真實上演：

1. 一位 5 歲診斷腦瘤的孩子，罹病後因為身體不舒服加上機能開始退步，常覺得自己很沒有用，好像什麼事都做不了，從原本的開心、快樂，變得沉默、憂鬱，媽媽想盡方法鼓勵孩子，從「I Can Be Anything!」繪本裡，孩子知道生命中充滿各種可能性，開始想當一個「逗大家笑的人」。紅鼻子醫師證實世上有「讓大家笑」的工作……他跟著紅鼻子醫師繞整個病房唱歌、跳舞，看到大家開心的笑容時，發現自己原來可以帶來歡樂，而不是沒有用的人。往後每次的返院治療，都精心準備可以讓大家驚喜的道具參與表演，成為第一個獲得頒發認證徽章的「紅鼻子小孩」，更在記者會上現身說法，協助推廣紅鼻子醫師表演，直到生命的最後一刻，讓爸爸媽媽覺得沒有遺憾。

2. 診斷惡性腫瘤的喵喵，截肢後仍無法控制腫瘤轉移，眼看病情日漸惡化，提及希望「有生之年還可以吹吹海風、聽聽海洋的呼喚」，幾經磋商，在團隊成員齊力合作下，載滿四桶氧氣、止痛針，偕同摯愛的家人、朋友，出發至北海岸完成看海的心願，五天後喵喵帶著滿滿的愛離開人世。

3. 從小就喜歡棒球的小甯，腿部的惡性腫瘤讓他再也無法享受打棒球的樂趣。某次職棒比賽，剛好是小甯化學治療療程的最後一天，小甯向護理人員表達好想親臨職棒現場觀賞比賽的願望……團隊又開始動員了，經過聯絡安排後，備好止吐藥、嘔吐袋……等，開車浩浩蕩蕩地前往新莊棒球場。為了避免感染，主辦單位給了小甯特別的貴賓席位，此外，更安排小甯站在投手丘上擔任開球嘉賓……興奮的小甯全身顫抖地不斷喊著：「怎麼可能？這是在作夢嗎？太不可思議了……」還打電話回屏東老家，要爸爸媽媽看即時電視轉播。整個過程中完全未出現預期中的副作用，真是化療最好的止吐藥。

4. 出生後，因不明原因窒息的寶寶，雖經緊急搶救仍無法恢復意識。媽媽不顧坐月子的禁忌，每日前來新生兒加護病房探視，從未缺席，但

總是默默不語，望著依賴呼吸器的孩子，不斷拭淚。經過護理師的陪伴、鼓勵，漸漸地……媽媽願意交談並提及初次懷孕的喜悅及對寶寶的期待；在引導媽媽與孩子對話的過程中，媽媽失控大哭，事後非常感謝護理師，並表示「我已經好多了……」。孩子最終還是去世了，護理師們將住院期間所收集的頭髮、指甲、照片、用過的手腳圈、玩具，以及寫給媽媽的小卡片，收藏在「緣滿盒」交給媽媽，留下寶寶短暫的生命痕跡，也連結與媽媽的母子情份。

5. 患有高血壓、糖尿病多年的母親，醫師建議並不適合懷孕。但因喜歡小孩，媽媽堅持奮力一搏，結果生產時因腦血管破裂導致昏迷不醒，住進加護病房，全家人也因此而陷入愁雲慘霧之中。在團隊的努力下，護理師會同醫師安全地推著保溫箱，護送孩子到媽媽的加護病房，安穩地睡在媽媽的臂彎中；溫馨的畫面，令在場的家屬與醫護人員流下感動的淚水，外婆也在旁默默協助媽媽抱住小孩，護理師為爸媽還有孩子留下最後也是唯一的全家福照片！

6. 萌萌病了好幾年，因無法持續長坐且需氧氣，幾乎都躺在病床上……為了鼓勵萌萌復健，團隊與她約好等復健達標後一起去看電影，但病況愈來愈差。有一天，萌萌喘著氣輕輕地說：「我想看電影……」五天後，布置成大戲院的遊戲室開映了，有推床、有輪椅、有孩子、有父母、有社工、有床邊老師、有薯條爆米花、有飲料……還有一邊打著護理紀錄，一邊照護著病童們的護理師……大家陪著萌萌一起看電影……她好快樂……爸爸也好高興……電影結束的時候，孩子們依依不捨，都不想離開電影院……三天後，萌萌往生了。

7. 小學四年級的罹癌女孩彌留時，祖母希望住在醫院繼續搶救，但媽媽堅持要回家進行安寧緩和照護。雙方僵持不下之際，突有團隊成員回想起女孩想住大飯店的心願，所以找來許多美麗的氣球，將病房布置成「五星級大飯店」，最後所有家人達成共識，讓孩子留在醫院進行安寧緩和療護，生死兩無憾。

8. 2歲半即罹患腦瘤的君君，因為疾病治療及身體狀況，一直無法上學，非常羨慕堂兄弟及隔壁家的孩子可以上學。於是醫護團隊及床邊老師聯繫年齡相近的病友，辦理一日幼兒園；幫忙準備書包、課本……4歲

的君君終於可以上學了，體驗了上課、下課及與同學共進點心的歡樂時光。

9. 當喜愛美術設計的阿德，還沉浸在廣告設計科畢業的歡樂時，消失七年的病魔又悄悄回來了。媽媽選擇先隱病，以中醫治療，但症狀愈來愈嚴重，需住院進行放射線治療。知道眞相的阿德感到憤怒、不安……不知何時會面臨死亡的恐懼，更令他害怕獨處。在團隊成員的輪流陪伴、傾聽、積極鼓勵下，阿德走出病室，參加漫畫、慶生、耶誕……等病房活動後，變得開朗、願意與病友互動，並與大家分享自己的創作，更擔任病友團體志工，有意義地走完人生最後一程。阿德過世後，團隊與媽媽一起掃描整理其作品，建立家人與孩子的連結，協助宣洩思念，提供支持和關懷，陪伴度過悲傷的日子。

參考文獻

方美祈、蕭欣濡、曾紀瑩、呂立（2020）。兒童醫療輔導的發展回顧與臺灣推動模式。*護理雜誌*，*67*(2)，91-98。https://doi.org/10.6224/JN.202004_67(2).12

立法院法律系統（2020，12月29日）。*安寧緩和條例*。https://lis.ly.gov.tw/lglawc/lawsingle?0^0C03C00CC0180C0C03C00C79180C4E23C84CE4184C8C63D48CC0

陳必卿、蘇政輝（2012）。運用圖畫書進行死亡概念教學對幼兒死亡概念學習態度之影響。*兒童照顧與教育*，*2*，23-46。https://doi.org/10.6399/CCE.201209.0023

陳殷正、劉郁孚、蔡蕙珊、林玉書、范建得（2016）。安寧緩和醫療條例回顧與探討。*醫學與健康期刊*，*5*(1)，25-34。

黃玉莘、陳月枝、陳雅惠（2009）。非安寧病房護理人員照護臨終病童之困難經驗。*澄清醫護管理雜誌*，*5*(4)，30-38。https://doi.org/10.30156/CCMJ.200910.0004

黃雅儀、楊倩玲、林素瑛、張珍珍、陳淑眞（2007）。與癌童談論死亡的

策略。*護理雜誌*，*54*(2)，79-84。doi:10.6224/JN.54.2.79

張利中、王萱其、陳郁分（2006）。安寧護理人員的靈性照顧認知——以中部某醫學中心安寧病房爲例之研究。*醫學教育*，*10*(1)，62-69。https://doi.org/10.6145/jme.200603_10(1).0008

崔琦、駱麗華（2005）。癌症病童手足生活經驗改變的初探。*護理雜誌*，*52*(5)，24-31。https://doi.org/10.6224/JN.52.5.24

蔣宜倩、葉昭幸（2008）。兒童癌性疲憊與運動。*腫瘤護理雜誌*，*8*(2)，1-12。https://doi.org/10.6880/TJON.200812_8(2).01

鄧文章、顏瑞隆（2020）。醫院床邊巡迴教師於癌症病童教學之跨領域合作與專業認同經驗。*教育實踐與研究*，*33*(1)，71-106。

衛生福利部（2023，6月12日）。*111年死因結果分析*。https://dep.mohw.gov.tw/DOS/lp-5069-113-xCat-y111.html

蕭淑方、梁嘉凌、江迎星、楊佰能（2016）。影響生命末期兒童的父母緩和醫療決策的因素。*彰化護理*，*23*(4)，55-66。https://doi.org/10.6647/CN.23.04.08

釋普安、蔡昌雄、程裕藍、游碧眞（2013）。癌末病童之靈性照顧——以安寧病房爲例。*安寧療護雜誌*，*18*(1)，62-75。https://doi.org/10.6537/TJHPC.2013.18(1).6

American Academy of Pediatrics. Committee on Bioethics and Committee on Hospital Care. (2000). *Palliative Care for Children. Pediatrics*, *106*(2), 351-357. https://doi.org/10.1001/jama.2022.11086

Balboni, T. A., VanderWeele, T. J., Doan-Soares, S. D., Long, K. N., Ferrell, B. R., Fitchett, G., ... & Koh, H. K. (2022). Spirituality in serious illness and health. *JAMA*, *328*(2), 184-197. https://doi.org/10.1001/jama.2022.11086

Benini, F., Papadatou, D., Bernadá, M., Craig, F., De Zen, L., Downing, J., ... & Wolfe, J. (2022). International standards for pediatric palliative care: from IMPaCCT to GO-PPaCS. *Journal of Pain and Symptom Management*, *63*(5), e529-e543. https://doi.org/10.1016/j.jpainsymman.

Bennett, D. S. (1994). Depression among children with chronic medical problems: a meta-analysis. *Journal of Pediatric Psychology*, *19*(2), 149-

169. https://doi.org/10.1093/jpepsy/19.2.149

Bergstraesser, E., Thienprayoon, R., Brook, L. A., Fraser, L. K., Hynson, J. L., Rosenberg, A. R., ... & Schlögl, M. (2021). Top ten tips palliative care clinicians should know about prognostication in children. *Journal of Palliative Medicine, 24*(11), 1725-1731. https://doi.org/10.1089/jpm. 2021.0439

Bradford, N., Herbert, A., Mott, C., Armfield, N., Young, J., & Smith, A. (2014). Components and principles of a pediatric palliative care consultation: results of a Delphi study. *Journal of Palliative Medicine, 17*(11), 1206-1213. https://doi.org/10.1089/jpm.2014.0121

Bruera, E., Driver, L., Barnes, E. A., Willey, J., Shen, L., Palmer, J. L., & Escalante, C. (2003). Patient-controlled methylphenidate for the management of fatigue in patients with advanced cancer: a preliminary report. *Journal of Clinical Oncology, 21*(23), 4439-4443. https://doi. org/10.1200/jco.2003.06.156

Chelazzi, C., Villa, G., Lanini, I., Romagnoli, S., & Latronico, N. (2023). The adult and pediatric palliative care: differences and shared issues. Journal of Anesthesia, *Analgesia and Critical Care, 3*(1), 1-8. https://doi.org/10.1186/ s44158-023-00085-8

Collins, J. J., Devine, T. D., Dick, G. S., Johnson, E. A., Kilham, H. A., Pinkerton, C. R., ... & Portenoy, R. K. (2002). The measurement of symptoms in young children with cancer: the validation of the Memorial Symptom Assessment Scale in children aged 7-12. *Journal of Pain and Symptom Management, 23*(1), 10-16. https://doi.org/10.1016/S0885-3924(01)00375-X

Constantinou, G., Garcia, R., Cook, E., & Randhawa, G. (2019). Children's unmet palliative care needs: a scoping review of parents' perspectives. *BMJ Supportive & Palliative Care, 9*(4), 439-450. http://dx.doi.org/10.1136/ bmjspcare-2018-001705

Contro, N. M., Larson, J., Scofield, S. M., Sourkes, B., & Cohen, H. (2004).

Hospital Staff and Family Perspectives Regarding Quality of Pediatric Palliative Care. *Pediatrics*, *114*, 1248-1252. https://doi.org/10.1542/peds.2003-0857-L

Cormack, C. L., & Dahlin, C. (2022). The pediatric palliative APRN: leading the future. *Journal of Pediatric Health Care*, *36*(4), 381-387. https://doi.org/10.1016/j.pedhc.2022.01.005

Cowan, J. D., & Walsh, D. (2001). Terminal sedation in palliative medicine-definition and review of the literature. *Supportive Care in Cancer*, *9*, 403-407. https://doi.org/10.1007/s005200100235

Davies, B. (1999). *Shadows in the sun: The experiences of sibling bereavement in childhood*. Psychology Press.

Davies, B., Brenner, P., Orloff, S., Sumner, L., & Worden, W. (2002). Addressing spirituality in pediatric hospice and palliative care. *Journal of Palliative Care*, *18*(1), 59-67. https://doi.org/10.1177/082585970201800109

Davies, B., Sehring, S. A., Partridge, J. C., Cooper, B. A., Hughes, A., Philp, J. C., Amidi-Nouri, A. & Kramer, R. F. (2008). Barriers to palliative care for children: perceptions of pediatric health care providers. *Pediatrics*, *121*(2), 282-288. https://doi.org/10.1542/peds.2006-3153

Drake, R., Frost, J., & Collins, J. J. (2003). The symptoms of dying children. *Journal of Pain and Symptom Management*, *26*(1), 594-603. https://doi.org/10.1016/S0885-3924(03)00202-1

Dussel, V., Kreicbergs, U., Hilden, J. M., Watterson, J., Moore, C., Turner, B. G., ... & Wolfe, J. (2009). Looking beyond where children die: determinants and effects of planning a child's location of death. *Journal of Pain and Symptom Management*, 37(1), 33-43. https://doi.org/10.1016/j.jpainsymman.

Fabbro, E. D., Dalal, S., & Bruera, E. (2006). Symptom control in palliative care—Part II: cachexia/anorexia and fatigue. *Journal of Palliative Medicine*, *9*(2), 409-421. https://doi.org/10.1089/jpm.2006.9.409

Field, M. J., & Behrman, R. E. Committee on Palliative and End-of-Life Care for Children and Their Families. (2003). When children die: Improving

palliative and end-of-life care for children and their families. https://www.
nap.edu/catalog/10390.htm

Fraser, J., Harris, N., Berringer, A. J., Prescott, H., & Finlay, F. (2010). Advanced
care planning in children with life-limiting conditions-the Wishes
Document. *Archives of Disease in Childhood, 95*(2), 79-82. http://dx.doi.
org/10.1136/adc.2009.160051

Friedrichsdorf, S. J., Postier, A., Dreyfus, J., Osenga, K., Sencer, S., & Wolfe,
J. (2015). Improved quality of life at end of life related to home-based
palliative care in children with cancer. *Journal of Palliative Medicine,
18*(2), 143-150. https://doi.org/10.1089/jpm.2014.0285

Gaab, E. M., Owens, G. R., & MacLeod, R. D. (2014). Siblings caring for and
about pediatric palliative care patients. *Journal of Palliative Medicine,
17*(1), 62-67. https://doi.org/10.1089/jpm.2013.0117

Gade, G., Venohr, I., Conner, D., McGrady, K., Beane, J., Richardson, R. H.,
Williams, M. P., Liberson, M., Blum, M. & Penna, R. D. (2008). Impact of
an inpatient palliative care team: a randomized controlled trial. *Journal of
Palliative Medicine, 11*(2), 180-190. https://doi.org/10.1089/jpm.2007.0055

Gallo-Silver, L., & Weiner, M. O. (2006). Survivors of childhood sexual abuse
diagnosed with cancer: managing the impact of early trauma on cancer
treatment. *Journal of Psychosocial Oncology, 24*(1), 107-134. https://doi.
org/10.1300/J077v24n01_08

Garcia-Salido, A., Navarro-Mingorance, A., Martino-Alba, R., & Nieto-Moro,
M. (2022). Update on the palliative care approach at the pediatric intensive
care unit. *Archivos Argentinos de Pediatria, 120*(6), e255-e263. https://doi.
org/10.5546/aap.2022.eng.e255
https://doi.org/vgharpa.vghtpe.gov.tw/10.1097/00002820-200501000-
00004

Heller, K. S., & Solomon, M. Z. (2005). Continuity of Care and Caring:
What Matters to Parents of Children with Life-Threatening Conditions.
Journal of Pediatric Nursing, 20(5), 335-346. https://doi.org/10.1016/

j.pedn.2005.03.005

Herd, E. (2005). Quality assessment in children's hospice care. *Pediatric Nursing*, *17*(3), 20-23. https://doi.org/vgharpa.vghtpe.gov.tw/10.7748/paed2005.04.17.3.20.c975

Hilden, J. M., Emanuel, E. J., Fairclough, D. L., Link, M. P., Foley, K. M., Clarridge, B. C., Schnipper, L. E., & Mayer, R. J. (2001). Attitudes and Practices Among Pediatric Oncologists Regarding End-of-Life Care: Results of the 1998 American Society of Clinical Oncology Survey. *Journal of Clinical Oncology*, *19*(1), 205-212. https://doi.org/vgharpa.vghtpe.gov.tw/10.1200/jco.2001.19.1.205

Himelstein, B. P., Hilden, J. M., Boldt, A. M., & Weissman, D. (2004). Pediatric palliative care. *New England Journal of Medicine*, *350*(17), 1752-1762. https://doi.org/10.1056/NEJMra030334

Hinds, P. S., Drew, D., Oakes, L. L., Fouladi, M., Spunt, S. L., Church, C., & Furman, W. L. (2005). End-of-life care preferences of pediatric patients with cancer. *J Clin Oncol*, *23*(36), 9146-9154. https://doi.org/10.1200/JCO.2005.10.538

Hsiao, J. L., Evan, E. E., & Zeltzer, L. K. (2007). Parent and child perspectives on physician communication in pediatric palliative care. *Palliative & Supportive Care*, *5*(4), 355-365. https://doi.org/10.1017/S1478951507000557

Hufton, E. (2006). Parting gifts: the spiritual needs of children. *Journal of Child Health Care*, *10*(3), 240-250. https://doi.org/10.1177/1367493506066484

Jalmsell, L., Kreicbergs, U., Onelöv, E., Steineck, G., & Henter, J. I. (2006). Symptoms affecting children with malignancies during the last month of life: a nationwide follow-up. *Pediatrics*, 117(4), 1314-1320. https://doi-org.vgharpa.vghtpe.gov.tw/10.1542/peds.2005-1479

Jones, B., & Weisenfluh, S. (2003). Pediatric palliative and end of life care: Developmental and spiritual issues of dying children. *Smith College Studies in Social Work*, *73*(3), 423-443. https://doi.

org/10.1080/00377310309517695

Krakauer, E. L., Penson, R. T., Truog, R. D., King, L. A., Chabner, B. A., & Lynch Jr, T. J. (2000). Sedation for intractable distress of a dying patient: acute palliative care and the principle of double effect. *The Oncologist*, *5*(1), 53-62. https://doi.org/10.1634/theoncologist.5-1-53

Kreicbergs, U. C., Lannen, P., Onelov, E., & Wolfe, J. (2007). Parental grief after losing a child to cancer: impact of professional and social support on long-term outcomes. *Journal of Clinical Oncology*, *25*(22), 3307-3312. https://doi.org/vgharpa.vghtpe.gov.tw/10.1200/jco.2006.10.0743

Kreicbergs, U., Valdimarsdóttir, U., Onelöv, E., Henter, J. I., & Steineck, G. (2004). Talking about death with children who have severe malignant disease. *New England Journal of Medicine*, *351*(12), 1175-1186. https://doi.org/10.1056/NEJMoa040366.

Larcher, V., Craig, F., Bhogal, K., Wilkinson, D., & Brierley, J. (2015). Making decisions to limit treatment in life-limiting and life-threatening conditions in children: a framework for practice. *Archives of Disease in Childhood*, *100*(Suppl 2), s1-s23. http://dx.doi.org/10.1136/archdischild-2014-306666

Levetown, M., & Committee on Bioethics. (2008). Communicating with children and families: from everyday interactions to skill in conveying distressing information. *Pediatrics*, *121*(5), e1441-e1460. https://doi.org/10.1542/peds.2008-0565

Linebarger, J. S., Johnson, V., Boss, R. D., & Section on Hospice and Palliative Medicine. (2022). Guidance for pediatric end-of-life care. *Pediatrics*, *149*(5), e2022057011. https://doi.org/10.1542/peds.2022-057011

Lo, B., & Rubenfeld, G. (2005). Palliative sedation in dying patients: "we turn to it when everything else hasn't worked". *Jama*, *294*(14), 1810-1816. https://doi.org/10.1001/jama.294.14.1810

Mack, J. W., & Wolfe, J. (2006). Early integration of pediatric palliative care: for some children, palliative care starts at diagnosis. *Current Opinion in Pediatrics*, *18*(1), 10-14. https://doi.org/10.1097/01.mop.0000193266.86129.47

Mack, J. W., Hilden, J. M., Watterson, J., Moore, C., Turner, B., Grier, H. E., Weeks, J. C. & Wolfe, J. (2005). Parent and physician perspectives on quality of care at the end of life in children with cancer. *J Clin Oncol*, *23*(36), 9155-9161. https://doi.org/ 10.1200/JCO.2005.04.010

Mack, J. W., Wolfe, J., Cook, E. F., Grier, H. E., Cleary, P. D., & Weeks, J. C. (2007). Hope and prognostic disclosure. *Journal of Clinical Oncology*, *25*(35), 5636-5642. https://doi.org/10.1200/JCO.2007.12.6110

Martinson, I. M., & Campos, R. G. (1991). Adolescent bereavement: Long-term responses to a sibling's death from cancer. Journal of *Adolescent Research*, *6*(1), 54-69. https://doi.org/10.1177/074355489161005

Martison, I. M., Davies, B., & McClowry, S. (1991). Parental depression following the death of a child. *Death Studies*, *15*(3), 259-267. https://doi.org/10.1080/07481189108252429

Mazzocato, C., Buclin, T., & Rapin, C. H. (1999). The effects of morphine on dyspnea and ventilatory function in elderly patients with advanced cancer: a randomized double-blind controlled trial. *Annals of Oncology*, *10*(12), 1511-1514. https://doi.org/10.1023/A:1008337624200

Meyer, E. C., Ritholz, M. D., Burns, J. P., & Truog, R. D. (2006). Improving the Quality of End-of-Life Care in the Pediatric Intensive Care Unit: Parents' Priorities and Recommendations. *Journal of Pediatrics*, *117*(3), 649-657. https://doi.org/10.1542/peds.2005-0144

Monti, M., Castellani, L., Berlusconi, A., & Cunietti, E. (1996). Use of red blood cell transfusions in terminally ill cancer patients admitted to a palliative care unit. Journal of Pain and Symptom Management, 12(1), 18-22. https://doi.org/10.1016/0885-3924(96)00044-9

National Institutes of Health. (2011). National Cancer Institute. Dictionary of Cancer Terms. http://www.cancer.gov/dictionary/?CdrID=441265.

Navarro-Vilarrubi, S. (2022). Development of palliative care, unstoppable in pediatrics. *In Anales de Pediatria*, *96*(5), 383-384. https://doi.org/10.1016/j.anpede.2022.03.008.

Norris, S., Minkowitz, S., & Scharbach, K. (2019). Pediatric palliative care. *Primary Care: Clinics in Office Practice, 46*(3), 461-473. https://doi.org/ vgharpa.vghtpe.gov.tw/10.1016/j.pop.2019.05.010

Olmsted, R. W., Nitschke, R., Humphrey, G. B., Sexauer, C. L., Catron, B., Wunder, S., & Jay, S. (1982). Therapeutic choices made by patients with end-stage cancer. *The Journal of Pediatrics, 101*(3), 471-476. https://doi. org/10.1016/S0022-3476(82)80092-9

Pousset, G., Bilsen, J., De Wilde, J., Benoit, Y., Verlooy, J., Bomans, A., ... & Mortier, F. (2009). Attitudes of adolescent cancer survivors toward end-of-life decisions for minors. *Pediatrics, 124*(6), e1142-e1148. https://doi. org/10.1542/peds.2009-0621

Puchalski, C., Ferrell, B., Virani, R., Otis-Green, S., Baird, P., Bull, J., ... & Sulmasy, D. (2009). Improving the quality of spiritual care as a dimension of palliative care: the report of the Consensus Conference. *Journal of Palliative Medicine, 12*(10), 885-904. https://doi.org/10.1089/ jpm.2009.0142

Rando, T. A. (1986). Parental loss of a child. (No Title).

Rando, T. A. (1993). *Treatment of complicated mourning.* Research Press.

Sanders, C. M., & Wiley & Sons, Chichester. (1999). Grief: The mourning after. Dealing with adult bereavement. *Journal of Psychiatric and Mental Health Nursing, 6*(5), 406-407.

Santucci, G., & Mack, J. W. (2007). Common gastrointestinal symptoms in pediatric palliative care: nausea, vomiting, constipation, anorexia, cachexia. *Pediatric Clinics of North America, 54*(5), 673-689. https://doi.org/10.1016/ j.pcl.2007.06.001

Schilling, M. L., & Sarigiani, P. (2014). The impact of a wish: caregiver perceptions of the benefits of granted wishes for children with life-threatening illnesses and their families. *Children's Health Care, 43*(1), 16-38. https://doi.org/10.1080/02739615.2014.850871

Sellers, D. E., Dawson, R., Cohen-Bearak, A., Solomond, M. Z., & Truog,

R. D. (2015). Measuring the quality of dying and death in the pediatric intensive care setting: the clinician PICU-QODD. *Journal of Pain and Symptom Management*, *49*(1), 66-78. https://doi.org/10.1016/j.jpainsymman.2014.05.004

Stroebe, M. S., Hansson, R. O., Stroebe, W. E., & Schut, H. E. (2001). *Handbook of bereavement research: Consequences, coping, and care* (pp. xv-814). American Psychological Association.

Thayer, P. (2001). Spiritual care of children and parents. In Armstrong-Dailey, A., & Zarbock, S. F. (Eds.), *Hospice care for children* (p.172). Oxford University Press, USA.

Tomlinson, D., Capra, M., Gammon, J., Volpe, J., Barrera, M., Hinds, S. P., Bouffet, E., Geenberg, M. L., Baruchel, S., Llewellyn-Thomas, H. A. & Sung., L. (2005). Parental decision making in pediatric cancer end-of-life care: Using focus group methodology as a prephase to seek participant design input. *European Journal of Oncology Nursing*, *10*(3), 198-206. https://doi.org/10.1016/j.ejon.2005.11.003

Valdimarsdóttir, U., Kreicbergs, U., Hauksdóttir, A., Hunt, H., Onelöv, E., Henter, J. I., & Steineck, G. (2007). Parents' intellectual and emotional awareness of their child's impending death to cancer: a population-based long-term follow-up study. *The Lancet Oncology*, *8*(8), 706-714. https://doi-org.vgharpa.vghtpe.gov.tw/10.1016/s1470-2045(07)70209-7

Varni, J. W., Burwinkle, T. M., Katz, E. R., Meeske, K., & Dickinson, P. (2002). The PedsQL™ in pediatric cancer: reliability and validity of the pediatric quality of life inventory™ generic core scales, multidimensional fatigue scale, and cancer module. *Cancer*, *94*(7), 2090-2106. https://doi.org/10.1002/cncr.10428

Verberne, L. M., Kars, M. C., Schouten-van Meeteren, A. Y., van den Bergh, E. M., Bosman, D. K., Colenbrander, D. A., ... & van Delden, J. J. (2019). Parental experiences and coping strategies when caring for a child receiving paediatric palliative care: a qualitative study. *European Journal of*

Pediatrics, 178, 1075-1085. https://doi.org/10.1007/s00431-019-03393-w.

Wang, S. C., Wu, L. M., Yang, Y. M., & Sheen, J. M. (2019). The experience of parents living with a child with cancer at the end of life. *European Journal of Cancer Care*, *28*(4), e13061. https://doi.org/10.1111/ecc.13061

Wiener, L., Zadeh, S., Battles, H., Baird, K., Ballard, E., Osherow, J., & Pao, M. (2012). Allowing adolescents and young adults to plan their end-of-life care. *Pediatrics*, *130*(5), 897-905. https://doi.org/10.1542/peds.2012-0663

Wolfe, J., Grier, H. E., Klar, N., Levin, S. B., Ellenbogen, J. M., Salem-Schatz, S., Emanuel, E. J. & Weeks, J. C. (2000). Symptoms and suffering at the end of life in children with cancer. *New England Journal of Medicine*, *342*(5), 326-333. https://doi.org/10.1056/NEJM200002033420506

Wolfe, J., Klar, N., Grier, H. E., Duncan, J., Salem-Schatz, S., Emanuel, E. J., & Weeks, J. C. (2000). Understanding of prognosis among parents of children who died of cancer: impact on treatment goals and integration of palliative care. *Jama*, *284*(19), 2469-2475. https://doi.org/10.1001/jama.284.19.2469

Woodgate, R. L., Degner, L. F., & Yanofsky, R. (2003). A different perspective to approaching cancer symptoms in children. *Journal of Pain and Symptom Management*, *26*(3), 800-817. https://doi.org/10.1016/S0885-3924(03)00285-9

World Health Organization. (2018). Integrating palliative care and symptom relief into paediatrics: A WHO guide for health-care planners, implementers and managers.

第七章　末期個案常見的症狀處置與照護

翁益強

前言

　　依據臺灣健保 2022 年統計，國人死亡前一年安寧利用率約 30.4%，但依據國民健康署癌症統計：癌症病人死亡前一年安寧利用率在 2019 已達 62.8%，且逐年上升。2019 出版的「臺灣安寧緩和療護政策白皮書」指出，八大非癌末期病人很少利用此項服務，死亡前一年安寧利用率約 14.2%。為了有效提升安寧利用率，末期癌症與非癌症病人的症狀處置與照護至關重要，本章將以末期癌症與非癌症病人的常見症狀為主，分別教導安寧療護專業的處置與照護，引導學員從本章節學習到基本安寧療護處置與照護，並提供可進一步研習的參考資料與教學網站。

第一節　癌症末期病人疼痛

　　癌症疼痛是一主觀感受的症狀，病人常說：「你不是我，你不知道我多痛苦。」根據國際疼痛研究學會（International Association for the Study of Pain, IASP）在 2020 對疼痛的新定義：「疼痛是一種感覺及情緒上的不適經驗，可能與實際或潛在組織損傷相關或類似於不愉快的感覺和情感體驗。」（Caraceni & Portenoy, 1999）

一、癌症疼痛的成因、病理幾轉與基本處置概念

　　一般癌症疼痛病人可先從詢問病史與檢驗檢查結果來區分疼痛的成因，基本上可分為三類：

1. 當下腫瘤本身引起：造成器官腫大或管道阻塞，或造成周遭組織因腫瘤壓迫缺血、發炎或壞死；當腫瘤轉移至遠端器官或組織，例如：骨頭、神經、肌肉等因侵犯引起等。

2. 來自之前診斷與治療過程引起：包括化學藥物治療、標靶治療、免疫療法、放射線治療或手術治療引起的。

3. 原先已有的疾病疼痛，如長期的背部酸痛、關節炎等。

　　分析可能疼痛成因後，將病人主訴疼痛部位、感受、與疼痛程度，參考疼痛病理機轉，區分疼痛性質為痛覺神經性（nociceptive）型疼痛和神經病變性（neuropathic）型疼痛兩大類（參考圖 7-1：癌症疼痛之病理機轉），給予適切的藥物處置與舒適護理等。分別說明如下：

1. 痛覺神經性（nociceptive）型疼痛：因組織或器官受損產生疼痛刺激，臨床上會進一步區分為體表性和內臟性，如果疼痛刺激來自皮膚、肌肉、骨頭、關節和韌帶處受損到屬於體表性；若疼痛刺激是因為在內臟、腹膜和胸腔受損而引起，則屬於內臟性。體表疼痛傾向於局部表現，酸疼，和經常可在受影響區域施加壓力而重現疼痛的表現。內臟性疼痛往往是較廣泛性的表現，經常描述作為「壓迫感」、「緊縮感」或「絞痛感」的痛覺。常和自主神經系統的刺激聯繫在一起，造成症狀例如噁心和冒汗。有些患者將描述發自內臟的起源的疼痛作為不適而不是以疼痛來描述。發自內臟的疼痛有可能以身體表面特殊位置來表現，是由於在損壞的內臟和身體表面特殊位置分享相同的次要神經元，有個例子是肝臟不適會以右肩膀疼痛來表現。

2. 神經病變性（neuropathic）型疼痛：是由於周圍神經系統或中樞神經系統的損傷造成。當周邊神經受傷時它們變得對刺激越來越敏感或者會自動地活化。持續性的神經性疼痛常常被形容為燒灼、針刺、抽痛、緊壓、多刺、東西爬過或發癢。一種自發去極化造成的神經痛，也許被描述如短刀刺中、長矛擊中、震動的感覺或者像閃電擊中。轉移性疼痛在神經性疼痛也是相當常見，通常在被影響神經的分布範圍內。神經病變性（neuropathic）型疼痛嚴重時，一般只用鴉片類止痛藥（opioids）成效常常不夠，需加上抗痙攣藥、抗憂鬱藥、抗焦慮藥或類固醇等輔助用藥。

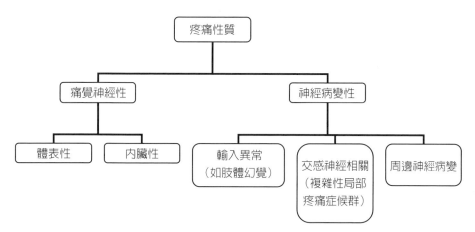

圖 7-1　依據癌症疼痛病理機轉，將疼痛性質分為痛覺神經性（nociceptive）型疼痛和神經病變性（neuropathic）型疼痛兩大類

　　在處置中重度癌症疼痛病人，給予適當控制疼痛藥物後，雖然病人大部分時間都在可耐受的癌症疼痛程度下，仍然會有偶發與短暫的疼痛發生，這類疼痛被稱為「突發痛」（breakthrough pain），這類疼痛反應了疼痛刺激強度穿透了原本疼痛藥物濃度可控制疼痛的閾值，其原因可能腫瘤惡化，或者是對止痛藥產生了耐受性（tolerance）的問題；突發痛也可能發生在某些動作會固定引發的疼痛，常見原因包含穿脫衣服時、行走，呼吸、咳嗽、洗澡、吃完食物後等。一旦發生突發痛，需及時給予短效且有效的止痛藥物，可以減少癌症病人因為突發痛需要去急診或需要尋求醫療人員給予緊急處置。在家或躺病床上的癌症病人，若備有止痛藥物可即時抑制突發痛，可讓病人安心，且對其生活品質也很有幫助。

　　熟悉以上癌症疼痛基本概念，對幫助癌症病人的疼痛處置很重要。

二、癌症疼痛處置照護的步驟

(一) 癌症疼痛評估

　　所有癌症病人都應該做疼痛評估，並詢問且記錄下列項目：分析疼痛病理機轉後的疼痛性質（參考圖 7-1）、疼痛分數（參考圖 7-2）、疼

痛頻率（參考圖 7-3：突發痛）、目前控制疼痛藥物的使用情形與效果、發生疼痛時對生活與活動的影響、針對此疼痛曾經嘗試過何種治療或處置和效果、與了解病人面對此疼痛可能產生的想法、擔心與感受等。若病人無法以口語表達，可以運用 FLACC：Face（面部），Legs（下肢動作），Activities（活動），Cry（哭泣）和 Consolability（安撫），透過行為觀察評估病人的疼痛分數，五項指標的總和，最低為 0 分，最高 10 分，得分越高，疼痛越明顯（參考表 7-1）（Merkel et al., 1997）；針對病人首次疼

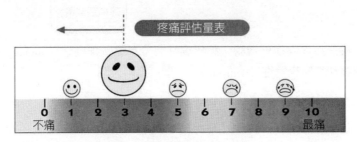

圖 7-2　臉部疼痛評估量表

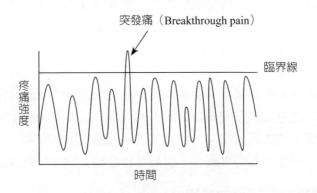

⟹　備用藥對疼痛控制很重要。

圖 7-3　中重度癌症疼痛理論

表 7-1　疼痛評估量表（FLACC）

FLACC 量表	評分		
	0	1	2
Face（臉部表情）	無異常表情或微笑	偶而面露痛苦或皺眉、沉默、冷漠	持續面露痛苦或皺眉、下巴顫抖、緊閉嘴唇
LEGS（雙下肢）	姿勢正常或放鬆	無法放鬆、不時移動、緊繃、腿部踢動、屈腿	腿部踢動、屈腿
ACTIVITY（活力）	安靜平躺、姿勢正確、活動自如	扭動、轉體、緊繃	軀體如弓、僵硬或抽動
CRY（哭泣）	清醒不哭、安睡	呻吟或啜泣、偶有哭訴	持續哭泣、尖叫、哭訴頻繁
CONSOLABILITY（撫慰）	安穩、放鬆	撫觸、擁抱或言語可安撫	無法安撫

(Merkel, S. I., Voepel-Lewis, T., Shayevitz, J. R., & Malviya, S. ,1997)

痛評估時，建議使用下列「安寧療護初步疼痛評估表」與「安寧療護持續疼痛評估表」記錄：

安寧療護初步疼痛評估表

姓名：_____ 性別：_____ 出生：____年____月____日 床號：_____ 病歷號：_____	診斷：_____ 轉移部位：_____ 評估日期：__ / __ / __ 評估者：_____

※ 目前意識狀態：□清醒　□嗜睡　□半昏迷　□昏迷（昏迷指數：E__ M__ V__ ）

※ 疼痛反應：□逃避按壓　□呻吟　□愁眉苦臉　□屈身　□不敢移動　□其他

※ 請標示疼痛部位，並附帶標示「疼痛強度／疼痛性質」（請參考下列提示，如左鎖骨之疼痛為「8／①,⑥,⑦」）（請標明「深層（內）」「淺層（外）」及延伸部位）

疼痛強度：　　　不痛　0-1-2-3-4-5-6-7-8-9-10　痛不欲生（學齡期以下兒童較不適用）

目前疼痛度_____　最痛時_____　最輕時_____　可忍受度_____

疼痛性質：①刺痛 ②刀割痛 ③鈍痛 ④悶痛 ⑤抽痛 ⑥壓痛 ⑦燒灼痛 ⑧感覺異常痛 ⑨戳痛
　　　　　⑩其他_____

※ 從什麼時候開始痛_____　疼痛發生頻率_____

　每次疼痛持續時間_____　一天當中最痛的時刻為_____

※ 緩解疼痛的辦法：□按摩　□熱敷　□冷敷　□不動　□不碰觸　□其他方式_____

※ 加重疼痛的因素：□按摩　□觸碰　□移動　□咳嗽　□進食　□其他_____

※ 因痛而伴隨發生之症狀（如噁心等）：_____

※ 因痛造成之影響：睡眠_____　一般活動_____

　　　　　　　　　食慾_____　注意力_____

　　　　　　　　　情緒（如憤怒、哭泣、自殺意圖）_____

　　　　　　　　　人際關係（如暴躁、易怒、不安等）_____

　　　　　　　　　其他_____

※ 其他附註說明：病患對於疼痛的特殊表達方式

姓名：_____性別：_____
出生：___年___月___日
床號：_____
病歷號：_____

安寧療護持續疼痛評估表

日期	時間	疼痛強度 (0-10)	處　　　　方 藥物劑量、時間、途徑	呼吸 (分)	意識狀態	其他 如副作用、情緒及治療後之反應等（加註護理方法）	簽名

藥物滴定記錄

日期	藥物	按時給藥一天總劑量	p.r.n. 給藥一天總劑量	全天給藥總劑量

※ 副作用請填寫代碼如下：
　1. 呼吸抑制；2. 鎮靜作用；3. 頭暈；4. 噁心；5. 嘔吐；6. 流汗
　7. 便秘；8. 欣快感；9. 口乾；10. 皮膚紅疹；11. 其他（請註明）

※ 其他護理方法，如：想像治療、鬆弛治療、音樂治療、娛樂治療、寵物治療、芳香治療、
　指壓按摩、TENS 等。

(二) 癌症疼痛處置

　　依據上述疼痛病理機轉分析與疼痛評估紀錄，給予適當疼痛藥物治療、輔助性止痛藥物治療、非藥物侵入性治療、輔助療法、身體照顧、舒適護理等。

1. 主要疼痛藥物治療（在此以腫瘤本身引起之疼痛為主，參考 NCCN Guidelines Version 2, 2023 為主）：先區分未曾使用鴉片類止痛藥病人和曾使用鴉片類止痛藥病人之控制疼痛藥物處方原則：

   (1) 未曾使用鴉片類止痛藥病人，依疼痛分數給藥：

   　a. 疼痛分數三分或三分以下，可給予一般常用止痛藥物備用，例如普拿疼（Acetaminophen），暫時不給予鴉片類止痛藥。

   　b. 若疼痛分數四分或四分以上，可以先給予一般常用止痛藥物，但備用短效鴉片類止痛藥，此時建議以 Ultracet or Tramadol 優先。

   　c. 若疼痛分數七分以上，則可以優先給予強效鴉片類止痛藥，例如：Morphine 15mg 0.5# po q4hprn 讓病人試試，並即時回報效果與副作用，再依此效果與副作用調整，等疼痛控制穩定後，開立常態性鴉片類止痛藥。

   　d. 一旦常態性使用鴉片類藥物時，需考慮突發疼痛，應備用短效鴉片類止痛藥，且以病人使用整日鴉片類藥物的總劑量的 1/6~1/10 劑量當作突發疼痛發生時的疼痛藥物使用。例如：Durogesic

（D-TRANS transdermal patch）12.5 ug/hr q3d + Morphine 15mg 0.5# po q4hprn（參考表 7-2：各類鴉片藥物之等量劑量換算表）。

表 7-2　各類鴉片藥物之等量劑量換算表

Opioid Agonists	Parenteral Dose	Oral Dose	Factor (IV to PO)	Duration of Action[j]
Morphine[a,b]	10 mg	30 mg	3	3–4 h
Hydromorphone[a]	1.5 mg	7.5 mg	2.5–5	2–3 h
Fentanyl[c]	0.1 mg	–	–	–
Methadone[d,e]	–	–	–	–
Oxycodone	–	15–20 mg	–	3–5 h
Hydrocodone[a,f]	–	30–45 mg	–	3–5 h
Oxymorphone[a]	–	10 mg	10	3–6 h
Codeine[a,g]	–	200 mg	–	3–4 h
Tramadol[h]	–	300 mg	3	6 h
Tapentadol[i]	–	75–100 mg	–	–

NOT RECOMMENDED
Meperidine[k]

Mixed agonist-antagonists[l]
(pentazocine, nalbuphine, butorphanol)

See Miscellaneous Analgesics
(PAIN-G, 16 of 18)

[a] Codeine, morphine, hydromorphone, hydrocodone, and oxymorphone should be used with caution in patients with fluctuating renal function due to potential accumulation of renally cleared metabolites—monitor for neurologic adverse effects.
[b] Conversion factor listed for chronic dosing.
[c] In single-dose administration, 10 mg IV morphine is equivalent to approximately 100 mcg IV fentanyl but with chronic fentanyl administration, the ratio of 10 mg IV morphine is equivalent to approximately 250 mcg IV fentanyl. For transdermal fentanyl conversions, (See PAIN-G, 10 of 18).
[d] Long half-life with marked variability (may be between 15–120 hours [Chou R, et al. J Pain 2014;15:321-137]); observe for drug accumulation and adverse effects, especially over first 4–5 days. Methadone is typically dosed every 8–12 h. (See PAIN-G 14 of 18).
[e] The oral conversion ratio of methadone varies. PRACTITIONERS ARE ADVISED TO CONSULT WITH A PAIN OR PALLIATIVE CARE SPECIALIST IF THEY ARE UNFAMILIAR WITH METHADONE PRESCRIBING. (See Special Notes Regarding Oral Methadone, PAIN-G. 14 of 18).
[f] Equivalence data not substantiated. Clinical experience suggests use as a mild, initial-use opioid but effective dose may vary. Immediate-release hydrocodone is only available commercially combined with acetaminophen (325 mg/tablet) or ibuprofen (200 mg/tablet). The FDA has limited the amount of acetaminophen in all prescription drug products to no more than 325 mg per dosage unit. Dosage must be monitored for safe limits of acetylsalicylic acid or acetaminophen.

[g] Codeine has no analgesic effect unless it is metabolized into morphine by hepatic enzyme CYP2D6 and then to its active metabolite morphine-6-glucuronide by phase II metabolic pathways. (See PAIN-N).
[h] The manufacturer recommends a maximum single dose of tramadol not to exceed 100 mg, with a maximum daily dose of 400 mg for immediate-release formulations (300 mg/day in older adults, 200 mg/day for renal impairment) or 300 mg/day for extended-release formulations. (See PAIN-N).
[i] The maximum daily dose for tapentadol extended-release is 500 mg, or 600 mg immediate-release (lower doses are recommended for moderate hepatic impairment; avoid with severe impairment).
[j] Shorter time generally refers to parenterally administered opioids (except for controlled-release products, which have some variability); longer time generally applies to oral dosing.
[k] Not recommended for cancer pain management because of central nervous system (CNS) toxic metabolite, normeperidine.
[l] Mixed agonists-antagonists have limited usefulness in cancer pain; however, they can be used to treat opioid-induced pruritus. They should NOT be used in combination with opioid agonist drugs. Converting from an agonist to an agonist-antagonist could precipitate a withdrawal crisis in the opioid-dependent patient.

(2) 曾使用鴉片類止痛藥病人：
　　a. 若疼痛分數三分或三分以下，維持原先使用的鴉片類藥物，備用短效型鴉片類藥物，其劑量比照突發疼痛發生時的疼痛藥物調整。
　　b. 若疼痛分數四分或四分以上，先增加原先使用的鴉片類藥物劑量或頻率，當作常態性用藥，且增加備用的鴉片類藥物劑量。例如：原先 Durogesic（D-TRANS transdermal patch）12.5 ug/hr q3d + Morphine 15mg 0.5# po q4hprn 改為 Durogesic（D-TRANS transdermal patch）25 ug/hr q3d，備用藥物改為 Morphine 15mg 1# po q4hprn。

2. 依照癌症疼痛性質增減輔助性止痛藥物治療（參考表 7-3：癌症疼痛輔助性止痛藥物表），舉例說明如下：

(1) 骨轉移疼痛或因發炎引起疼痛，可以考慮增加非類固醇消炎止痛藥物（NSAIDs），例如：Voren EM 50mg 1# po bid or Celebrex 200mg 1# po qd。

(2) 頭頸部腫瘤或腫瘤壓迫脊髓與神經引起的神經性疼痛，可以給予抗痙攣藥、抗憂鬱藥、抗焦慮藥或類固醇等。

3. 非藥物侵入性治療：可考慮手術、放射治療、化學治療、標靶治療、神經阻斷術或其他。

4. 輔助療法，包括 TENs、針灸、穴位按摩、芳香療法、藝術治療、音樂治療、想像治療、動物輔助治療、物理治療（冷熱敷）等

5. 身體照顧：適切的口腔護理、手部和足部護理、翻身擺位及移位，並在每次的翻身擺位時適當地支托，避免骨骼肌肉受傷。

6. 舒適護理：可教導放鬆技巧、冥想、催眠、音樂輔助、生物回饋。

表 7-3　癌症疼痛輔助性止痛藥物表

藥物類型	例子	作用機轉	疼痛適應症
皮質類固醇	Prednisone, dexamethasone	抑制對因組織破壞而產生的發炎反應 減少腫瘤週圍的水腫及避免受損神經的自發性活性	多重適應症包含脊髓神經壓迫、腦內壓升高的頭痛、神經病變性疼痛
Alpha-2 腎上腺性作用劑	Clonidine	減少自主神經傳遞物質的釋放突觸前（pre-synaptic）和突觸後（post-synaptic）的抑制	頑固性的神經病變性疼痛
抗精神藥物（neuroleptics）	Methotrimeprazine (levomepromazine)	在疼痛訊號途徑中多巴胺（dopamine）的拮抗劑？	角色定位不明，主要是合併焦慮或意識混亂的疼痛
抗癲癇藥物類（anticonvulsants）	Gabapentin	減少神經自發性的活性在背角的突觸後神經元上，作用在電壓相關的鈣離子通道上？	神經病變性疼痛

藥物類型	例子	作用機轉	疼痛適應症
三環抗憂鬱劑（tricyclic Antidepressants）	Desipramine, nortriptyline, amitriptyline	增加在下降行疼痛調節途徑的單胺類活性	神經病變性疼痛，特別是持續性的感覺異常
NMDA 受器的阻斷劑	Ketamine, dextromethorphan	在細胞內的活動，會影響鴉片類耐受性、鴉片類相關的神經毒性、神經病變性疼痛	神經病變性疼痛鴉片類相關的神經毒性改善高劑量鴉片類藥物的耐受性問題？
雙焦磷酸鹽類（Bisphosphonates）	Pamidronate, clodronate, zoledronate	抑制蝕骨細胞的活性	骨頭疼痛
降鈣激素（Clacitonin）		抑制蝕骨細胞的活性和骨頭無關的不明止痛機轉	骨頭疼痛交感神經相關的疼痛急性幻覺般的疼痛

(三) 認識使用鴉片類藥物引起的副作用與處置

1. 鴉片類藥物常見副作用為便秘、噁心／嘔吐、鎮定／嗜睡、呼吸抑制、尿液滯留、癢，和長期使用可能引起的神經毒性（opioid-induced neurotoxicity）等，建議處置請參考表 7-4：常見鴉片類藥物副作用、原因與建議處置方法。

表 7-4　常見鴉片類藥物副作用、原因與建議處置方法

副作用	原因	可能處置方法
便秘	腸道 μ 受器的活化造成腸胃蠕動減慢	預防性使用瀉劑、軟便劑，避免增量性排便藥，病人不會對這種副作用產生耐受性。請參照便秘
噁心／嘔吐	直接刺激在延腦的化學受器誘導區腸胃道活動及胃排空減緩平衡感覺異常	如果症狀是輕微的，可以向病人解釋症狀在 3-5 天後會改善使用抗噁心的藥物，如 metoclopramide, domperidone, haloperidol, 或 dimenhydrinate

副作用	原因	可能處置方法
鎮靜／嗜睡	中樞效應	如果症狀是輕微的，症狀可能在 2-3 天後會改善 也許須要選擇其他類型的鴉片類止痛藥 侵入性止痛療法 利用輔助性藥物、放射線治療、化學治療來減少鴉片類藥物的需求 考慮使用中樞神經興奮劑，例如 methylphenidate
尿液滯留	增加膀胱括約肌張力 舒張迫尿肌	考慮減少鴉片類藥物的劑量或使用其他鴉片類的藥物 可能的話，避免同時使用抗膽鹼類的藥物（anticholingergics） 考慮使用膽鹼類的藥物（pro-cholinergic medication）
癢	組織胺釋放	考慮改用合成性的鴉片類藥物，如 oxycodone、fentanyl、methadone 抗組織胺（同時給予 H1 和 H2 阻斷劑） 當癢和脊椎注射的鴉片類藥物有關時，由脊椎給予 bupivacane 也許會有所幫助；另外可以考慮靜脈注射 ondansetron
長期鴉片類藥物引起的神經毒性：鎮靜、意識混亂、肌陣攣、過度疼痛敏感、痙攣	鴉片類藥物，它的代謝產物，腎衰竭的情況下更容易發作	循環使用不同種類的鴉片類的藥物或降低劑量 給予水分 Bezodiasepine
呼吸抑制（註：在對鴉片類藥物有耐受性的病人中，非常嚴重但是不常見）	呼吸驅動的中樞（腦幹）抑制	給予氧氣 停止使用鴉片類藥物 如果是輕微的表現（病人容易被喚醒，呼吸速度大於每分鐘 8 次以上），觀察即可 如果病人不容易被喚醒，呼吸速度小於每分鐘 8 次，考慮使用 0.04-0.08 毫克的 naloxone（用市面上 0.4 毫克／毫升的 naloxone 劑型以 1:10 稀釋，以 1-2 毫升經皮下或靜脈注射）

2. 鴉片類藥物長期使用可能引起的神經毒性（opioid-induced neurotoxicity），包含意識混亂、痛覺增加、觸摸痛、肌陣攣以及癲癇。發生的原因和鴉片類藥物的代謝物，美普利酊（和它的代謝產物，正美普利酊）有關，特別是嗎啡的 3-glucuronide 及水基嗎啡（M3G、H3G）。這些代謝產物是腎臟排出的，特別容易在水分不足和腎功能失常的情況累積下來。鴉片類藥物引起的神經毒性也可能在目前沒有已知活性代謝物的鴉片類藥物出現，如美沙酮或芬太奴。因此任何鴉片類藥物都有可能引起神經毒性。

3. 鴉片類藥物引起的神經毒性的早期表現有鎮靜以及精神錯亂。最初會發現當病人熟睡後有肌陣攣收縮。這些突發性的肌肉收縮會讓病患清醒，而且他們可能會痛苦地呼喊，特別是如果有精神錯亂的狀況。

4. 如果也有痛覺過敏，要區別是鴉片類藥物引起的神經毒性或是腫瘤相關疼痛的增加會很困難。這個區別很重要，前者需要試著將鴉片類藥物劑量減少，而後者需要增加鴉片類藥物劑量。

三、對於疼痛藥物鴉片類藥物（尤其嗎啡）常見的不實觀點與誤解說明

1. 當鴉片類藥物適當地用於緩和疼痛，成癮（心理依賴）是非常少見的。臨床醫療人員應該了解鴉片類藥物會有耐受性（因為長期服用一種藥物而導致藥物的反應減弱）和生理性依賴（當鴉片類藥物被中斷，或是藥量突然減少，或是服用拮抗劑或是拮抗刺激劑而產生戒斷症狀）。而非心理性依賴（所稱之「成癮」），當癌症病人主訴疼痛大多是真實的，通常不是為非醫療目的且心理性強迫需求鴉片類藥物。

2. 一個常有的顧慮是如果嗎啡類藥物「太早」開始使用，以後就會沒有作用且危險。這是沒有根據的說法；鴉片類藥物並無天花板效應（ceiling effect），而且可以因疼痛需要調整劑量。有些證據指出有效控制慢性癌症疼痛可讓癌症病人活得比較久。

第二節　癌症末期病人腸胃道症狀（噁心／嘔吐、便祕、吞嚥困難、腹脹、腸阻塞）

人以食爲天，即使是癌症末期病人也渴望獲得適當營養與水分。當癌症末期病人出現營養與水分攝取問題，或有腸胃道症狀時，可先從詢問病史與檢驗檢查結果開始評估，再依病人主訴來區分致病的病因。

一、腸胃道症狀評估、處置與照護

1. 首先要了解癌細胞本身就可能造成腸胃道症狀的機轉（圖 7-4），以及了解不同器官部位的癌症或轉移至腸胃道系統相關解剖位置的腫瘤可能對腸胃道功能的影響（圖 7-5）。
2. 其他與特殊腫瘤部位有關之症狀，如影響橫隔膜容易打嗝，腹膜上腫瘤或腹腔腫瘤容易有腹水等。另外有些症狀與病人正在服用藥物引起或之前治療所引起需區分，例如抗癌藥物會引起噁心與嘔吐，止痛藥物有人也會噁心與嘔吐，之前接受手術與放射治療後，容易口乾、口腔炎、咽喉或食道狹窄，會造成吞嚥疼痛或吞嚥困難等。

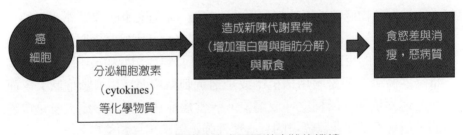

圖 7-4　癌細胞造成腸胃道症狀的機轉

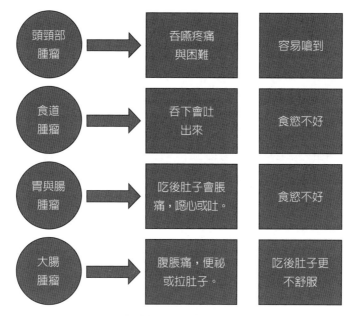

圖 7-5　不同解剖位置腫瘤對腸胃道系統影響

二、癌症病人腸胃道症狀處置的步驟

(一) 依病人主訴症狀給予藥物或醫療處置

1. 噁心／嘔吐：須確認腸胃系統有無腫瘤阻塞，若無阻塞可給予止吐藥物，例如：Metoclopramide（Primperan）5mg 1# po tid pc or Novamin 5mg 1# po tid pc，嚴重時可加上 Haloperidol 0.5mg 1# po tid pc。若有腫瘤造成腸胃系統阻塞應先排除阻塞病因（在後續一節近一步說明），懷疑腸胃道阻塞時禁用 Primperan（Leach, 2019）。

2. 便秘：導致末期病人便秘的原因包括，虛弱無力、活動度不足、水分及纖維攝取不足、腫瘤壓迫、藥物引起，例如嗎啡、鐵劑、鎮靜安眠藥物等，都會引起便秘。整體評估後，根據引發的原因給予適切的用藥及處置（參考表 7-3）。

3. 吞嚥困難：區分因癌症造成惡病質的無力吞嚥，或腫瘤部位造成，或之前手術與放射治療造成三種，若因癌症惡病質病人可以考慮給予

Progestational drug，例如：Megace 160~800mg/day，試著改善胃口。若是腫瘤部位造成吞嚥困難或是之前手術與放射治療造成的，則須與病人／家屬討論營養水分攝取的目標，希望盡量充足營養水分攝取，則需要放置鼻胃管灌食或經皮內視鏡胃造口（PEG）灌食；否則處置原則需配合病人自身需求，繼續經口吞嚥，營養水分攝取通常不足，且因容易嗆到，可能引發吸入性肺炎，但應尊重末期病人對營養水分需求的抉擇。至於人工營養水分靜脈注射對癌症末期病人有一定幫助，但可能會延長病人生命存活期，須謹慎與病人／家屬討論取得共識，且對惡病質病人或心肺功能不佳或腎功能不佳病人給予時要小心輸入液體量，避免因人工營養水分靜脈注射造成病人不適。

4. 腹脹、腸阻塞：不管是否合併腹水，大便狀況是關鍵，若還有大便則以通便為重點，藥物從輕瀉藥、強瀉劑到灌腸等（參考表 7-3），必要時徒手挖大便。若是腫瘤阻塞上腸胃道系統，可比照上節吞嚥困難對營養水分攝取處置原則。若是腫瘤阻塞下腸胃道系統，腸造口手術也是處置考慮之一；病人／家屬在了解完全腸阻塞的死亡風險後，選擇順其自然，則給予強力止痛藥物來緩解病人的腹脹與疼痛，此時非藥物處置和照護會有幫助。

表 7-6　瀉劑的分類

類型	作用	藥物
Bulk-forming agents (fibre)（大便成形劑）	保留腸腔水分，軟化大便刺激腸蠕動	Ispaghula (psyllium) husk (e.g. Fybogel®, Regulan®) Sterculia (e.g. Normacol®)
Lubricants（軟便及潤滑劑）	腸道潤滑	Mineral oil
Surface wetting Agents（表面潤滑劑）	減低表面張力，增加腸道內的分泌	Docusate sodium
Osmotic laxatives（滲透性瀉劑）	使水分入腸腔軟化大便	Lactulose syrup Magnesium sulphate

類型	作用	藥物
Contact (stimulant) laxatives （刺激性瀉劑）	作用於大腸及小腸	Castor oil
	作用於大腸	Bisacodyl、Senna、Glycerine

資料來源：http://www.palliativedrugs.com/

(二) 非藥物處置和照護

　　針對腸胃道症狀的非藥物處置和護理首先必須評估，利用視、聽、叩、觸的方式，以聽診器評估腸胃道四個象限的蠕動情況，叩診腹部是否脹氣，並以肛門指診評估是否有糞便填塞，並確認腹腔或腸腔內有無腫瘤，小心避免壓迫或腹部按摩導致腫瘤破裂。腹脹病人可運用黃花油或雷公根順著升結腸、橫結腸、降結腸作腹部按摩後，再用熱水袋或溼毛巾熱敷不超過 30 分鐘；食物部分，可使用黑棗汁（加州李子汁）、地瓜、燕麥等高纖維食物刺激排便；以生理食鹽水浣腸球或食用級橄欖油小量灌腸刺激排便；協助雙下肢被動運動，幫助腸蠕動刺激排便（賴，2020）。

第三節　癌症末期病人呼吸道症狀

　　當癌症病人出現呼吸喘時，首先要排除瀕死現象（瀕死相關處置會放在第八章），只要不是瀕死現象，我們就可以做好評估後再處置。當癌症末期病人主訴呼吸喘時，我們要相信他，因為呼吸喘是一種主觀感受，客觀偵測血壓、心跳、呼吸次數、血氧濃度或體溫等只能參考。影像學檢查會有幫助，但對癌症末期病人而言，他的感受還是最真實。所以此症狀嚴重程度除了與癌症疾病惡化有關，但也常與病人情緒、其他不舒服症狀、睡眠、心情、環境，或與照顧者有關。在安寧療護中，若能明確知道造成喘的病因，給予適切處置來改善外，安撫病人或給予舒適護理也常常有效改善病人的呼吸症狀。

一、呼吸道症狀評估、處置與照護

　　從詢問病史與檢驗檢查結果開始評估，先區分是可處置病因或無法處置病因：常見可處置病因如感染、發燒、貧血、肋膜積水或嚴重腹水、心包膜積水、上腔靜脈阻塞症候群等，如果可適切處置，通常呼吸症狀可以緩解，但末期病人是否一定要處置，尤其一些侵入性處置（例如：插氣管內管等），應詢問病人，溝通處置的利弊得失，最後須尊重病人意願。一旦病人選擇不做侵入性處置，則與無法處置的病因一樣，以緩解病人感受為主，通常會藉助鴉片類藥物或鎮定藥物等協助，配合舒適護理等照護。所謂無法處置的病因通常也是造成癌症病人成為末期的病因，除了給予氧氣與緩解病人感受藥物外，舒適護理與社會心理支持也很重要。

二、癌症病人呼吸症狀處置的步驟

(一) 基本呼吸症狀處置

1. 適當給予病人能接受的氧氣模式，從鼻導管氧氣、面罩式氧氣，甚至是非侵襲性正壓呼吸器讓病人抉擇，並注意氧氣流量調整。
2. 給予常用呼吸道藥物：支氣管擴張劑、類固醇、抗組織胺等。若有心臟衰竭則需配合心臟用藥，必要時可增加利尿劑。若有感染與發燒，則抗生素與退燒藥會有幫助。
3. 以舒適護理輔助照護（賴，2020）。

(二) 困難呼吸症狀處置

1. 遇到無法處置病因且病人基本處置效果不佳時，請先與病人／家屬溝通，了解病人善終準備程度，並告知考慮使用鴉片類藥物或鎮定藥物的利弊得失，在徵求同意後先嘗試性給予一次上述藥物。例如：癌症病人可以優先考慮 Morphine 15mg 0.5# po q4hprn。評估效果與副作用後，再視情況調整藥物，或症狀改善且無明顯副作用時，改為常態性用藥。
2. 護理照護
   (1) 呼吸困難的評估：評估的內容包括呼吸困難的感覺、呼吸困難的強度、呼吸困難的反應，及呼吸困難對活動影響的程度。

(2) 呼吸困難的護理處置：包括使用 A 字枕舒適擺位增加肺部擴張的空間、超音波噴霧治療（注意需無菌的液體）、使用小電風扇對著臉頰三叉神經 2-3 支吹拂、冥想放鬆治療、穴位按摩與芳香療法併用、提供物理治療，教導病人省力及活動安排（energy conservation & activity management）、胸腔物理治療，包括姿位引流幫助痰液排出（黃等人，2018；賴，2020）。

第四節　癌症末期病人譫妄

超過六成以上癌症病人進入末期時，容易出現神經精神綜合症狀：譫妄，常見的病因評估包括腫瘤附屬症候群（paraneoplastic syndrome）、腦部轉移、感染、電解質不平衡、血糖值異常、低血氧、藥物使用，或之前放射線或化學治療後遺症、失智等，臨床上會出現意識混亂之症狀，對人時地物認知偏差（定向感差），注意力不集中，思想或行為改變等，有些末期病人的譫妄會持續到死亡。

一、癌症病人譫妄症狀處置的步驟

1. 當癌症末期病人突然出現譫妄時，先確認基本生命徵象與症狀，可考慮抽血和驗尿來鑑別診斷感染、電解質不平衡，或血糖值異常等潛在病因。
2. 若有需要，可安排腦部電腦斷層等檢查，排除腦部轉移。
3. 務必檢查癌症病人目前用藥，因為下列藥物可能與譫妄有關：Opioids、Benzodiazepine、Antidepressant、Anticonvulsant、Anticholinergic drug etc. 若醫療團隊適當調整以上用藥，有時譫妄會適度改善。
4. 至於之前放射線或化學治療後遺症的病因，很少是突發事件，多半是治療後已譫妄一段時間（大多超過一個月）。
5. 最難是腫瘤附屬症候群（paraneoplastic syndrome）：癌症病人因為癌細胞直接分泌荷爾蒙，或是分泌荷爾蒙前驅物質，或是分泌細胞激素所造成。當癌末病人出現譫妄且查無上述明確病因或經溝通後暫無進一

步檢查時，常會以腫瘤附屬症候群當成譫妄病因，通常會與瀕死準備
一起被討論。

6. 建議譫妄處置先從已知且可逆的病因來處置，例如：感染、電解質不平
衡、血糖值異常、低血氧、藥物調整、腦轉移等。若譫妄改善有限，
可能病因是不可逆的（例如：腫瘤附屬症候群或暫無進一步檢查時），
此時處置則與家屬溝通後，以安寧照護與善終準備爲主。

二、非藥物處置和舒適護理

當癌症末期病人出現譫妄意識混亂時，照護原則首先須與病人及家屬
建立親善與信任關係並維持良好的溝通，例如，接觸時自我介紹並稱呼病
人喜好的稱呼，以簡單容易懂得字句溝通，建立良善的照護關係；緩解病
人的焦慮情緒並增加定向感，在每次執行各項照護措施時，都需要以輕柔
的聲調向病人說明，鼓勵家人多探視與陪伴；維護病人安全預防意外事件
發生，例如，預防跌倒，必要時將病床靠近牆壁，並拉起床欄或使用離床
報知機（賴，2020）。

第五節　癌症末期病人常見的皮膚傷口、腫瘤傷口與淋巴水腫照護

癌症末期疾病進展容易造成惡病質，因病人活動性差或臥床，容易
伴隨許多困難且棘手的皮膚傷口、腫瘤傷口、及惡性淋巴水腫問題。困難
處置的傷口型態包括糖尿病足及動脈血管阻塞，導致的壞死性傷口、嚴
重無法癒合的壓傷傷口、及腫瘤蕈狀潰瘍傷口。除了一般皮膚傷口外，
癌症末期病人常見困難處置的傷口包括失禁性皮膚發炎傷口（Incontinence-
Associated Dermatitis, IAD），是容易造成壓力性損傷高風險因子、類天皰
瘡、皮膚乾燥脫屑等傷口。

照護癌症末期病人傷口的理念不該只侷限在一般皮膚、傷口及水腫照
護的角度，必須以全人觀點的態度思考病人傷口的適切照護，包括針對病
人的存活期評估、病人的營養狀態、傷口癒合可能性與需要癒合的時間、

其他症狀是否影響傷口處置、了解病人及家屬餘生期待，以及病人的醫療照護的抉擇。

一、癌症末期病人傷口處置的步驟

(一) 困難處置傷口的評估

本節主要以癌症末期病人較困難處置傷口為主，依據常見困難處置的傷口類型、參考癌症末期病人存活期、與病人營養狀態的評估，將傷口是否能在病人存活期間有機會癒合分成兩類，而瘤蕈狀潰瘍腫瘤傷口則為第三類。

(二) 困難處置傷口的照護目標與處置

依據上述評估，在生命存活期內可否癒合設定不同目標，而瘤蕈狀潰瘍腫瘤傷口則另立目標。

1. 在生命存活期內可癒合的照護目標與處置：照護傷口體，傷口周圍皮膚的清潔與照護也非常重要，搭配符合皮膚酸鹼值 pH 5.5 不含皂的清潔液，輕柔清潔並移除傷口體周圍的殘存黏膠，清潔後再覆蓋適合傷口狀態的敷料。請參考 T.I.M.E. 傷口評估與處置原則（Schultz et al., 2003）：

T	I	M	E
Tissue	Infection and inflammation control	Maintenance of Moisture balance	Promotion of epithelial advancement of wound Edges
傷口床 ‧壞死組織清創	感染發炎的傷口需適當的控制 ‧使用抗生素 ‧抗菌敷料	‧控制滲液 ‧提供傷口溼潤環境	傷口邊緣

2. 在生命存活期內無法癒合的照護目標與處置：包括因惡化的糖尿病足及動脈血管阻塞導致壞死性的傷口，應該以舒適為主，不以癒合為目

標，需控制疼痛、感染、滲液、惡臭及出血，需關懷病人全人的照護歷程，及病人／家屬的心理靈性適應等。

3. 腫瘤蕈狀潰瘍傷口的照護目標與處置：先了解其特性：大量壞死組織（necrosis）、大量滲出液（exudate）、容易出血（local bleeding）、惡臭（odor）、感染（infection）與疼痛（pain），其中疼痛的原因包括腫瘤壓迫到神經、腫瘤蔓延至真皮層；包括人為因素：不當的傷口清潔技巧及傷口表層移除敷料；容易出血的原因包括腫瘤侵蝕血管、腫瘤壓迫鄰近組織所造成、腫瘤發展新生血管、血小板低下有關、換藥移除敷料時損壞到脆弱的組織；傷口惡臭的發生是因為組織灌流不足、缺氧與壞死，而被破壞的組織又受到細菌（如 Bacteroides fragilis、Prevotella spp、Fusobacterium nucleatum、Clostridium perfringens 及 anaerobic cocci 等）感染所致。細菌所產生的腐胺、屍胺及易揮發的短鏈脂肪酸會散發出非常刺激性的臭味，部分菌種如，Proteus spp、Klebsiella spp 及 Pscudomonas spp 的感染也會散發獨特氣味；大量滲液是因為高度通透性的微血管結構及分泌血管可透性因子，產生量多滲液，或是傷口感染造成滲出液增加。針對病人存活期預估的時間長短，提供適切的介入措施，及協助病人／家屬心理靈性照護是非常重要的。

4. 傷口換藥的疼痛處置：換藥前先使用口服或針劑止痛藥或傷口表面局部止痛，若傷口面積大，必要時，讓病人可以使用止痛及鎮靜安眠藥物；敷料的選擇以高吸收、不回滲、不沾黏傷口體為主，如含銀離子的藻膠型敷料，可針對滲液、感染及生物膜，鎖住滲出液及細菌，可保護傷口周圍皮膚、減少浸潤，可盡量降低敷料移除時造成的交叉感染。若可能導致出血的傷口，須於發生前先做好準備並向家屬說明，準備用物包括，深色毛巾及深色塑膠袋、止血敷料（常用 Bosmin+ 紗布即可），及止血藥物、處理傷口惡臭的用物。

5. 臨終腫瘤大出血的處置：針對腫瘤發生於大血管周圍的高危險病人，例如：頭頸癌症病人，須提前準備並說明，讓家屬了解可能發生之狀況及處置原則。發生時，先降低病人及家屬的害怕、避免疼痛、必要時予鎮靜。接著準備深色的毛巾覆蓋出血處，必要時使用鎮靜安眠藥物及止痛劑，陪伴並減緩家屬及病人之焦慮，審慎評估是否需在急性出血

時輸血，待出血停止後再決定是否輸血較好。

(三) 癌症末期病人淋巴水腫的處置與照護

　　人體的淋巴有 80% 淺層淋巴系統及 20% 深層淋巴系統，常出現淋巴水腫的末期病人包括乳癌、前列腺癌、頭頸部癌症或是後腹腔淋巴循環受壓迫也是淋巴水腫的高危險群。當淋巴循環系統失調，過多蛋白質的組織間液累積於軟組織間隙，產生水腫、慢性發炎、纖維化的情形，若重度淋巴水腫會出現皮膚角質化及疣狀增生。

1. 末期病人的淋巴水腫照護：以控制疼痛、感染、促進舒適爲主。針對淋巴水腫的照護，可執行徒手淋巴引流（Manual Lymph Drainage, MLD），再針對淋巴水腫的肢體，使用專用材質的壓力繃帶（compression bandage）進行多層次紮綁，受限於臺灣潮溼切悶熱的氣候型態，壓力繃帶治療的實用性較低，故近年來開始推動以肌內效貼布（蔡，2005）合併協助性運動介入，利用肌肉收縮，促進淋巴管的收縮，改善淋巴回流（黃、劉、葉和余，2021）緩解末期病人的淋巴水腫症狀。並非所有的淋巴水腫都適合按摩，徒手淋巴引流的禁忌症包括，充血性心臟病、發炎症狀、皮膚有傷口或紅腫熱痛、癌症轉移、不明原因的疼痛、血栓、上腔靜脈症候群（superior vena cava syndrome）。淋巴水腫按摩後，建議穿戴寬鬆有彈性、透氣度高且不勒緊的衣物（黃等人，2021；蔡 2005）。

第六節　　非癌症末期病人常見症狀

　　因應臺灣將於 2025 成爲超高齡社會（65 歲以上人口占總人口比率超過 20%），考慮醫療照護資源無法無限擴張，未來被醫療照護者與可提供醫療照護者比例逐年上升；且醫療照護趨勢：認同「好死勝於歹活」占多數，和民眾重視老人的醫療照護以生活品質與生命意義爲主。於是爲了增加非癌末期病人安寧療護利用率，健保署 2022 年開放已簽署「預立醫療決定」的病人在符合自主權利法規定的特殊臨床條件下接受安寧療護；與衰弱末期老人納入安寧療護範圍，以便未來更多非癌末期病人接受安寧

療護（衛生福利部健康保險署）。

　　本節將以年度衛生福利部公告之十大死因為主，介紹常見非癌末期疾病症狀的安寧療護處置，並以全人照護觀點，提醒這些病人的社心靈處置與家屬的哀傷處置。

一、心血管系統疾病末期病人

　　臺灣每年超過兩萬人死於心血管疾病，是第二大死因。此類死亡病人中超過一半與冠狀動脈疾病有關，也和高血脂症、糖尿病、高血壓、抽菸、高脂飲食、肥胖和缺乏運動有關。此類疾病急性發作時強調 Door to door 的緊急處置，但曾經急性發作後控制不好或慢性惡化成為長期心衰竭就可能需要安寧緩和醫療的介入。

(一) 健保收案條件 [10]
　　心衰竭末期應最少符合下列二個指標：
1. CHF NYHA stage III 或 IV——休息或輕度活動時會喘。
2. 原心臟照顧團隊認為病人很可能在近期內死亡。
3. 經常因嚴重心臟衰竭症狀住院。
4. 雖經最大的醫療處置但仍有極不容易控制的生理或心理症狀如下：
　　(1) 因心律不整而造成的昏厥等嚴重症狀者。
　　(2) 曾有心臟停止或心肺復甦術病史。
　　(3) 常有不明原因的昏厥。
　　(4) 心因性腦栓塞。
　　(5) 左心室射出分率（LV ejection fraction）$\leqq$ 20%。

(二) 心血管系統疾病末期病人的安寧療護抉擇
　　釐清原來心臟衰竭的醫療照護模式要保留哪些，哪些侵入性或不明確性來延長生命的處置應該停止，哪些可減少症狀改善生活品質的處置應該加入。在熟悉病人和了解病人的善終心願與準備後，尋求安寧療護團隊幫助症狀處置與給予病人社心靈關懷與家屬預期性哀傷。

(三) 心血管系統疾病末期病人的安寧療護處置

　　大多數心衰竭末期病人的心臟用藥也都是緩解病人症狀爲主，是否要停藥需與原來心臟專科醫師詢問。病人出現呼吸急促與胸口疼痛時，鴉片類藥物（opioids）會有幫助，但給予的風險要事先與病人家屬討論風險後使用。教導非藥物的舒適護理，適時翻身擺位也很重要。最後瀕死時期適切的症狀處置與陪伴，安寧團隊協助死診取得。

二、呼吸系統疾病末期病人

　　依據死因可再分類爲急性肺炎慢性呼吸道疾病惡化。急性肺炎占死因第三位，當治療不理想且預後差時會考慮善終，勿侷限醫療照護議題於是否插氣管內管或已插管後能否拔管爲主，如果醫療照護共識是安寧療護，可強調緩解症狀醫療照護，討論給予鴉片類藥物（opioids）或鎮定藥物的時機與風險。而慢性呼吸道疾病惡化占死因第八位，目前是此系統疾病病人接受安寧療護的主群體，因爲生活品質較差且有因吸不到氣的死亡恐懼，需要安寧團隊多元的醫療照護。

(一) 健保收案條件（衛生福利部健康保險署）

　　健保收案分爲慢性氣道阻塞疾病，他處未歸類者；與肺部其他疾病兩部分。

　　慢性阻塞性肺病（Chronic Obstructive Pulmonary Disease, COPD）休息時就會喘，且病況持續惡化（如：反覆因肺炎或呼吸衰竭需送至醫院急診或住院），合併以下任一狀況：

1. 即使使用氧氣，然而 $PaO_2 \leqq 55mmHg$、$PaCO_2 \geqq 50mmHg$ 或 O_2 saturation $\leqq 88\%$。
2. FEV1 $\leqq 30\%$ of predicted。
3. FEV1 持續下降且速度每年大於 40 mL。
4. 六個月內體重減少 10% 以上。
5. 休息時心跳超過 100/min。
6. 肺心症或肺病造成之右心衰竭。
7. 合併有其他症狀（如：惡質病、反覆感染、重度憂鬱）或多重合併症。

肺部其他疾包括 Cystic fibrosis、severe fibrotic lung disease 等末期肺病，休息時就會喘，且病況持續惡化（如：反覆因肺炎或呼吸衰竭需送至醫院急診或住院），合併以下任一狀況：

1. 即使使用氧氣，然而 $PaO_2 \leqq 55mmHg$、$PaCO_2 \geqq 50mmHg$ 或 O_2 saturation $\leqq 88\%$。
2. FEV1 $\leqq$ 30% of predicted。
3. FEV1 持續下降且速度每年大於 40 mL。
4. 六個月內體重減少 10% 以上。
5. 休息時心跳超過 100/min。
6. 肺心症或肺病造成之右心衰竭。
7. 合併有其他症狀（如：惡質病、反覆感染、重度憂鬱）或多重合併症。

(二) 呼吸系統疾病末期病人的安寧療護抉擇

在此類病人直接與緊急時是否插氣管內管有關，在病人還有意思能力時，盡量與病人溝通是否預簽安寧意願與善終需求，以備未來減少家屬代為決定醫療照護的壓力。以被胸腔科醫師確診為末期慢性肺阻塞病人為例，簽署安寧意願且接受社區安寧療護，醫師開立鴉片類藥物來緩解症狀，結果病人反而可以有一段時間有較好的生活品質，唯一的困擾是非癌病人開立鴉片類藥物限制。

(三) 呼吸系統疾病末期病人的安寧療護可能處置

氧氣是基本處置，但使用頻率和強度需與病人討論，以病人需求為主。但病人出現呼吸喘時，Tramadol 或鴉片類藥物會有幫助，但給予的風險要事先與病人家屬討論後使用。感染是常見的，若在家不去醫院時，可使用口服抗生素與退燒藥。

三、肝系統疾病末期病人

肝硬化或慢性肝病死亡占第十大死因。此類病人通常與慢性 B 型肝炎、慢性 C 型肝炎或酒精性中毒有關，初期症狀不明顯，可能以腸胃症狀表現，當有腹水或出現黃疸時，通常已是末期了。可參考下表 Modified

Child-Pugh score 針對肝病嚴重度分級表：

Modified Child-Pugh score 分 A、B、C3 個等級，C 為最嚴重，其評估項目有白蛋白、總膽紅素（黃疸指數）、凝血時間、肝昏迷及腹水五項。

	1	2	3
膽紅素（mg/dl）	< 2	2-3	> 3
白蛋白（g/dl）	> 3.5	2.8-3.5	< 2.8
腹水	無	輕度	中，重度
肝腦病變	無	輕度	中，重度
凝血時間（延長之秒數）	1-2	3-5	> 6

這 5 個項目加起來的積分，5-6 分為 A 級，7-9 分為 B 級，10 分以上則為 C 級。

(一) 健保收案條件（衛生福利部健康保險署）

必要條件：肝病或肝硬化末期，不適合肝臟移植，且 (1)PT > 5 sec above control 或 INR > 1.5 歐；(2)Serum albumin < 2.5 g/dl 合併下列任一項症狀：

1. 困難處理之腹水（refractory ascites）。
2. 自發性細菌性腹膜炎（spontaneous bacterial peritonitis）。
3. 肝腎症候群（hepatorenal syndrome）。
4. 肝腦病變合併坐立不安、昏睡和昏迷（encephalopathy with asterixis, somnolence, coma）。
5. 復發性食道靜脈瘤出血（recurrent variceal bleeding）。
6. 多重器官衰竭（multiple organ failure）。
7. 惡病質與消瘦（cachexia and asthenia）。

(二) 肝系統疾病末期病人的安寧療護可能處置

除了感染或吐血外，大多數肝末期病人瀕死前會進入肝昏迷階段，時間可能數天到數週。肝昏迷容易出現手抖、譫妄、思緒混亂、嗜睡等症

狀。非藥物的舒適護理與翻身擺位比較有幫助。瀕死時期適時說明病情與協助症狀，注意家屬預期性哀傷撫慰，最後協助死診取得。

(二) 肝硬化合併腹水的藥物與照護處置

限鈉攝取（少於 88 mEq (2000 mg)per day），出現低血鈉（<120 mEq/L）才限水，可考慮給予利尿劑：spironolactone and furosemide in a ratio of 100:40 mg per day initially.

四、腎系統疾病末期病人

臺灣腎臟透析成效好，但仍有每年超過五千人死於腎病末期，是第九大死因。常見原先未曾腎臟透析病人，因罹患其他疾病後需要腎臟透析，但拒絕腎臟透析，則照會安寧療護團隊介入。另外原先規則腎臟透析中病人若因新病況不能腎臟透析，或病人不願意再腎臟透析，則必須充分告知其診斷、預後與所有治療選擇，也需要召開家庭會議，與病患和家屬討論預立醫療指示與全人醫療的理念。

(一) 健保收案條件 (衛生福利部健康保險署)

分為急性腎衰竭，未明示者；與慢性腎衰竭及腎衰竭，未明示者兩類。

急性腎衰竭，未明示者（acute renal failure, unspecified）：

1. 已接受腎臟替代療法（血液透析、腹膜透析、腎臟移植）病人。
2. 病人因嚴重之尿毒症狀，經原腎臟照護團隊評估病人可能在近期內死亡。
3. 病人在自由意識的選擇與自主的決定下不願意，或因合併下列疾病狀況之一，不適合繼續接受長期透析治療或接受腎臟移植者：
   (1) 其他重要器官衰竭及危及生命之合併症。
   (2) 長期使用呼吸器。
   (3) 嚴重感染性疾病合併各項危及生命之合併症。
   (4) 惡病質，或嚴重之營養不良危及生命者。
   (5) 惡性腫瘤末期病人。

(6) 因老衰、其他系統性疾病，生活極度仰賴他人全時照顧，並危及生命者。

慢性腎衰竭及腎衰竭，未明示者：本項適用主診斷 N18.4、N18.5、N18.6、N18.9（慢性腎衰竭；chronic renal failure）及 N19（腎衰竭，未明示者；renal failure, unspecified）兩項疾病末期定義。

1. 慢性腎臟病至末期腎臟病階段，尚未接受腎臟替代療法病人，屬慢性腎臟病（CKD）第 4 期、第 5 期病人（GFR < 30ml/min/1.73m2），或已接受腎臟替代療法（血液透析、腹膜透析、腎臟移植）病人。
2. 病人因嚴重之尿毒症狀，經原腎臟照護團隊評估病人可能在近期內死亡。
3. 病人在自由意識的選擇與自主的決定下不願意，或因合併下列疾病狀況之一，不適合新接受或繼續接受長期透析治療或腎臟移植者：
(1) 其他重要器官衰竭及危及生命之合併症。
(2) 長期使用呼吸器。
(3) 嚴重感染性疾病合併各項危及生命之合併症。
(4) 惡病質，或嚴重之營養不良危及生命者。
(5) 惡性腫瘤末期病人。
(6) 因老衰、其他系統性疾病，生活極度仰賴他人全時照顧，並危及生命者。

(二) 腎系統疾病末期病人的安寧療護抉擇

在國家衛生研究院的先驅研究指出：呼吸器依賴、高齡老人（年紀85 歲以上）、淋巴腫瘤及多數癌末、嚴重肝硬化、嚴重中風、嚴重阻塞性肺病都是慢性腎臟病患者開始腎臟透析後半年內死亡的危險因子。考慮改為嘗試性或有症狀時腎臟透析也是安寧療護的抉擇之一。近年來對病人是否有意思能力或是否呼吸器依賴常被提出來討論：是否讓此類病人繼續腎臟透析？需要與病人／家屬召開家庭會議來溝通，取得醫療照護的共識。

(三) 腎系統疾病末期病人的安寧療護可能處置

一般停止腎臟透析，大部分病人不超過 30 天，可能在兩週內死亡。停止腎臟透析，身體因水分毒素堆積、關節液堆積，可能會疼痛、躁動、呼吸困難、心律不整、失眠、噁心、嘔吐、抽蓄及身體搔癢等症狀，逐漸會意識不清、昏睡。

適切症狀用藥是重要的，但注意藥物代謝變慢，應依狀況逐漸調整用藥頻率與劑量。剛停止腎臟透析且尚有意識病人若感到口乾與餓，可少量經口給予水分或清淡流體飲食。

五、神經系統疾病末期病人

腦血管疾病造成死亡是第四大死因，失智症造成死亡是第十二大死因。會考慮安寧療護通常是病人無意思能力，家屬提出需求。此時兩位專科醫師能否確診末期病人很重要。上述病人的安寧療護照會時，通常病人住在醫院，現在因為疫情與社會氛圍，在家或在機構很多安寧療護需求，於是前來門診照會安寧療護增多了。但這類病人病情差異很大，不容易可以順順做好安寧療護。

(一) 健保收案條件 (衛生福利部健康保險署)

分為失智症與其他腦變質。失智症末期須符合下列三項條件：

1. 確診失智症（ICD-10-CM 代碼：F01-F03、F1027、F1097、F1327、F1397、F1827、F1897、F1927、F1997、G30、G31）。
2. 臨床失智評估量表（Clinical Dementia Rating, CDR）3 分且日常體能狀況已超過半數時間臥床或依賴輪椅（如 ECOG 3 分以上），或失智症功能評估分級量表（Functional Assessment Staging, FAST）等級 7C 以上。
3. 一年內，合併發生以下任一種臨床狀況：
   (1) 居家照護或一般支持性醫療照護無法提供進一步之症狀改善而轉介時。
   (2) 營養不良（下列任一情境）
   - 吞嚥困難，進食喝水減少，但選擇不接受管灌餵食。
   - 明顯的體重減輕：過去三個月下降 5% 或六個月內下降 10%。

　　- 身體質量指數（BMI）小於 16，或白蛋白小於 2.5g/dL。

(3) 兩次以上跌倒，或者大腿骨骨折。

(4) 吸入性肺炎。

(5) 腎盂腎炎或其他上泌尿道感染。

(6) 多處皮膚壓力性損傷（第 3、4 期）。

(7) 敗血症。

(8) 反覆發燒，既使已使用抗生素。

(9) 過去六個月中，出現兩次以上非計畫性的住院，或有一次加護病房的住院。

　　其他腦變質收案條件：嚴重神經疾病如：嚴重中風、嚴重腦傷、Multiple sclerosis、Parkinson's disease、Huntington's disease 等退化性疾病末期，合併以下狀況：

1. 末期腦變質病人，不需使用呼吸器維生者，病情急劇轉變造成病人極大不適時，如：

(1) 電解值不平衡（electrolyte imbalance）

(2) 急性疼痛（acute pain）

(3) 嚴重呼吸困難（severe dyspnea）

(4) 惡性腸阻塞（malignant bowel obstruction）

(5) 嚴重嘔吐（severe vomiting）。

(6) 發燒，疑似感染（fever, suspect infection）

(7) 癲癇發作（seizure）

(8) 急性瞻妄（acute delirium）

(9) 瀕死狀態（predying state）

2. 末期腦變質病人，雖使用呼吸器，但已呈現瀕臨死亡徵象者。

(二) 神經系統疾病末期病人的安寧療護抉擇

　　因為醫療上不確定因素很多，需要病人 / 家屬、照顧者（在機構時）與安寧居家醫療團隊有共識。生活品質與生命意義是首先提出來的議題。熟悉病人後，了解病人的善終心願與準備。注意病人社心靈關懷與家屬預期性哀傷。通常病人 / 家屬的期待病人順順、沒有痛苦、拒絕 CPR、後

事已安排……等，安寧團隊仍需溝通提醒：未來可能疾病的生命軌跡、可能的瀕死症狀和處置抉擇（例如：在家善終或可能去醫院就醫）。給予出現病危徵兆時的緊急聯絡管道，協助在家死診取得過程和喪葬事宜的準備，注意家屬捨得和捨不得等的哀傷撫慰。

(三) 神經系統疾病末期病人的安寧療護可能處置

神經退化性疾病病人最困擾的症狀是譫妄、呼吸喘與吞嚥困難，其中譫妄與呼吸喘於前幾節已有說明，但失智病人的漸進式吞嚥困難是臨床人員最需要學習面對的症狀處置，在此建議參考衛生福利部 2016 出版：失智症安寧緩和醫療照護指引（陳，2016）。其指引強調吞嚥困難會在 90% 失智末期病人出現，且其中大約四成會在六個月內過世。文獻顯示此時給予鼻胃管灌食或胃造口灌食並無法實質提升病人生活品質，減少吸入性肺炎的機率，希望照顧者細心且耐心手工餵食為主（Goldberg & Altman, 2014; Sampson, 2009）。

六、衰弱末期老人

世界安寧療護因應高齡社會，推展去疾病化之安寧療護，著重衰弱老人在身體功能退化到嚴重程度時，醫療照護應由健康老化轉換成滿足其安寧療護需求，協助其做好善終準備。可參考安寧緩和醫學學會製作「衰弱老人安寧緩和醫療照護指引」（翁，2018）。健康保險署於 2022 年六月開放衰弱末期衰弱老人接受安寧療護。

(一) 健保收案條件（衛生福利部健康保險署）

1. 參考 Supportive & Palliative Care Indicators Tool（SPICT）評估符合收案條件者。
2. 不願意使用呼吸器維生者，病情急劇轉變造成病人極大不適時，如：
   (1) 電解質不平衡（electrolyte imbalance）
   (2) 急性疼痛（acute pain）
   (3) 嚴重呼吸困難（severe dyspnea）
   (4) 惡性腸阻塞（malignant bowel obstruction）

(5) 嚴重嘔吐（severe vomiting）

(6) 發燒，疑似感染（fever, suspect infection）

(7) 癲癇發作（seizure）

(8) 急性瞻妄（acute delirium）

(9) 瀕死狀態（predying state）

3. ICD-10-CM 代碼：R54。

(二) 衰弱末期老人的安寧療護抉擇

　　衰弱老人進展到末期狀態，接受安寧療護的好處在於可提供老人整合性醫療照護，以全人觀點加強生理、心理、社會、靈性之臨床醫療照護，並給予家屬面對照顧壓力之支持。因為啟動安寧療護，在家或機構可增加醫護人員訪視次數，遇到緊急事件時，可與醫療人員聯絡處置，讓照顧者安心。在醫院可在原醫療照護病房時，啟動安寧共同照護團隊一起協助醫療照護與病人社心靈照護；或依需要轉入安寧病房的醫療照護。另外，末期衰弱老人在家或機構可能會突然身體不適而過世，啟動安寧療護可以為病人的善終把關，並提高在家或機構善終的機率，最後協助開立適宜的死亡證明，為國家衛生政策盡一分心力。

(三) 衰弱末期老人的安寧療護可能處置

　　參考英國社區安寧療護推展的經驗與臺灣老人醫療照護服務經驗，先以 SPICT 篩選有安寧療護需求的老人開案，在啟動收案後，要以老人想要人生最後一哩路的醫療照護喜惡為主，配合家屬的照護能力或機構人員的照護能力，通常建議社區安寧團隊與可施行安寧療護的醫院共組整合性安寧醫療照護模式。在持續性醫療照護中，給予上述各節症狀的安寧療護症狀評估與處置，並強調病人自主概念。在病人瀕死期，安寧團隊協助症狀處置與照顧者做好身體照護，會引導病人與家屬的四道人生，完備病人想要的臨終照顧。

第七節　案例討論

一、安寧居家案例

　　李先生 76 歲，男性，因肚子痛就醫，經社區醫院檢查懷疑胰臟癌後，至醫學中心接受手術治療，因胰臟腫瘤包覆大血管，未切除腫瘤，僅作腫瘤切片與腹腔淋巴取樣。病理證實為胰臟癌合併腹腔淋巴轉移，為胰臟癌第三期，後續安排化學藥物治療。但化學治療後出現右腰肌膿瘍，再次接受手術引流與抗生素治療。醫師考慮病人年紀與身體狀況，經與病人和家屬開醫療照護會議後，病人決定不再化學藥物治療，選擇安寧居家療護。

　　回家後，安寧居家團隊訪視病人：病人臥床、意識清楚、血壓低、心跳快，呼吸尚可（給予鼻導管氧氣：1 L/min，血氧：95%）、沒有發燒、腹脹合併腹痛、吃得少且一吃就吐、三天無便、尿也少、下肢浮腫、失眠、心情差等。

　　主要照顧者：太太與女兒，大兒子將從美國趕回臺灣。

　　安寧醫療照護：

(一) 癌症疼痛議題

1. 疼痛評估：
　　疼痛性質：痛覺神經性（nociceptive）型疼痛，屬於內臟性疼痛。
　　疼痛分數：平時三分，但痛起來可達七至八分。
　　疼痛頻率：一天會有至少一次特別疼痛（歸類於突發痛）。
2. 目前控制疼痛藥物：Durogesic 25 ug/hr q3d，經評估後建議增加 Morphine 15 mg 1# po q4hprn for breakthrough pain（突發痛）。
3. 晚上失眠會增加疼痛，加上安眠藥物 Ativan 0.5 mg 1# qn。

(二) 腸阻塞議題

　　經檢查腹腔無腸音蠕動，肛門指檢無便，懷疑是胰臟癌腫瘤造成完全腸阻塞，建議嘗試手術處置或放置鼻胃管引流，病人／家屬在了解完全腸

阻塞的死亡風險後，選擇順其自然，依靠止痛藥物來緩解病人的腹脹與疼痛，此時非藥物處置和舒適護理最有幫助。

(三) 營養水分議題

因病情溝通後，病人選擇不再經口進食，但想看到兒子，安寧醫療團隊給予適量的人工營養水分，但須注意下肢水腫的照護。

(四) 生命存活期議題

經評估後病人存活期以週計，預計兒子兩天後到家，請病人與家屬做好善終準備。

(五) 靈性議題

除了了解病人想看到兒子外，也試著了解病人如何看待此次罹患胰臟癌末期？在病情惡化與生命存活期有限下，探尋病人對死亡的擔心與害怕，有無人、事、物相關心願，也許安寧醫療團隊可以幫忙。與病人／家屬討論對於葬禮的想法，甚至在關係夠時，讓病人表達死後世界可能的想像？在適當時機引導病人與家屬的四道人生（道歉、道謝、道愛、道別）。

二、安寧病房案例

85 歲阿英阿嬤，育有 1 子 4 女，喪偶，案夫 20 年前死於急性心肌梗塞（AMI），目前與 65 歲的大兒子及大媳婦 3 個人同住，感情緊密。阿英阿嬤患有高血壓併高血壓性心臟病及糖尿病多年，10 年前中風後右半側輕偏癱，治療及復健後，右上肢及右下肢肌力恢復至 4 分，可獨立行走及執行日常生活功能。

過去幾年固定使用的慢性藥物包括：Aspirin（100）1# QD、Amilodipine 1# QD、Indapamide 1# QD、Metformin（500）0.5# BID、Glibenclamide（Glyburide）1# QD AC。

近一年日常生活功能退步，出現骨關節疼痛，進食量變差，睡眠時間變多。兩天前出現呼吸喘、嗜睡、嗆咳、肺部痰音、五天未解便、包尿

布，腹股溝到臀部整個皮膚發紅（失禁性皮膚炎）、偏瘦且四肢肌肉萎縮，四肢肌力變差。家人送住院，體溫 38 度、血壓 102/50 mmHg、心跳 100／分鐘、血糖只有 89 mg/dL、身高 158 公分、體重 38.5 公斤，醫師診斷末期衰弱老人，家人決定接受安寧療護。

　　阿英阿嬤的呼吸喘先給予氧氣與必要時給予氣管擴張劑，面對接受安寧療護但呼吸喘的病人，可嘗試給予口服 Tramadol 或 Ultracet 緩解症狀，但須注意便秘問題等。若弱效鴉片類藥物效果不夠，可改爲口服 Morphine 15mg tab 0.5# q6hprn，依症狀逐漸增加劑量，此時需注意病人容易嗜睡，嗜睡可能是藥物引起也可能是腦部缺氧引起，需花時間去病情溝通，了解病人／家屬的擔心，可能要再呼吸喘的緩解與嗜睡做取捨。

　　末期病人因飲食減少、水分攝取不足、鴉片類止痛藥物副作用等因素很容易便秘，先做肛診，排除硬便堵住肛門，若是太多硬便，則給予灌腸，最後增加通便藥物，例如：Senokot、Dulcolax 等。可做腹部按摩促進腸子蠕動。

　　失禁性皮膚炎問題以清潔優先，隔離汙染性物質（如：大小便），保持適度通風，給予 Zinc oxide 藥膏，評估有無感染性傷口，有感染可以加上 Neomycin 藥膏。

　　非癌衰弱老人接受安寧療護首重病人對醫療照護喜惡的表達，在依據被照顧場所的照顧人力與能力，給予安寧療護介入的強度。在安寧療護中，詢問病人／家屬對緊急事件的處置想法（如：去醫院或留在家或機構），甚至選擇可接受的臨終地點，並注意病人和家屬的四道人生與家屬的哀傷撫慰。

參考文獻

台灣安寧緩和醫學學會。https://www.hospicemed.org.tw/ehc-tahpm/s/w/
　　Guidebook/article/a809617147c948b7ac22a0d0bd1c5154
翁益強（2018）。*衰弱老人緩和醫療照護指引*。台灣安寧緩和醫學學會。
陳炳仁（2016）。*失智症安寧緩和醫療照護指引*。衛生福利部。https://

dementiafriendly.hpa.gov.tw/resources/detail/130

黃芷嫣、劉天慧、葉建男、余秀萍（2021）。【論文摘要】以跨領域團隊模式，運用協助性運動介入安寧病房高惡性淋巴水腫病患：個案報告。*物理治療*，*46*(4)，311-312。https://doi.org/10.6215/FJPT.202112.P21

黃詩凌、賴維淑、方素瓔（2018）。運用風扇緩解呼吸困難—系統性文獻回顧與臨床應用。*護理雜誌*，*65*(4)，84-93。

衛生福利部健康保險署。*現行給付方式：第五部居家照護及精神病患者社區復健*，第三章安寧居家療護。https://www.nhi.gov.tw/Content_List.aspx?n=BC4B6B42238D5D7A&topn=5FE8C9FEAE863B46

蔡涵如（2005）。*肌內效貼布是否可取代治療乳癌術後淋巴水腫之減腫脹淋巴治療法中的繃帶？*（碩士論文，國立臺灣大學）。華藝線上圖書館。https://doi.org/10.6342/NTU.2005.01540

賴維淑（2020）。*舒適護理*。臺灣安寧緩和護理學會。https://www.youtube.com/playlist?list=PLGg5MJVChUgbcBBmebGFHcdQYZsnqW0So（線上數位課程共16單元）

Caraceni, A., & Portenoy, R. K.(1999). A working group of the IASP Task Force on Cancer Pain. An international survey of cancer pain characteristics and syndromes. IASP Task Force on Cancer Pain. International Association for the Study of Pain. *Pain*, *82*(3), 263-274.

Goldberg, L., & Altman, K.(2014). The role of gastrostomy tube placement in advanced dementia with dysphagia: A critical review. *Clinical Interventions in Agin,9*, 1733-1737.

Leach, C.(2019). Nausea and vomiting in palliative care. *Clinical Medicine, 19*(4), 299-301. https://doi.org/10.7861/clinmedicine.19-4-299

Merkel, S. I., Voepel-Lewis, T., Shayevitz, J. R., & Malviya, S.(1997). The FLACC: a behavioral scale for scoring postoperative pain in young children. *Pediatric Nursing, 23*(3), 293-297.

NCCN Guidelines, Version 2. 2023 https://www.nccn.org/login?ReturnURL=https://www.nccn.org/professionals/physician_gls/pdf/

pain.pdf

Sampson, E. L., Candy, B., & Jones, L.,(2009). Enteral tube feeding for older people with advanced dementia. *Cochrane Database Syst Rev, 2,* CD007209.

Schultz, G.S., Sibbald, R.G., Falanga, V., Ayello, E.A., Dowsett, C., Harding, K., Romanelli, M., Stacey, M.C., Teot, L. and Vanscheidt, W.(2003). Wound bed preparation: a systematic approach to wound management. *Wound Repair and Regeneration, 11,* S1-S28. https://doi.org/10.1046/j.1524-475X.11.s2.1.x

第八章 舒適照護、瀕死症狀的處理與案例分享

劉曉菁、王怡萍

第一節　舒適護理的重要性及目的

　　舒適護理（comfort care）是護理照護的核心本質，藉由照顧者整體評估，秉持關愛的態度，透過舒適措施的介入及動手親自照護病人時的肢體接觸，能快速與病人建立親善信任的關係，並維持或減緩功能的退化及病人生理、心理及靈性的不適。

　　舒適護理可以運用在各種照護場域包括急性或慢性醫療機構、長照領域及各種急重症和安寧緩和末期病人身上。舒適護理也是安寧療護場域中最基本的介入措施，不只用在疾病晚期亦可運用在疾病診斷初期（Blinderman, & Billings, 2015）。

　　安寧團隊常運用的舒適護理包括口腔護理、翻身擺位移位、手部及足部護理、皮膚照護、瀕死期症狀評估及遺體護理等，針對舒適照護及臨床運用說明如下。

第二節　舒適護理在臨床的運用

一、口腔護理

　　末期病人常出現口腔問題，如：口乾、念珠菌感染、口腔潰瘍、疼痛、口腔異物（食物殘渣、痰痂、痰液、舌苔）等，造成溝通困難、味覺改變、影響進食與藥物服用，因此嚴重影響生活品質。而口腔清潔照護是護理獨特的功能，也是安寧療護舒適護理中很重要的一部分，有效的評估

及監測口腔黏膜的情形、使用適當的口腔照護措施可以提升病人口腔舒適、緩解症狀，維持口腔於正常功能狀態，降低口腔黏膜和呼吸道感染的風險，享受進食的樂趣並有助口語表達，進而增加生活品質（Singh, et al., 2021）。以下針對末期病人常見的口腔問題，逐一說明。

(一) 口乾

40% 的末期病人會發生口乾（xerostomia），口腔中的唾液可溼潤口腔，有助於吞嚥和說話，並透過消化酶幫助消化，有酸鹼緩衝液能中和維持口中的酸檢值，降低對牙齒的酸蝕，唾液含免疫球蛋白能與致病菌競爭成為身體的第一道防線，唾液減少的狀況會使口腔乾燥，降低口腔黏膜抵抗感染的能力，黏稠度與口腔酸性增加易造成齲齒，也會造成進食及吞嚥困難，舌頭乾燥則引起味覺異常，進而影響食慾等多重影響（王等人，2003；李，2022）。

口乾常見的原因：藥物（三環抗鬱劑、抗精神藥物、抗組織胺、抗膽鹼藥物、鴉片類藥物、利尿劑）、頭頸部放射線治療、脫水、感染、張口呼吸、糖尿病等。

口乾處置：依照病人接受程度 1～2 小時含冰塊（可由病人喜愛的果汁製作冰塊，例如，檸檬可刺激唾液分泌，綠茶可以降低口腔異味）、喝冷水、果汁或茶，口含甘草片、喉片、口腔保溼凝膠、嚼無糖口香糖或使用人工唾液、Pilocarpine (Salagen、Salaflow) 5ml po TID、張口呼吸病人（可在口腔內塗抹橄欖油、椰子油或苦茶油，使用噴霧器）。

(二) 念珠菌感染

90% 接近臨終的癌症病患，會發生念珠菌感染（oral candidiasis）的現象（王等，2003）。臨床症狀初期會在兩頰黏膜、上顎、舌頭、懸雍垂出現不規則的白色斑塊，口中有棉花般毛毛的感覺，舌頭白斑厚或乾燥發紅疼痛、表面平滑，嚴重時可能侵犯食道，造成味覺改變甚至導致味覺喪失、吞嚥困難或吞嚥疼痛。

念珠菌常見的原因：口腔衛生不良、口乾、營養不良、免疫抑制、藥物（類固醇、廣效性抗生素）、不當的假牙配帶。

念珠菌處置：口腔清潔後，含漱 Nystatin 製劑 5～10 分鐘後吞下可有效治療及預防口腔念珠菌感染。

(三) 口腔黏膜炎（Stomatitis）

口腔黏膜炎爲口腔黏膜上皮損傷，開始的表現通常爲無症狀的口腔黏膜紅腫，之後進展成白色疼痛性的斑塊，一般需要 16 天才能達到癒合期，黏膜炎導致口腔潰瘍及疼痛，嚴重的黏膜炎造成病人進食飲水困難，甚至影響接受口腔照護之意願。

口腔黏膜炎常見原因：化學治療後 7～14 天、頭、頸部放射線治療後、口腔衛生不良、口腔乾燥、發炎感染、不當的刺激、假牙、辛辣刺激性食物。

口腔黏膜炎處置：口腔潰瘍的患者主要護理目標在於減輕黏膜的受損及緩解口腔疼痛，加強口腔衛生可以預防合併症的發生，口服 Glutamine 能降低口腔黏膜炎、甘草水可以促進潰瘍傷口之癒合、蜂膠稀釋後的蜂膠含漱可以促進潰瘍傷口癒）、生理食鹽水可協助肉芽組織生長、碎冰或糖果可減輕不適、2% Xylocaine 凝膠可做爲局部麻醉劑，進食前 15～20 分鐘使用、Sucralfate 可形成保護膜，有助於緩解疼痛、給予全身性止痛藥（Morphine）、維他命 C 發泡錠可以促進潰瘍傷口癒合、中藥青黛粉噴灑病灶、溫涼飲食可以減輕不適，全身性的止痛劑可以減輕口腔劇烈的疼痛。

(四) 舌苔、痰痂

病人嚴重不適、虛弱、倦怠或憂鬱，失去自我照顧意願或能力，造成口腔清潔狀態不佳。

舌苔、痰痂處置：雙氧水稀釋液（1：3 或 1：4）、維他命 C 發泡錠、新鮮鳳梨片、可樂、純蜂蜜、1：100 小蘇打水等軟化舌苔、痰痂後，再以海棉棒清除舌苔及痰痂痰液，後再以清水清潔。

(五) 疼痛

常見的口腔疼痛原因：口乾、感染、黏膜炎、口腔潰瘍、假牙不合。

疼痛處置：辨識所有可能造成口腔疼痛的原因、減少可能繼續造成刺激的因素、在可容忍範圍內調整基本口腔衛生措施、如果懷疑感染則積極治療感染（安寧緩和醫學手冊，2011）。口含冰塊、2%XYLOCAINE 凝膠或製成漱口水含漱，可作為局部麻醉劑、Sucralfate 可形成保護膜、緩解黏膜潰瘍及止痛。

(六) 口腔照護

1. 清潔頻率

口腔照護頻率：平均 2～4 小時執行口腔護理，如果一個人不再能夠進食和飲水，口腔護理的頻率應該增加。頻率因人而異，但是在進入瀕死期，口腔護理可以根據病人的情況進行規律的口腔護理可避免口腔問題，餐前口腔護理，可以增加食慾及刺激唾液分泌，在飯後 30 分內口腔護理，可避免食物殘渣的堆積（Haslam, 2020；王等人，2003）。

2. 口腔評估

口腔評估是執行處置照護前重要的步驟，使用壓舌板，用白光筆燈仔細檢查口腔（包括牙齒、嘴唇、牙齦、上顎及兩側頰膜、舌頭）清潔度、溼潤情形、是否有破皮、發炎、舌苔、白色斑點、疼痛等現象出現。

3. 準備用物

水杯 2 個、毛巾或防水紙巾、衛生紙、彎盆或臉盆、筆燈（白光）、壓舌板、鏡子、張口器、牙科吸唾器、牙膏、刮舌器（取用垂手可得的素材，例如：湯匙邊緣要夠鈍）、護唇膏、保溼凝膠、橄欖油、噴霧小瓶子、止痛劑、止血劑、合適於病人症狀的漱口水。

(1) 軟毛牙刷：選擇小頭、柔軟刷毛的牙刷，其細緻的刷毛可鬆動碎屑及移除牙齒表面牙斑，牙刷建議 2 到 3 星期，或是感染疾病後就應該更換，因為隨著時間病人對感染抵抗力逐漸降低，牙刷可能因此成為許多病源的溫床。

(2) 牙線：牙線可清潔牙齒間的表面，含蠟成分，較光滑不易傷害牙齦，

造成流血，但疼痛、血小板低於 50,000mm^3 則避免使用（周等人，2011；吳，2002）。

(3) 海棉牙刷：注意使用過程中海綿頭的黏著避免脫落造成危險。

(4) 漱口溶液

種類	作用
開水	溫和易取得
生理食鹽水	可協助肉芽組織生長
綠茶水	消除異味、含茶多酚可去味殺菌
鮮鳳梨片或檸檬 C 片	含蛋白分解酵素，冷藏後可減輕其刺激性
可樂	軟化舌苔後，再以海棉棒清除舌苔
1：100 小蘇打水	軟化舌苔後，再以海棉棒清除舌苔，會有澀苦口感，病人可以接受再使用，使用後一定要多漱幾次口將小蘇打清乾淨
1：3～1：4 3% 雙氧水	可以移除硬化的的殘渣和厚舌苔，使用過後要用清水漱口，因會破壞組織需小心使用
20% 蜂膠	抑菌、含漱或原液滴於破損之傷口上，形成口腔保護膜；促進潰瘍癒合 含漱濃度為 20%（如 40% 蜂膠 +3ml 開水蜂膠則是 3ml），需詢問病人是否蜂蜜過敏
2%XYLOCAINE 凝膠或漱口水含漱	止痛、可作為局部麻醉劑 使用 2% Xylocaine（2%xylocaine100cc+0.9% N/S 500cc 泡製裝進噴瓶內），噴在口腔抑制疼痛或含漱後吐出，2～3 分鐘後再執行口腔護理（但僅限於清楚且可配合的病人）
0.12%CHLORHEXIDINE	廣效性抗微生物製劑，對抗口中細菌及黴菌的有效化學製劑
Bosmin 依醫囑使用	止血

除非醫師指定，切勿使用含酒精之漱口水，酒精會產生燒灼感且是強效的乾燥劑，使加重發炎反應及黏膜乾燥。

4.口腔護理執行步驟

(1) 若病人可自理：鼓勵自行使用軟毛牙刷沾牙膏進行刷牙及清除舌苔。

(2) 若病人無法自理：協助病人採坐姿或床頭搖高 30 度以上半坐臥後，舖
毛巾或衛生紙置於病人的下頜，將病人臉部側向協助者，執行過程中
避免被照顧者下巴上抬，預防嗆咳。

(3) 使用壓舌板，用筆燈仔細檢查口腔（包括牙齒、牙齦、舌頭、上顎及
兩側頰膜）是否有破皮，乾燥、舌苔、白色斑點等出現。

(4) 置彎盆或小臉盆於病人下頜面頰，以盛裝病人吐出之漱口水，必要時
以吸唾器連接抽吸器抽吸。

(5) 使用海綿牙棒沾取合宜漱口水以旋轉的方式清潔口腔（包括牙齒咀嚼
面、牙齒內面、牙齒外面、上顎、下顎、兩側頰面、舌頭）齒縫間可
用軟毛牙刷或牙間刷輕刷後，再以海棉棒清潔，有舌苔痰痂則以軟化
舌苔、痰痂後，再以海棉棒清除舌苔及痰痂、痰液（如使用刮舌版塗
油潤滑後再用），後再以清水清潔。

(6) 無法自主活動及口腔腫瘤的病人以 20 ml 的空針接上 18Fr 靜脈留置針
的軟管吸取漱口液沖洗。一邊配合海綿牙棒清洗，另一方面吸唾器低
壓（40～60 mmHg）抽吸漱口水。

(7) 協助漱口後（易可視需要用空針打清水清潔口腔），移除彎盆。

(8) 嘴唇或口腔黏膜若有痂皮，以毛巾溼熱敷嘴唇數分鐘或植物油軟化
後，輕柔去除痂皮，塗抹護唇膏或食用植物油，如橄欖油或椰子油保
持溼潤，也可以用噴霧瓶加入開水，視情況溼潤口腔。

(9) 執行步驟符合病人需求：止痛→清潔（去除異味／舌苔）→含漱抗菌
溶液→潤溼

二、翻身擺位及移位

末期病人在反覆入院的過程中，體力會日益衰退，從可以步行站立、
逐漸只能坐臥直至完全臥床，團隊在努力進行多樣性症狀控制的同時，也
需要協助病人維持身體的舒適與清潔，協助翻身擺位找到最舒適的肢體位
置，保持皮膚清潔、乾燥和完整，降低壓力性損傷及肢體攣縮發生，也可
在照顧後感受到病人舒適的面容、肢體的放鬆，不再因多重症狀導致的不
適而捲曲、僵硬並在執行護理的過程中，護理師能傳遞關懷，拉近與病人

及家屬間的距離，建立信任及親善關係。

(一) 翻身擺位重要原則

1. 翻身擺位時需將手上手錶、飾品取下預防刮傷病人。
2. 完善評估病人疾病史、診斷是否有骨轉移、骨折、傷口、手術部位等，如有骨轉移可用被單（長度要由肩至大腿）、滑布翻身（用翻身方式將滑布放到病人枕頭下至臀部，雙腳不可踩在滑布上，向上移位時，需一個枕頭放置床頭保護病人頭部，將病人雙腳彎曲，雙手環抱病人臀部向上移動，取出滑布時可直接拿出，不須翻動病人。
3. 注意自己姿勢，不彎腰、保護自己不受傷。
4. 進行每一個步驟都須跟病人說明。
5. 翻身過程中，支托肢體，不抓握病人。
6. 翻身後肢體未互相交疊、壓迫，注意耳朵、肩膀及髖部是否受壓，若有受壓須輕緩托出。
7. 翻身後能注意病人的頸部，腰椎等不懸空，例如：側臥時各式枕頭靠墊。
8. 翻身後保持脊椎平直、維持各個關節在功能位置上、避免扭曲造成病人不舒適。
9. 床頭抬高勿超過 30 度角，避免患者下滑於尾薦椎形成剪力與摩擦；側臥角度勿超過 30 度角，以免於腸骨棘形成壓力造成壓傷（楊等 2007）。
10. 能注意病人衣服及床單的平整。
11. 完成翻身後先檢視詢問意識清楚病人的感受做調整，以符合病人個別性需求。

(二) 翻身的頻率

1. 長時間低壓力比短時間高壓力，更容易造成壓瘡，因此患者需至少每二小時翻身一次。
2. 翻身的頻率取決於個人的情況和需求。

(三) 準備用物
1. 各式枕頭如圖示
2. 滑布
3. 脂肪墊

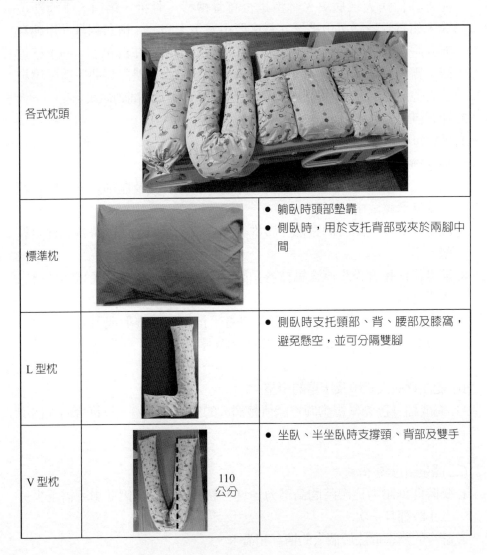

各式枕頭	
標準枕	• 躺臥時頭部墊靠 • 側臥時，用於支托背部或夾於兩腳中間
L 型枕	• 側臥時支托頸部、背、腰部及膝窩，避免懸空，並可分隔雙腳
V 型枕	• 坐臥、半坐臥時支撐頸、背部及雙手

110公分

方形枕	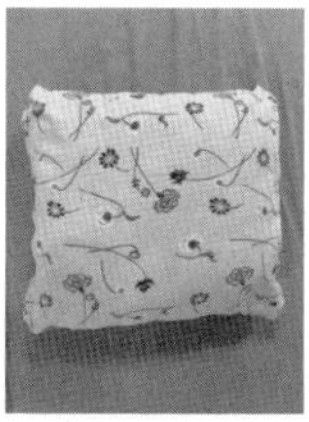	● 側臥時，用於支托背部或夾於兩腳中間，或墊高水腫肢體 ● 支撐手、膝蓋、足踝及足跟以避免躺久腰痠背痛及壓傷
長型枕	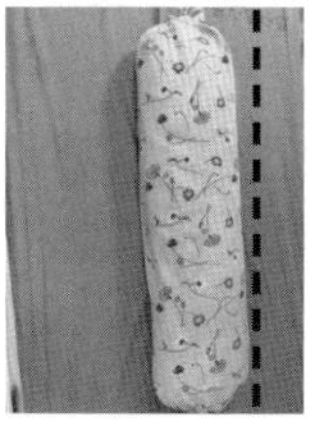 90 公分	● 側臥時背部靠墊、支托雙腳，或墊高水腫患肢，不安患者單手或雙手抱著可增加安全感。
嬰兒枕	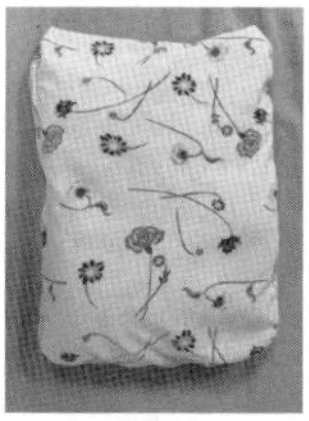	● 支托頸部、腰椎避免騰空使力，造成腰酸背痛 ● 墊靠骨凸處，如足踝、肩胛、手肘等 ● 不安患者單手或雙手抱著可增加安全感
小糖果枕	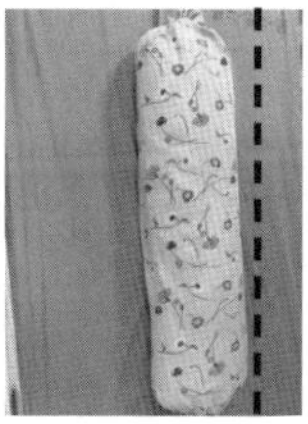 40 公分	● 墊靠骨凸處，如足踝、肩胛、手肘等 ● 不安患者單手或雙手抱著可增加安全感

圖 8-1　各式翻身枕

(五) 基本姿勢

1. 半坐臥

(1) 病人平躺，雙膝彎曲將枕頭放在病人膝窩下，避免病人向下滑。

(2) 枕頭放置病人雙肩下 1/3，手過病人腋下、拉枕頭，將病人向上移位。

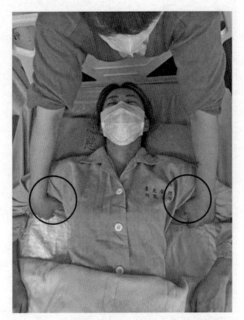

圖 8-2　手過病人腋下、拉枕頭

(3) 搖高床頭至病人舒適位置。
(4) 背後靠墊 V 形枕支撐頸部及雙手，檢查腰、背部空隙放置嬰兒枕避免騰空。

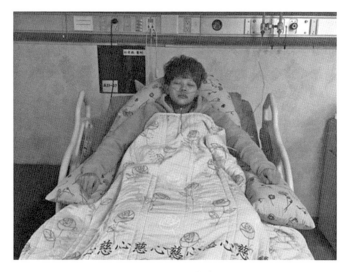

圖 8-3　半坐姿

2. 端坐

(1) 1-3 步驟如半坐臥。

(2) 背後多樣枕頭支撐，床上桌放置方形枕讓病人趴墊。

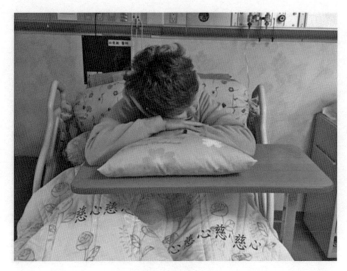

圖 8-4　端坐姿

3. 側臥
(1) 1～2 步驟如半坐臥。
(2) 將病人雙手方胸前，床欄拉起，將枕頭放置側翻身，保護病人安全。
(3) 移動病人：
　　a. 三階段移身（頸、腰、腿）：身體移動至靠近護理人員身側，由頭
　　　 及頸部開始平移。

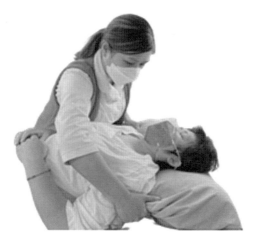

圖 8-5　三階段移位

b. 一手伸入腰部空隙，另一手拖住臀部平移。

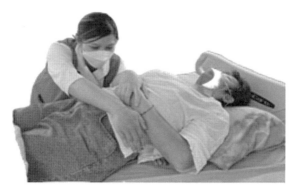

圖 8-6　腰臀平移

c. 最後腳及腿部，將雙手放置雙腳下平移。

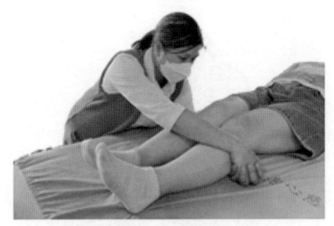

圖 8-7　足部平移

(4) 身體呈一直線：站在床尾看病人身體，頭部、頸椎、雙腿是否呈一直線，避免身體打結、扭曲不舒服。

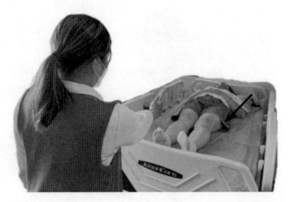

圖 8-8　身體呈一直線

(5) 扶持大關節：一手扶病人肩膀，一手扶髖部，觀察關節活動度、注意病人感受。

(6) 枕頭角包住肩膀，側翻膝蓋彎曲，以配合翻身動作。

(7) 皮膚檢查：檢視背部及臀部皮膚觀察有無發紅或破皮。

(8) 胸腔物理治療，如有肺轉移、腫瘤者勿拍背。

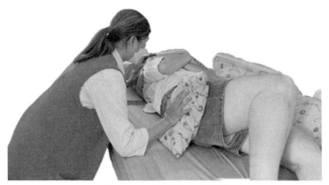

圖 8-9　身體呈一直線

(9) 調整與支托：
　　a. 支撐凹陷處：使用 L 型枕頭支撐頸部、腰部及膝窩，避免懸空。
　　b. 避免肢體交疊或懸空：避免肢體互相重疊或摩擦，可放置小枕頭。

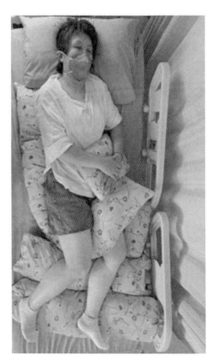

圖 8-10　調整與支托

　　c. 檢查肩膀及耳朵：將肩膀、耳朵挪出。

　　d. 胸前抱枕頭，增加舒適及安全感。

　　e. 枕頭放於床尾，避免垂足。

　　f. 重新檢視：重頭到尾再檢查一次姿勢及擺位，詢問病人感受再做調整，最後將床調低。

三、手部及足部護理

　　透過手部及足部護理幫助病人皮膚清潔和手足指甲的修剪，促進末梢血液循環，引導家屬一起參與照護，藉此增加病人、家屬及照護者建立信任和親善關係。

　　手部及足部按摩前評估包含，是否有骨轉移、腫瘤傷口、開放性傷口、皮膚炎症反應、深度靜脈曲張、血小板過低，有上述情況須避免或注意按摩或穴位指壓護理的執行。

(一) 準備用物

　　臉盆、防水中單、pH5.5 的清潔溶液、蒸氣美膚機、去角質凝膠（不含顆粒或磨砂）促進循環濃度 1% 的精油或乳液（圖 8-11）。

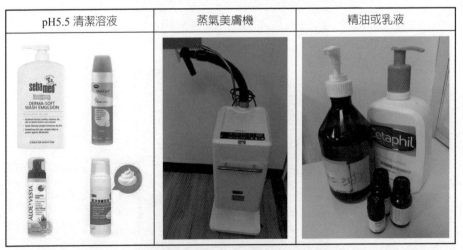

| pH5.5 清潔溶液 | 蒸氣美膚機 | 精油或乳液 |

圖 8-11　手部及足部護理用物準備

(二) 手部及足部護理步驟

1. 評估手部及足部皮膚狀況
2. 使用 pH5.5 的清潔溶液清潔手部及足部，尤其是注意指縫及趾間的清潔，若皮膚脫屑嚴重，建議先以去角質凝膠清除皮屑角質。
3. 以約 41～43 度的溫水浸泡約 10～15 分鐘。
4. 浸泡後，使用長纖維的毛巾將皮膚上多餘的水分壓乾。
5. 利用浸泡後指甲軟化的時機，修剪手部及足部指甲。手指修剪成弧形，腳趾修剪成平行。
6. 塗抹幫助循環的 1% 精油（末期病人肝腎功能不佳，故使用低濃度的精油）或乳液。若病人皮膚脫屑嚴重可以使用精油早晚塗抹，若皮膚正常則使用乳液作為介質。
7. 使用蒸氣美膚機，配合經絡及穴位進行肢體的按摩。從遠心端往近心端輕柔按摩，速度放緩，力量均勻，配合呼吸，隨時觀察病人表情並詢問病人是否有不適。

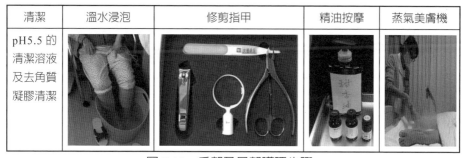

清潔	溫水浸泡	修剪指甲	精油按摩	蒸氣美膚機
pH5.5 的清潔溶液及去角質凝膠清潔				

圖 8-12　手部及足部護理步驟

　　配合經絡及穴位按摩：
- 手部：心包經、勞宮穴。
- 足部：小腿內踝的脾經，外踝的胃經或膽經，可以緩解下肢水腫。
- 按壓 8 秒放鬆，點連成線，重複按壓 3～5 次。

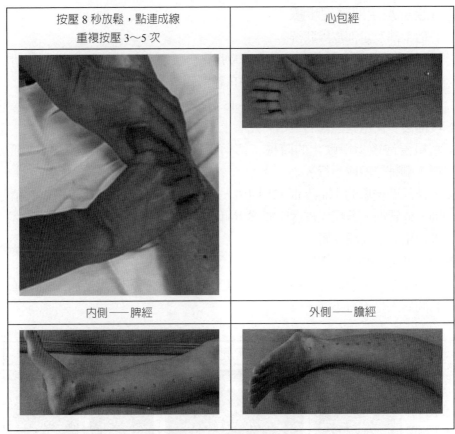

按壓 8 秒放鬆，點連成線 重複按壓 3〜5 次	心包經
內側——脾經	外側——膽經

圖 8-13　經絡及穴位圖

四、瀕死照護

　　瀕死期又稱臨終狀態，是病人與家屬艱難的歷程，死亡即將到來，要面對永久的離別，瀕死照護是生命末期照護重要的一環，如何連扣起病人身心靈的安頓，陪伴病人及家屬安適的度過這段艱難，至為重要。護理人員可提供病人身體清潔、舒適護理，症狀緩解，讓病人能夠減少身體的痛苦，並進一步探詢此刻個人與家庭的價值、文化、生命脈絡等獨特樣貌，依造個別性需求完成四道人生與未了的心願，達到伴行幽谷善終與善生的目標。

一、生命存活期預估

(一) 重要性

1. 協助病人及家屬能對未來疾病的發展有所預測，因而能設定治療目標與優先順序。
2. 協助病人及家屬可做餘生期待及生涯規劃。
3. 協助醫療人員做醫療的決策。
4. 協助醫療人員做適當的照會與轉診。
5. 可篩選病人是否適合進入人體試驗的研究，若已達末期臨終，即不適合再進入人體試驗的研究方案。
6. 可協助資源分配的適當性，如進入居家療護（趙，2018）。

(二) 研究學者 Lynn J 不同疾病邁入死亡的曲線圖

1. 突然死亡，例如：腦溢血、心肌梗塞（圖 8-14）。
2. 身體機能維持正常，持續一段時間後，在最後二個月開始急速變差，例如：癌症（圖 8-15）。

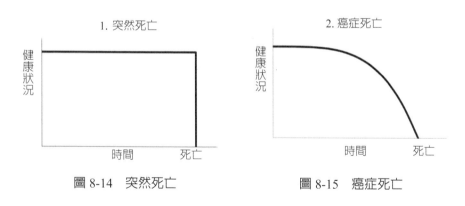

圖 8-14　突然死亡　　　　圖 8-15　癌症死亡

3. 反覆出現急性惡化，身體機能慢慢變差，例如：心血管疾病、肺、肝、腎疾病末期（圖 8-16）。
4. 身體機能常處於較差的狀態，慢慢地開始走下坡，例如：老化、失智症（圖 8-17）。

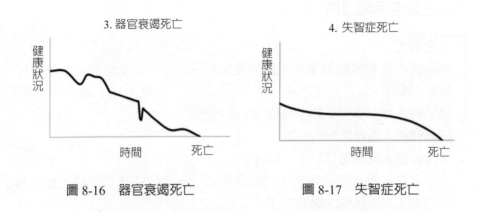

圖 8-16　器官衰竭死亡　　　　　　圖 8-17　失智症死亡

(三) 生命存活期預估

1. 血液生化指標、血液細胞計數

　　肝功能、腎功能、電解質、血球（紅、白血球、血小板、淋巴球）、白蛋白、腫瘤標記、血氧分析。

2. 臨床症狀判斷

(1) 疼痛：病人可能會出現持續或加劇的疼痛。

(2) 疲勞和虛弱：末期病人常常感到極度的疲勞和虛弱，他們可能沒有精力進行日常活動或自我照顧。

(3) 睡眠和譫妄：病人可能會出現睡眠困難、嗜睡或失眠等睡眠問題。譫妄是指意識狀態的改變，病人可能出現混亂、幻覺、認知困難等症狀。

(4) 呼吸困難。

(5) 食慾改變：末期病人可能出現食慾減退或完全喪失食慾。

(6) 水腫。

(7) 完全性腸阻塞。

(8) 鞏膜水腫。

3. 安寧緩和療護預後評估

表 8-1　安寧緩和療護狀況評估表（Palliative Performance Scale, PPS）（王，2010）

PPS Level	行動能力	活動與病況	自我照顧 Self-Care	進食／喝	神智
100%	沒有影響	正常生活與工作 沒有病徵	沒有影響	正常	清醒
90%	沒有影響	正常生活與工作 有輕度病徵	沒有影響	正常	清醒
80%	沒有影響	正常生活與工作 有輕度病徵	沒有影響	正常或減少	清醒
70%	下降	無法進行一般工作 病徵明顯	沒有影響	正常或減少	清醒
60%	下降	無法進行興趣或居家活動 病徵明顯	有時需要幫忙	正常或減少	清醒或混亂
50%	大部分為坐或躺	無法做任何的工作 病情嚴重	需要幫忙	正常或減少	清醒或混亂
40%	大部分臥床	無法做任何的活動 病情嚴重	大部分時間需要幫忙	正常或減少	清醒、昏睡或混亂
30%	完全臥床	無法做任何的活動 病情嚴重	完全被照顧	正常或減少	清醒、昏睡或混亂
20%	完全臥床	無法做任何的活動 病情嚴重	完全被照顧	少量或啜飲	清醒、昏睡或混亂
10%	完全臥床	無法做任何的活動 病情嚴重	完全被照顧	只需口腔照顧	昏睡或混亂、昏迷
0%	死亡				

表 8-2　安寧緩和療護預後評估指標（Palliative Prognostic Index, PPI）（王英偉，
　　　　2010）

安寧緩和療護預後評估指標palliative prognostic index (PPI)			
項目	狀況	分數	最高分數
palliative performance scale	10～20	4.0	1.0
	30～50	2.5	
	>60	0	
進食 / 飲 Oral Intake	重度下降（＜只有少量進食）	2.5	2.5
	中度下降（>mouthfuls）	1.0	
	正常	0	
水腫 Edema	有	1.0	1.0
	沒有	0	
休息時呼吸困難 Dyspnoea of rest	有	3.5	3.5
	沒有	0	
瞻妄 Delirium	有	4.0	4.0
	沒有	0	
PPI>6.0 生存期少於三週（Senstivity-80%: Specificity-85%）			總分 15

二、生理需求與照護

(一) 中樞神經系統

1. 疲倦、體力減退、反應慢、嗜睡不易叫醒、意識混淆或半昏迷、昏迷。
   可能原因 - 因體內代謝減慢，身體功能逐漸衰退。
   照護重點：病人無不適不需特別喚醒，因人在睡眠狀態下較不會感到不
   舒服，如果要叫喚病人避免用過度刺激的方式，例如：按壓胸骨，可以
   輕拍肩膀，在病人較清醒時鼓勵家人與之溝通對話，並可增加肢體的
   觸碰及輕柔的按摩。
2. 瞻妄、意識混淆、發出呻吟聲、坐立難安、無法安靜休息、肌肉痙

攣，有時候像快睡著，突然睜大眼睛，不到一分鐘又閉上眼睛，雙手不停揮動、雙手拉床欄杆一直要求坐起來、會有幻覺或妄想等。

可能原因 - 未被控制好的疼痛、呼吸困難、尿滯留、糞便填塞、全身搔癢、感染、虛弱無力、體內代謝產物無法正常排出（NH_3）、血液循環變慢造成腦部缺氧、藥物（增強神經肌肉興奮性）例如：嗎啡、焦慮或害怕等。

照護重點：此時保持鎮定勿慌亂、執行任何動作時務必告知病人、溫柔而有耐心的說明人事時地、不反駁也無需指證、避免不必要的噪音與干擾、提供安全清靜舒適的環境，如用棉被或毛毯蓋住床欄，以免碰撞受傷、也可藉助宗教的力量引導病人表達，藉此提供病人心靈上的支持與安全感、需要時可使用鎮靜劑。重病的人，期待被別人觸摸，期待被看成一般人而非病人，只要觸摸他的手，注視他的眼睛，輕輕替他按摩或把他抱在懷裡，或以相同的律動輕輕的與他一起呼吸，就可以給他極大的安慰。身體有它表達愛的語言；使用它，不要怕，你可以帶給臨終者安慰和舒適（索甲仁波切，2022）。

(二) 感官系統

1. 視覺：眼神渙散呆滯無法聚焦、視覺漸漸模糊對光敏感、翳狀膜或荔枝膜、眼睛無法閉合（常發生於惡病質導致脂肪和肌肉萎縮）。

   照護重點：保持環境燈光柔和、可用人工淚液、生理食鹽水、花水（純露）溼敷保持眼睛的溼潤。

2. 聽覺：是最後消失的感覺。

   照護重點：昏迷者和臨終病人對於周遭事物的覺察，可能比我們所了解的來的明銳，這樣清楚顯示，不斷積極地對臨終者或昏迷者講話有多麼重要，要對臨終者表達明確、積極、溫馨的關懷，持續到他生命的最後時刻甚至死亡後（索甲仁波切，2022）。做任何事情前都要詳盡訴說、每一位探視親友的招呼；提供一個寧靜的空間，讓摯愛親人能安心自在說出心中所有深藏的話語，可以告訴他愛他、可以握著他的手、可以擁抱親吻他，完成屬於他們的道謝、道愛、道歉、道別之四道人生，選擇病人喜愛或宗教音樂讓病人與家屬安心、病人聽得到旁邊的

聲響，注意別在病人面爭吵或略過病人討論事情。

3. 疼痛：在瀕死過程中可能會出現新的疼痛，原有的疼痛可能會加劇減弱或不變。

照護重點：詳盡的疼痛評估、舒適護理、隨著腎功能下降一些藥物或是它們的活性代謝物，會在循環中停留更長的時間，例如：嗎啡的 M3G、M6G，可能會蓄積需要評估再調整使用劑量與時間（Kuebler et al., 2002）。

(三) 心血管系統

1. 血壓降低、心跳次數增加、脈搏微弱且不規則、血液循環變慢、四肢冰冷呈紫色或產生紫色斑塊、全身冒冷汗、水腫。

照護重點：手腳加蓋一點點重量的被褥，絕大多數臨終病人都會覺得太重，無法忍受，可以穿戴寬鬆手襪套、調整空調，使用烤燈、打開窗戶和風扇使空氣流通、協助翻身擺位適當支托給予舒適臥位、床上拭浴，維持皮膚潔淨乾爽。

(四) 呼吸系統

1. 呼吸形態會張口呼吸、呼吸困難或不規則：腫瘤壓迫阻塞、肺或肋膜積水、感染、心、肺衰竭等。

照護重點：可將床頭搖高或用枕頭把頭墊高維持半坐臥的姿勢，以幫助呼吸、保持室內空氣流通，維持涼爽通風、可以使用小電扇吹拂側臉約五分鐘，小風速朝臉部三叉神經第二和三分支，距離以病人舒適為主（黃等人，2018；Qian et al., 2019）。按摩合谷、魚際、內關穴位緩解呼吸困難的感受；此時病人已失去了利用氧氣的能力，使用氧氣不會改善呼吸困難的症狀，面罩等氧氣給予反而造成不適，但長期使用氧氣的病人會因為使用氧氣而感到安慰。需要時可使用類固醇或嗎啡以及其他有類似鴉片製劑，減輕病人呼吸困難。

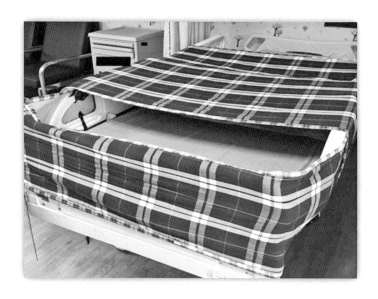

圖 8-18　部分病人因疾病因素不喜歡蓋被子，即便是薄被也會讓病人感覺沉重與
　　　　　負荷，家人會因此感到焦慮擔心，發想於日式暖桌：在寒冷冬季以被褥
　　　　　搭蓋在床上增添溫暖顏色採用可使情緒較為平穩之藍綠色布

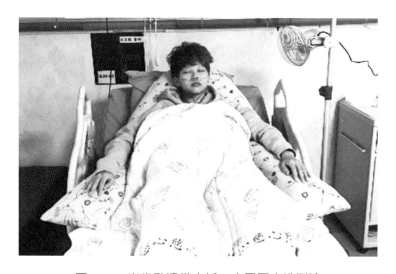

圖 8-19　半坐臥適當支托、小電扇吹拂側臉

2.「瀕死嘎嘎音」：因肌肉漸漸無力而使口水無法吞下，積在喉頭而發出聲音。

照護重點：不會造成病人不舒服或嗆到，不需要抽痰，抽痰會造成病人不適，可以改變姿勢側臥或把頭部墊高，需要時可依病人狀況，使用舌下，口服、皮下、經皮貼片等抑制呼吸道分泌物的抗膽鹼藥物，例如：scopolamine 貼劑，貼於耳後作用時間持續 72 小時，要注意口乾護理。

(五) 腸胃系統

1. 血流減少腸胃蠕動減慢，沒有食慾或無法進食 - 病人已失去吞嚥和吸收的能力。鼻胃管灌食食物無法消化、靜脈輸液無法吸收引起全身水腫甚至肺水腫，造成病人身體的負擔。

照護重點：華人文化中吃不只是吃，是人與人之間連繫情感，表達關心的社會性行為，故需詳細反覆溝通說明，此時病人無法進食的狀態。瀕死的人常常不會感到飢餓，此時給病人餵食可能造成嘔吐、食物進入氣管引起吸入性肺炎或窒息、病人不配合而痛苦掙扎等後果，脫水及缺乏營養的狀態會造成血液內的酮體積聚，使病人有一種異常歡欣感（孫，2015）。「脫水」狀態會使的臨終病人較輕鬆舒適，肺部痰及分泌物減少──減少咳嗽及嗆咳機會，亦減少抽痰的需要，腸胃道分泌減少──減少嘔吐情形、勿強迫餵食以免嗆到或消化不良造成不適，可以談話、撫摸來表達關心，一天至少四次口腔護理，因水分攝取減少，會有口乾情形，可 1～2 小時協助塗抹護唇膏。

2. 大小便失禁：因肛門、膀胱神經肌肉漸漸退化失去控制能力而造成，腸蠕動亦趨緩有些病人會出現便秘的情形，流向腎臟的血流量減少導致尿量也會減少，但有些病人會出現尿瀦留。

照護重點：詳細進行腹部評估及排泄狀況觀察、使用方便穿脫的褲子或尿布看護墊、注意皮膚照顧執行會因沖洗維持乾淨清潔，保持通風乾燥，需要隨時注意必要時要使用導尿管以減緩因尿瀦留造成的躁動不安。

(六) 臨死覺知

病人感受到身體的變化，會用一些隱喻表達：想回家、去旅行、交代事情、看見死去的親人。

照護重點：仔細聆聽話語中要表達的內容、充分尊重不反駁。

(七) 瀕死期的醫療措施

當病人已達瀕死階段時，許多的醫療措施其實可以不用，應該視個別病人的狀況做評估，但下面兩個原則可以作為參考：

1. 任何減少病人痛苦的藥物及管子都可使用

例如，鼻胃管的插入會使病人不大舒服，但若病人覺得餓，想吃東西，但卻無法由口吞嚥時，就應該插鼻胃管；或不停嘔吐，不只痛苦，嘔吐物還可能被吸入呼吸道而造成窒息或吸入性肺炎，此時衡量利弊得失，插入鼻胃管的利大於弊，就應該插入。反之，若病人自己數天不願吃喝，且已達瀕死期，就不必了（趙，2018）。

2. 病人心願未了，且要求延長一段時間

例如，病人血中的鈣離子很高，接下來就會昏迷，在昏迷中沒有痛苦，但病人的兒子正從美國趕回來見母親最後一面，若能用降鈣的方法多買幾天生命，使母親能清醒地與兒子告別，是極重要的事，就應該使用藥物。等兒子回來，全家團圓後，兒子也不忍母親如此「苟延殘喘」，所以等下一次鈣離子再升高時，就不必再用藥了。這種選擇醫療措施的原則，就是安寧療護最重要的哲理所在（趙，2018）。

三、心理需求與照護

(一) 病人

臨終病人常面臨複雜的心理狀態，悲傷、恐懼、焦慮、無助、孤單和無法掌握現況的失落、甚至憤怒等，主動傾聽病人感受與全然的陪伴，讓病人和家人可以表達他們的情感、分享他們的擔憂，並獲得認可和理解。幫助他們應對臨終旅程中出現的複雜情緒，醫療團隊陪伴每一位病人與家

屬走在臨終的生命場域，每一個人的心裡有著相似性的獨特，但每一個人的歷經樣貌卻都不相同，隨著個體的差異性及人與人之間的交流共振，讓團隊在臨終照護這段旅程，與病人和家屬同心戮力量身打造專屬的幽谷伴行，陪伴引導訴說、共創連結：手模的印製、襪子娃娃製作、圓夢、舉辦深具意義的紀念日、拍照、留下影音、寫下文字。

(二) 家屬

末期病人與家屬常常經歷千辛萬苦的求醫與治療過程，期待後的不斷失望，家庭動能在此時承受結構崩解、角色轉換。對於家屬而言，面對生命盡頭的處境，不僅是死別的傷痛、想念牽掛，更是關係角色轉換變動的壓力，家屬在長期照顧病人的過程中，也會產生許多複雜的情緒和困擾，家屬面臨末期摯愛的家人，生命燈火漸漸消逝，心裡百感交集，好多話在內心，卻不知如何開口訴說。在照護陪伴下，了解整個家庭的脈絡，協助把握時間增加親情、去除怨懟、完成心願，讓家人摯愛們能夠「道謝、道歉、道別、道愛」，陪伴每一個家庭創造獨特專屬的四道人生，引導家屬如何在生離死別的哀傷中好好與病人說再見，讓人生在來不及的懊悔中，多一分彌足珍貴的陪伴，少一分遺憾自責的苦痛。

(三) 遺族關懷

死亡是生命中最重大的關係失落事件，也是最衝擊人們心理的獨特經驗，當喪禮習俗儀式結束後，喪親遺族們也將逐漸回歸到各自原有的生活裡，也表示他們將處於獨自面對哀傷的孤單處境，而很可能影響其悲傷的調適或心理的安適、健康。因此，醫療人員若能擁有悲傷輔導的專業知能，便可由先前協助病人與家屬的醫療互動經驗為基礎，進一步的提供喪親者心理撫慰與支持。

四、靈性需求與照護

「天」與至高的神及生命價值觀有關；「人」是與他人的人際的關係，例如親情、愛情、友情；「物」主要思考與大自然的關係，引導病人在環境中感受到自我的歸屬與存在；「我」則回歸與自己內在關係，生命

的意義與價值（陳，2006；梁，2019）。趙可式（2001）提出天人物我四個向界，靈性平安的病人是與這四個向界連結，靈性平安的病人是與這四個向界關係斷裂，感受到全然的孤獨感。

靈性照顧是一種活動或方式促進病人完整性的全人健康，並且促進靈性平安（陳，2006）。

(一) 宗教儀式

依病人宗教信仰的需要提供不同宗教象徵的物件，亦搭配各種宗教儀式與活動。

(二) 全然理解陪伴

在臨終者的床邊 - 你的出現帶來力量、安詳和深度的慈悲關注，可以幫助臨終者喚醒自己的力量（索甲仁波切，2022）。

(三) 與親友和解

(四) 生命意義價值的肯定

1. 尊嚴療法（Dignity Therapy）

由加拿大曼尼託巴癌症中心主任 Harvey Max Chochinov 教授創立，是一種以實證爲基礎、簡單易行的個體化療法。其目的是透過訪談的形式，爲受訪者提供一個敞開心扉、分享內心感受和個人情感的機會。從而減輕受訪者的悲傷情緒，提升其人生目的、意義、價值感，降低精神和心理負擔，整體改善受訪者的生命品質。

尊嚴治療的實務操作

(1) 評估與確認病人的意願：藉由會談先建立關係，對病人的身體、認知與情緒有一定的了解與評估，從中觀察病人與家人的互動關係，或是觀察病人情緒低落，並願意侃侃而談自己生命的故事，表達對家人不捨的情感。於此可以在當次或下次會談時，詢問是否有想要記錄生命故事的意願，若病人有意願再進一步簡介說明。

(2) 簽署治療同意書：病人口頭同意後，會在進行尊嚴治療前，正式透過同意書，向病人說明整個尊嚴治療操作的過程與需要注意的事項，諸如：會在安靜的病室會談、訪談過程會錄音、如何保存資料等。甚至會與病人討論到無法完成尊嚴治療後的選擇與安排。

(3) 第一次訪談（獨自接受訪談）：病人第一次需要單獨接受治療師和團

隊成員的訪談，目的是為了要讓病人暢所欲言，不需顧及家人在旁的擔憂，對於某些話題有所迴避，或是不好意思表達而語塞。再者，也可以讓病人留下一些話語給重要的家人或其他親友。訪談過程全程錄音。

(4) 逐字稿謄打：訪談完後，團隊透過業界教師合作的資源，協助媒合逐字稿謄寫的專業人力，完成訪談後的逐字稿內容。

(5) 完成初稿：逐字稿完成後，將交由治療師或團隊的護理師，運用三階段的方式：先除去贅字與修正錯字和標點符號；再進行故事內容的分段與分類；最後再從頭到尾再閱讀一遍加以潤稿。潤稿的過程中，需盡可能保留病人說話的口吻，僅讓文字通順即可。

(6) 聆聽初稿：將完成的初稿，朗讀給病人聆聽，此時可曾詢病人的意願，是否要要請其他家人與會，或是由病人單獨的聆聽初稿。聆聽完初稿後，與病人核對初稿內容是否符合他所要表達的意思，了解有哪些需要修改或補充的故事。最後請病人提供想要放在書裡的照片，並告知治療師哪一張要放在封面。

(7) 生命之書的編排與印製：將初稿修改後，進行文字與照片的編排，以完成尊嚴治療的生命之書。完成後會印製成書，送給病人與家屬留作紀念。

(五) 心願完成與完成未竟之事——生命回顧。

(六) 人在臨終時，會特別珍視大自然的景致。看著魚游來游去，或鳥兒翱翔天空，會讓他們心懷喜悅（趙，2018）。

五、需病危自動出院（Discharged Due to Terminal, DDT）

「家」是病人可以感到熟悉安心的地方，回到家，病人可以處於自在的環境中，一切擺設、物件甚至氣味，都能撫慰躺臥病床的身心，親近家人的陪伴，帶給病人情感上的依靠和安慰。在家中，病人可以擁有更多的自主權，且讓病人能夠在家人的愛和關懷中度過餘下的日子，有助於病人的身心靈的滋養。

瀕死階段病人或家屬經過討論決定讓病人在去世前回到家，達成最後心願，進行之作業流程：

1. 提供相關護理指導手冊及管路處理相關衛教資訊：提供相關護理指導手冊或其他臨終病人家屬衛教資訊。如果病人身上有一些管路，例如：鼻胃管（病故淨身更衣後再移除以防止翻身移動時嘔吐弄髒換好之衣物）、導尿管（準備一支 10 cc 空針帶回，並指導家屬如何抽取水囊之液體）、靜脈點滴管等，在返家前應教導如何移除管路。

2. 開立臨終出院診斷書，指導死亡證明書之取得。

3. 若病人在臨終狀況返家，宜請醫師開立臨終出院診斷書給家屬，當病人於家中過世後，家屬憑此臨終出院診斷書，可請當地衛生所醫師或禮儀公司特約醫師開立死亡證明書。

4. 病況變化判斷返家時機：醫護人員依返家路程時間，判斷何時可協助病人返家，並依病人的情況適時給予必要的用藥，以完成病人與家屬的心願。宜預先告知家屬，少數病人過世時間無法正確預估，可能在半路就過世，或在辦理出院的過程中過世，有可能會出現「形式上返家」的情形（例如形式上仍使用氧氣面罩或鼻導管，於病人返家後再移除）。明顯臨終躁動病人，可於返家前醫囑給予皮下單次注射 Haloeridol 針劑 2.5 mg（5 mg/1 Amp, 1/2 amp），減少病人返家後躁動情形。

5. 請家屬聯絡救護車及視病人需要時之各項物品準備。

6. 由護理站提供合格救護車電話，請家屬自行聯絡計費方式。救護車出勤可隨車配置自行付費之護理人員，通常連繫救護車後至到達的時間約需 30 分鐘。但若病人返家後仍需要使用氧氣，請提前與家屬討論氧氣設備租借相關資訊。

7. 視需要協助回家前更衣，病人返家前，護理人員可以協助病人更衣，請家屬提前準備病人平常喜歡穿的乾淨衣物，包括：內衣、內褲、外衣、外褲、鞋子、襪子。

8. 提醒家屬家中預作準備，返家當天請依習俗信仰布置家中環境，當病人過世後為避免遺體變化，可將冷氣開至最強以降低室內溫度或開窗保持通風。

9. 聯絡親愛的親友及家人在家中聚守陪伴並與病人四道以完整善終善生的過程。

10. 指導家屬臨終評估：(1) 胸部否起伏；(2) 鼻子放衛生紙是否起伏；(3) 觸摸頸動脈是否仍跳動。

六、遺體護理

在病人病故後進行遺體護理以保持遺體乾淨與整潔，維持良好外觀，並表達對病人的愛與尊重，撫慰家人摯愛的身心靈，好的遺體護理讓病人平安尊嚴並減輕家屬的壓力和負擔，緩解家屬的遺憾與悔恨。

(一) 遺體護理的四個要點
1. 引導病人感恩懺悔與放下。
2. 引導家屬對病人說些讓病人寬心、祝福的話。
3. 給家屬最後一次親自照顧病人的機會。
4. 協助家屬度過急性哀傷（趙，2018）。

(二) 遺體護理的執行
1. 尊重病人與家屬的文化習俗、宗教信仰：包括對逝者及其家人重要的特定儀式、祈禱或助念和個人喜好執行遺體護理，過程中需告知病人進行之動作，一邊說一邊做動作柔緩，確保病人得到尊重及有尊嚴的照護，邀請並協助家人能夠融入參與，透過親手照顧、洗淨和穿著衣物過程中，表達出對逝者的愛與關懷，同時也可以在這樣的時間空間中與逝者說道歉與道別、表達最後的情感。
2. 清潔：病人枕頭墊上看護墊或深色毛巾（如有出血疑慮）避免嘔吐物或血液流出弄髒衣物床單、使用 37～43 度的溫水從頭到腳清潔擦拭身體、會陰部使用沖洗瓶洗淨後換上尿布（以防括約肌鬆弛時排泄物弄髒衣物），邀請家屬一同為病人進行身體清潔，給家屬最後一次親自照顧病人的機會。
3. 移除醫療裝置或設備：移除身上的管路，有放置鼻胃管要反抽內容物並接引流袋自然引流，以防止嘔吐。
4. 傷口處理：傷口清潔消毒後視需要於身體有傷口或開洞處貼上人工皮。
5. 更衣：邀請家屬一同為病人換上衣物並戴上配件首飾（病人喜歡、習

慣、具重要意義或依照宗教等準備之衣物鞋襪與配件，鞋子視病人足部水腫情形有必要準備比原先大 1～2 號），換穿衣服時若肢體僵硬，可用熱毛巾熱敷關節並告訴病人要爲他穿衣服。

6. 合宜的擺位與容貌維持：身體平躺，裝上假牙，如嘴巴無法閉合，於病人下巴上墊毛巾捲，頭部輕爲抬高，使病人嘴巴可以閉合。如眼睛無法闔上，可點眼藥膏於下眼瞼或使用透明肉色貼布剪成約 0.2 公分細條狀，貼於上眼皮後下拉黏貼將眼睛閉合，病人手自然放於胸前。

7. 聽覺爲最後喪失，病人被宣佈死亡後還可能聽得見，清潔、更衣過程中把握最後機會引導家人向病人作四道人生：道歉、道謝、道愛、道別。

8. 助唸服務需要時，陪同家屬一起移動病人至專屬空間，提供 8～12 小時助念場地。

9. 家屬的悲傷撫慰：家屬經歷了一個極度困難的時刻，失去了他們愛的人，遺體護理提提供專屬的時間和空間，讓家屬參與這個過程，讓他們親手照顧並爲逝者做最後的準備，歷程中可以給予他們一些慰藉與引道，陪伴他們經歷這哀傷，在悼念過程中與逝者建立更深層次的聯繫每個人都是獨特的，透過遺體護理，家屬可以確保逝者得到個人化和專屬的照顧。他們可以按照逝者的喜好、信仰或文化背景來進行遺體護理程序。

10. 醫療團隊在電梯口鞠躬致意與病人道別並陪同家屬一起送病人離開病房。

參考文獻

王英偉（2010）。*安寧緩和醫療臨床工作指引*。財團法人中華民國（台灣）安寧照顧基金會。

王淑貞、胡薰丹、林幸枝、古如君、吳素月（2003）。口腔護理方案對末期病患口腔黏膜成效之探討。*安寧療護雜誌，8*(2)，199-209。doi: 10.6537/TJHPC.2003.8(2).7

李慧筠（2022）。*某護理之家實施口腔照護與訓練之歷程探究*（碩士論文，暨南國際大學）。doi:10.6837/ncnu202200033

吳樺姍（2002）。口腔黏膜改變患者之照護。*長庚護理*，*13*(3)，251-257。doi:10.6386/CGN.200209_13(3).0007

周繡玲、謝嘉芬、李佳諭、江孟冠、紀雯真（2011）。癌症病人口腔黏膜炎臨床照護指引。*腫瘤護理雜誌*，*11*，61-85。doi: 10.6880/TJON.201112/SP_11.05

索甲仁波切（2022）。*西藏生死書*（第五版）（鄭振煌譯）。張老師文化。

黃詩凌、賴維淑、方素瓔（2018）。運用風扇緩解呼吸困難－系統性文獻回顧與臨床應用。*護理雜誌*，*65*(4)，84-93。

孫文榮、璩大成、黃勝堅（2015）。我的家人好像快不行了，我該怎麼辦？──淺談瀕死期照護。*北市醫學雜誌*，*12*(4)，419-423。

梁文晶（2019）。安寧照顧基金會　點燃靈性關懷的第一把火炬。*安寧照護會訊*，*95*，8-9。

陳怡如（2006）。末期病人的靈性需求與靈性照顧。*慈濟醫學*，*18*(4)61-66。

趙可式（2018）。*安寧伴行*。天下文化。

Blinderman, C. D., & Billings, J. A. (2015). Comfort care for patients dying in the hospital. *New England Journal of Medicine*, *373*(26), 2549-2561. https:// doi:10.1056/NEJMra1411746

Haslam, S(2020)why mouth care matters in end of life care. *British Dental Journal Team*, *7*(3),10-11. https://doi.org/10.12968/denn.2017.13.7.342

Kuebler, K. K., Heidrich, D. E., Esper, P. (2007). *Palliative and end-of-life care: Clinical practice guidelines* (pp. 33-47). Saunders.

MacDonald et al. (2011)。*安寧緩和醫學手冊：以個案爲基礎*（臺灣安寧緩和醫學學會譯）。合記。

Qian, Y., Wu, Y., de Moraes, A. R., Yi, X., Geng, Y., Dibaj, S., ... & Bruera, E. (2019). Fan therapy for the treatment of dyspnea in adults: a systematic review. *Journal of Pain and Symptom Management*, *58*(3), 481-486.

DOI:https://doi.org/10.1016/j.jpainsymman.2019.04.011

Singh, A. K., Mishra, R., Kumar, H., Priya, L., Choudhary, H. V., & Krmar, K. (2021). Assessment of oral health-care needs for patients under palliative care. *Journal of Pharmacy&Bioallied Sciences*, *13*,180-183. https://doi.org/10.4103/jpbs.JPBS.-363-20

第九章　瀕死病人與家屬心理、靈性的關懷

吳秀碧

　　安寧療護團隊若要完善照顧瀕死的病人與家屬，至少必須了解病人對於死亡的恐懼、死亡的各層面與善終、瀕死經驗與瀕死覺知、病人的心理需求，以及病人和家屬的失落與哀傷，方能提供完善的療護。本章將分別闡述這些議題，以及安寧療護人員可提供的服務，以協助病人善終和家屬安心。

第一節　病人對死亡的恐懼與善終

一、病人對死亡的恐懼

　　Robert E. Neale（1977）認為人類對於死亡有九大恐懼，可概括為三大類：(1) 對於死後會發生什麼的恐懼，即軀體的消失（腐敗、潰爛）；被審判（懲罰、死後的重審），不知道（無餘留、死後無往生）。(2) 對於死亡歷程的恐懼，即痛苦（長期臥病的痛苦）；沒有尊嚴（窮困、尷尬）；負擔（財力、長期住院）。(3) 對於失落一般生活的恐懼，即失去控制和主宰（作決定、理性）；未完成（孩子未成年、未竟志願及其他生活問題）；與生活隔絕（離開各種事物，及所愛和認識的人）。

　　由此死亡將造成病人四個層面的失落與恐懼：(1) **生理層面**：失去身體，害怕死亡過程；(2) **心理層面**：失去自我，害怕自我意識消失；(3) **社會層面**：失去關係與歸屬，害怕與摯愛分離；(4) **靈性層面**：失去存在意義，害怕死後的未知。

二、認識死亡的各層面

死亡可分為四個層面，當一個人的生理停止了功能，這個人就死了。然而，人生存的時候還有心理、社會和精神（psychic）三個層面的活動。因此，一個人的生理死了，同時還會有心理、社會和精神等三層面的死亡（Pattison, 1977）。一個人**生理的死亡**，由醫師根據現代醫學的知識，以器官為中心的客觀準則，評估生理的死亡，包括三項顯著特徵，即心律停止、呼吸停止和腦缺氧（van Lommel, 2011）；**社會的死亡**：當臨終病人發現家人、熟悉的親友，甚至健康照護的專業人員，開始變得較少和自己交談，話題也由微不足道的話題所取代，交談不再熱絡或有交流的感覺，常來訪的親友也變少了，病人便發生社會的死亡，且往往比生理的死亡還早；**精神的死亡**：當垂死（dying）的病人開始接受死亡，並從他人退縮與退化到內在的自己時，便發生精神的死亡。精神的死亡，常發生在生理死亡之前，甚至在社會死亡之前，可能導致生理的死亡提前。至於心理的死亡，則與瀕死經驗有關，於後另一節詳述。

三、善終的定義與主要元素

趙可式（1997）研究癌末病人對於善終意義的體認，發現有三大類，即：(1)「**身體平安**」，包括生理的痛苦減輕至最低，臨終的過程不要太長，身體完整和清潔整齊，還能夠活動；(2)「**心理平安**」，包括放下，不孤獨，心願已了無牽掛；(3)「**思想平安**」，包括每天不去想太多，有意義的一生。晚近美國 Meier 等人（2016）對於「善終」或「好死」（good death）定義的研究，發現：共有 11 項主題。其中，在跨越所有年齡組，次數最多的主題，是：「**對於死亡過程的偏好**」，高達 94%。顯示不論哪一個年齡階段，都最重視即將死去的過程。而在這一個主題之下，包括四個次主題，為：(1)「**死亡背景**」，有「如何死」、「誰死」、「死在何處」，以及「何時死」和「在睡覺中逐漸死去」；(2)「**死亡準備**」，有「提前指示」與「喪禮安排」等；(3)「**無痛狀態**」，在樣本之中占 81%；(4)「**情緒幸福感**」（emotional well-being），占 64%。

晚近美國多數的學者，認為沒有所謂「善終」。由於死亡不只涉及

生物或組織的死，而是人的死。因此，提出所謂「妥善的死亡」（proper death）（Rovaletti, 1984）或「成功的死亡」（successful death）（Meier et al., 2016）。同時，研究指出「善終」包括六項重要的元素：(1) 疼痛和症狀的管理、(2) 決策清楚、(3) 死亡準備、(4) 圓滿（completion）、(5) 對他人有貢獻、(6) 對整個人的肯定等。這六項元素都是過程導向的屬性，與前面中外兩個研究發現的內容相呼應，臨終病人對於善終的意義，涵蓋了身體和生理、心理、社會和靈性等層面的內容或元素。

再則，由於「善終」的概念，具社會性質，牽涉到病人、家屬和朋友，以及照顧的專業人員。可以被定義爲「好」，就是這些相關的人對於死亡，都有所覺知、接受，並且有準備（McNamara, Waddell, & Covin, 1995）。有趣的是，從文獻可以看到從史前到後現代，對於「善終」的概念不斷的在改變。而且不同角色的人，例如病人、家屬、醫生、一般病房和安寧病房護理人員，或重症護理人員，對於好死的看法也不盡相同。醫生主要都抱持生物觀，而病人、家屬，以及其他健康照顧專業人員，都持有比較寬廣的看法整合到瀕死的品質。雖然，沒有所謂「正確」的死法，前述六項元素可以作爲了解不同角色的人，所重視「好死」的生命結束（Steinhauser, 2000）。

然而，對於多數人，高標準期待的善終，幾乎是奢望。尤其，對於「死亡的過程」，個人可能是沒有選擇餘地。「無痛狀態」，則可由醫師協助。至於「死亡準備」與「情緒幸福感」，或可在家屬、親友和安寧療護人員的努力之下達成。簡言之，善終應該是在「妥善的準備」之下，死者放心，生者安心。當一個人尚未準備好去面對死亡，對於死亡過程和死後的一無所知，將有恐懼。雖然，臨終病人死亡的確切時間不可預知。但是，可以給予適時的準備。所謂「適時」的時間點不是問題，不論是一、兩個月或兩、三週，重要的是臨終者的心理準備狀況。因此，必須重視病人、家屬和健康照顧者等三方的互相溝通（Granda-Cameron & Houldin, 2012），以協助臨終病人準備死亡，也是安寧療護的核心任務。

第二節　死亡的心理層面與瀕死經驗

美國學者 Long（2014）提到，瀕死經驗成爲美國學者研究的課題已超過 35 年。由此，至 2025 年幾達半個世紀之久。不過，對於瀕死經驗的定義，卻還沒有完全一致可接受的定義。足見給予確切，且眾可接受的定義尚待努力。

一、心理的死亡與瀕死經驗

晚近在心理學方面的研究，對於**心理的死亡**，有新的發現。即一個人在生理方面已經被醫師宣布死亡。但是，意識活動的心理現象並未因此停止。這一種西方心理學者稱之爲「出體經歷」（out-of-body episodes），即華人稱爲「靈魂出竅」的現象。不少有瀕死經驗的人，提到在瀕死經驗之中他們感到自己的意識脫離軀體，相信他們的靈魂離開身體。這些人對於他們出體經歷是這樣描述：有看到在自己生理的身體附近周邊的人、事、物。這種經驗在東方的宗教和一些族群，很早以前便相信這是靈魂出竅。但是，多數的西方文化則不相信這種現象。Schroter- Kunhardt（1993）便提到科學的研究，傾向忽略在生命終結之下的心理機制，而輕忽宗教在這方面的貢獻。

瀕死經驗（Near Death Experience, NDE），可界定爲發生在一個人接近死亡，或暫時死亡，或臨床已宣布死亡時，深邃的生命改變現象。這種現象，我們無法從安寧療護的病人得知，由於他們從瀕死步向死亡，然後就死了，沒有機會告知我們 NDE。幸好由於現代醫學在復甦技術的進步，改善了遭遇瀕死一致命病人的存活率。從瀕死被救活的病人之研究，讓我們得知這個經驗的特殊現象，增進我們對於死亡過程更充分的理解。Morris 和 Knafl（2003）對於 12 名有 NDE 病人的研究，發現有 11 人堅信在他們的身體死亡之後，確實有某方面的自己繼續存在。個人的靈魂或意識能存活在已死的身軀，改變病人對於死亡的看法，也強化病人深信有個未來世。晚近的文獻，估計有 4～9% 的一般民眾和 5～23% 心跳停止的生存者，報導有 NDE（Beauregard, Courtemanche, & Paquette, 2009; Cant et al., 2012; Klemence-Ketis, Kersnik, & Grmec, 2010）。

　　根據 Long（2014）的回溯性研究，認爲對於「瀕死經驗」的定義，必須兼具「瀕死」和「經驗」兩項元素。所謂「瀕死」，包括這個人已經無意識，需要心臟復甦術。且 NDE 的這個「經驗」元素，必須發生在這個人已經瀕死的狀態，而且這個經驗必須相當清晰，不含零散、簡約、沒有組織的記憶。在他研發的「瀕死經驗量表」，16 項當中至少需要有 7 項以上，方符合所謂 NDE。因此，瀕死的人通常已經無意識、昏迷，或臨床上診斷爲死亡。在 1998 年，美國成立「瀕死經驗研究基金會」（Near Death Experience Research Foundation, NDERF），並設置研究網站。至 2014 年已經有超過 3700 名通過檢驗有 NDE 者，他們在這個網站分享自己的 NDE。目前這個數字是全世界蒐集的數量最大，且公衆可接觸到的資料。

二、瀕死經驗的心理現象

　　NDE 讓我們在人類接近死亡、暫時死亡，或宣布臨床的死亡時，對於發生生命的改變現象，能夠有個深度的定義與了解的堅固基礎。在各種文化都有報導過很多 NDE 的元素，而在跨文化則有 NDE 現象的相似元素，表明了死亡的心理成分，可能在跨文化爲相似的。NDE 的研究，增進了我們對於死亡過程的了解，挑戰了當前對死亡只注意以生理過程爲唯一依據，以致排除人類的意識（Tassell-Matawua, 2013-2014）。在死亡開始的階段究竟發生什麼，我們必須了解，以確保適當的知識和覺知。

　　就有 NDE 的案例經驗，若依照意識在唯物論（materialist）和還原論（reductionist）的模式，當生理功能切題到個人在客觀的「無意識」或「死亡」時，這類的感知（perception）通常不可能發生，甚至稀有。不過根據很多有 NDE 的生存者的報告，則挑戰了現代客觀的機械論模式的死亡定義。尤其，有些 NDE 者靈魂出竅的經驗，似乎暗示：當我們生理的身體死了，有可能非生理的方面繼續生存，至少暫時如此。靈魂出竅，涉及個人覺察自己的身體和周遭環境，這是來自個人生理的身體制高點之外在觀點所覺察的事件，通常由於他們的狀態是無法有知覺（van Lommel,

2006）。但是對於有 NDE 的人，脫離軀體往往就在當下感受到這個經驗，而且出體經歷也只是其他經驗當中之一，提供了病人帶著自己認定（self-identity）的意識，存活在身體已死亡的一種實徵證據（van Lommel, 2011）。

靈魂出竅的必然性與普世性的情形，為一個人在臨終的心理現象，可能是所有人類要面對的最為深奧的議題。究竟我們人類在死亡的開始階段發生了什麼，必須加以了解，方足以準備人類所遇到的最為有關的事件。

三、瀕死經驗的三項特徵

從有過 NDE 的人敘說之分析，歸納出 NDE 的三個重要特徵，如下：

1. **不再害怕死亡**：較新的研究發現，有 NDE 者幾乎都變得不再害怕死亡（釋永有、簡政軒，2012；Noyes et al., 2009; Stout, Jacquin, & Atwater, 2006）。
2. **心理的事後影響**：在研究 NDE 者的事後影響，發現與他們能夠領悟與接受死亡，承諾改善生活有關，改變人際關係與行為，以及提升靈性（釋永有、簡政軒，2012；Noyes et al., 2009）。
3. **複雜的意識能力**：這個特徵對於了解心理的死亡特別重要。若根據恐怖處理理論（Terror Management Theory）（Greenberg, & Arndt, 2011），所有人類的行為是由生存的垂死恐懼所引起的動機。出體經歷並無法否定生理死亡的緊迫性，然而意味著意識的心理活動仍繼續生存。假如未來有更多的實徵研究能夠證實意識的生存，將有助於減少或降低對於死亡的恐懼。

四、瀕死經驗的發現在安寧療護的應用

的確出體經歷暗示著意識的心理生存。就心理學的觀點，從有 NDE 而還活著的人所提供的資料，領悟到死亡的初階段過程，意識的認知能力有可能性。美國已經將這些發現應用到重症療護和臨終療護，認為在生命受威脅的昏迷和急救過程，病人清晰的覺知可能依然運作中；因此，建議醫護人員需要謹記在心，交談要謹慎，需避免有貶損病人情況的言論

（Solomon, Greenberg, & Pyszczynski, 1991）。

　　從社會與文化的層面，美國的學者期待 NDE 的知識，未來十年有更多的實徵研究來證明意識的存活，不只有益大眾消除或降低死亡的焦慮，還可以運用至臨終的議題與作決定。自己認定的覺知和功能清晰的意識存在於生理的死亡，將允許醫療的臨終療護，從一個不惜一切維持生存的代價，轉向只聚焦在促進病人生理狀態的最後時日。在一個人生理死亡，而還能夠自己認定與意識功能清晰，在臨終議題和決策的應用，將可以促進一個人在最後的那些日子的生理型態的品質（Clark, 2002）。

　　晚近學者開始越來越主張對於接受死亡至關重要的看法（Connelly, 2003）。**接受死亡，是指對於生命的終結，在心理的準備**。因此，協助臨終病人聚焦在增進死亡的接受與減少死亡焦慮，不只能夠確保心理準備生命的終結，也可以促進活著的經驗。病人能夠為他們的身體死亡作心理準備，而醫護人員也能夠將善終照護的心態，便等同好的醫療，給予區分（Watts, 2012）。臨終療護不只聚焦在生理狀態的舒適，良好的照護還需要涵蓋心理對於死亡的準備。此外在病人尚清醒時，若安寧療護人員或家屬來不及向病人道別，可以利用出體經歷的知識，輕聲地向病人道別，或協助其家屬向病人道別、道謝、道愛或道歉。

　　NDE 的研究發現，是否可以作為有死後世界的證據，是神學辯論的範圍。在心理學方面，需要關注的是病人的 NDE 這個議題。由於 NDE 得以讓我們對於死亡開始的階段有所領悟，能確保對於死亡有充足的準備（Tassell-Matawua, 2013）。紐西蘭的衛生福利部在「預立醫療照護計畫」中便規定：對於病人、家屬和健康醫護人員較好的告知與安排，就是能夠聚焦在病人的緩和生理需求。同時，也要確保心理─靈性對於死亡的準備（Ministry of Health, 2011）。有關一個人身體死亡之外，還有繼續的心理元素存在，將提供更多信心與安慰給那些哀傷的病人家屬。

第三節 病人的瀕死覺知與在安寧療護的運用

一、病人的瀕死覺知

所謂「瀕死覺知」（Near Death Awareness, NDA），是一種垂死的特殊溝通方式。通常發生在病人瀕死或處在垂死的過程。Callanan 和 Kelley（1992）界定「瀕死覺知」這個名詞，是用來描述一個人在垂死過程的聽覺、視覺，或是認知的經驗，以及更廣泛的指各種不同的經驗，諸如臨終的夢或看見已經死亡的人、事、物，或感覺到自己即將要死了。有這種 NDA 經驗的病人，可能會說：他／她跟已經死亡的親人或認識的人說話；或與你看不見的人交談；或說他／她正要去旅行；或看到另一個很美、很光亮的地方；或告訴你何時他／她就會死。李修慧（2013）研究安寧病房的病人病情知覺的經驗（perceptual experience），發現有兩個主軸：(1) 身體知覺的經驗；(2) 臨終知覺的經驗意義。在臨終知覺的經驗意義，有靈性現象、出現擬譫妄的情形、表示看到親人遠迎、看見已經死亡的人來討債等等，而病人的譫妄往往與過去的生命歷程有關。

美國學者認爲病人的 NDA，是垂死的人有死亡接近了的特殊理解（Callanan & Kelley, 1992; Cant et al., 2012; Tassell-Matawua, 2013-2014）。然而這種覺知，往往被病人的親人和醫療照護人員所忽略，或誤以爲是譫妄症（delirium），或是對藥物的反應，或是臨終的混亂、躁動不安。因此，需要了解 NDA 與譫妄症，或臨終的躁動不安並不相同，方能好好的支持瀕死的病人。根據 Callanan 和 Kelley（1992）的《最後的禮物》，書中認爲：NDA 是垂死的人企圖描述他們正在經歷垂死過程和死亡的種種經驗，並提到病人：「使用令人出乎意料之外的溝通，並且使用象徵的語言來表達」（pp. 13-14）。

在那些慢慢垂死的病人，通常會使用隱喻／象徵性的溝通方式，來表達他們正在離開這一生的生命和轉換到死亡，例如：「無論多麼精彩的戲碼總要閉幕」、「該到落幕的時候了」、「有白天，落日了，就有夜晚」。而且病人的陳述往往和他們的生活有關，例如基督教徒可能說「我看到上帝了」，或「一道很強、很亮的光出現在我眼前，在一片光中隱約

看到上帝」；佛教徒，可能說：「觀世音菩薩已經在門口等我了」，或一個由祖父養大，且關係特好的病人可能說：「爺爺在等我了」；或描述其他靈性的事，甚至告知家屬他/她何時會死，諸如此類。Sutherland（1990）認為病人陳述的這種個人經歷，不一定由於這個病人有參加宗教團體，例如教會，或其他宗教團體，但是可以強化他們對於靈性的信心。當安寧療護人員聽到病人這些表述時，可能病人已經開始轉換這一生，並企圖描述他/她需要獲得可以讓自己感到安詳死去的死亡經驗或某些事物。因此，可能會以一種象徵性的溝通，尋求同意死亡或說明需要（例如與家人修好，或擔心某個家人需要有人幫忙）。

二、安寧療護人員面對病人的瀕死覺知

由於 NDA 的這類行為所表述，往往與其實際生活和人生有關，並有特殊的意義。最親近病人的人，可能最能夠了解病人究竟在表述什麼。所以，安寧療護人員必要時可以與最親近病人的家屬討論與溝通，以便更能理解病人的表述內容和企圖。對於病人這類表述，安寧療護人員可以使用下列反應來處理：

1. 讓病人感到你與其同在，對於病人企圖要溝通，保持開放的態度。
2. 可以就病人的陳述，提出諸如這樣的問題：「你看到什麼人了？」「見到他，讓你覺得如何？」「你看到什麼了？」「對於你所看到或聽到的，給你的感受如何？」等等。
3. 專注與善解人意的傾聽病人的敘說，並認可他們的經驗。
4. 不要與病人的陳述相互矛盾、對立、爭執、辯論，或解釋更多，或以為幽他一默可以了事，因為那些經歷可能讓病人感到非常安慰。
5. 嘗試去理解病人垂死的這些訊息，如此病人的未竟事宜也得以說出來，通常有助於病人變得比較平靜和不害怕垂死。
6. 將和病人的這些溝通，與你的安寧療護工作團隊一起討論。

病人的 NDA，可視為給家屬和安寧療護人員的最後禮物（Callanan & Kelley, 1992）。安寧療護人員，不只自己要如上述善用瀕死病人的覺知，也要協助病人的家屬了解和重視病人的表述，如此可能有利延緩病人社會的死亡和精神的死亡。若安寧療護人員和家屬，與病人的 NDA 相互

矛盾或對立、辯論或爭執，反而會讓病人感到沒有人相信他的經歷，將會感到很孤單。

第四節　瀕死病人的心理與病人和家屬的安心

一、臨終病人的心理健康議題

　　臨終病人的心理議題，主要包括憂鬱、焦慮、預期死亡的哀傷、疼痛治療、個人意義及尊嚴相關的問題。而這一些痛苦，適合採取專業心理諮商（professional psychological counseling）的介入，可以產生顯著的影響（Kredentser, 2020）。尤其，憂鬱為個人面對臨終疾病時，最為普遍的心理健康問題，約有 20% 的病人受到憂鬱的影響（Wilson, Lander, & Chochinov, 2009）。其次，臨終病人常見的心理問題是焦慮。根據調查研究，很多病人經驗到，由於對於死亡的焦慮，導致生活品質或情緒健康下降，其中約有 14% 的病人符合焦慮異常的診斷（Wilson et al., 2007）。

　　由於臨終病人面對失落的威脅、預期的哀傷是與怕死有關。還有，與生命意義和目的有關的痛苦，以及在面對失落與迫在眼前的死亡，常常導致靈性的痛苦。靈性，包括個人的人生觀、生死觀，及宗教信仰。因此，靈性的痛苦，是存在的受苦，以及可能或不可能，與宗教信仰有關連（Marler & Hadaway, 2002）。靈性的健康，可以保護對抗憂鬱、無望感，及臨終疾病的死亡慾望（Breitbart et al., 2000; McClain-Jacobson et al., 2004）。宗教與靈性可能順應（adaptation），而尋求愛與關心等等；但是，也可能不順應，而懇求慈悲、感到被背叛等等（Thune-Boyle et al., 2011）。順應，便能接受臨終疾病和相關的種種影響；不順應，便無法接受罹患臨終疾病與相關的種種影響。

　　其次，臨終病人失落了過去的角色、感到無意義、主宰感降低，以及主觀感到無能等，已經被確認是臨終病人喪氣的主要因素（Kissane, Clarke, Street, 2001）。而喪氣、憂鬱、失落意義與目的，以及低自我價值，也已經被認定是人生品質和死亡慾望之間關係的介質（Robinson et al., 2017）。所以，即便是臨終病人，也需要被注意喪氣的問題。盡量鼓

舞病人可以維持每一天小小的希望，例如有親友會來探視，或醫師會幫忙用藥減少疼痛。

最後，需要關心和保留臨終病人的尊嚴。Kredentser（2020）研發了一個臨終療護保留病人尊嚴的模式，含三項重要主題：(1) **疾病相關考慮，**例如疾病本身、症狀痛苦、獨立程度等；(2) **尊嚴保留項目，**有個尊嚴保留的展望，可以增強人格感的因應方式，尊嚴保留的實踐或方法，照顧者能夠強化病人維持尊嚴，使得病人可以維持常態、尋求靈性安撫資源，及活在當下等；(3) **一份社會尊嚴的清單，**主要是人際和關係的屬性，這些能夠增強或削弱尊嚴感，例如尊重隱私、社會支持、視爲對他人是負擔、照顧的護理期限，及善後顧慮等。

二、臨終病人安心的條件

讓病人死得安心，也會讓家屬感到安心。有助於臨終病人安心的條件，簡述如下（詳見吳秀碧，2022，2025）：

1. **個人生命意義的建構**：發現生命的價值和重要性，不論對於臨終的病人，或喪親的家屬，在哀傷調適都很重要（Davis, Nolen-Hoeksema, & Larson, 1998; Janoff-Bulman & Frantz, 1997）。病人對自己的這一生不管成敗，能夠加以統整，可以去接受，並產生意義，如此方得死得無怨無悔。此爲「圓滿」在靈性層面的要素（Steinhauser, 2000），應該也是第一要素。

2. **完成未竟事宜**：此爲「圓滿」的心理要素（Steinhauser, 2000）。臨終病人會有未完成的事，而感到十分遺憾。即將死亡的人，可以完了人世間的事務，無所牽掛，包括完了心願、減少對於家人的掛慮、交代後事、送出遺物、求得原諒、表達感恩、向家人告別等等。如此，可以感到了無牽掛的死去。正如趙可式倡議的四道人生，讓病人與家屬相互道謝、道愛、道歉、道別。

3. **不會孤獨地走向死亡和死去**：病人最害怕的事情之一，就是被遺棄。孤獨面對疾病，甚至孤單的死去，這是一種社會性的失落。因此，對於臨終病人而言，除了醫護人員的照顧之外，親友的陪伴可以減少孤獨

感。

4. **克服死亡的恐懼**：由於對死亡和死亡過程的一無所知和幻想，都會帶來臨終病人的恐懼。協助病人減少和克服恐懼很重要，這個要件涉及兩方面：一為生理層面，希望減少死亡過程在身體和生理的疼痛；二為靈性層面，需要減少對死亡一無所知和死後發生什麼的恐懼。

5. **活得有尊嚴和死得有尊嚴**：Abraham Maslow（1970）認為自尊是人類五大基本需求之一。即便是病人，也有自尊的需求。在生理方面，即便臨終的病人依舊希望可以保持清潔整齊，這是在社會層面需要尊嚴的期盼。

三、家屬安心的條件

在安寧療護也需要考慮到家屬的需要。簡述如下（詳見吳秀碧，2022，2025）：

1. **完成未竟事宜**：由於生活和工作，通常個人都有一些優先或急需的順序。因此，有些事情在順位上被一再往後延，以致在病人死後發生遺憾，哀傷難了。所以完成未竟事宜，也可以讓哀傷者減少傷痛。

2. **有機會與臨終病人告別**：Otani 等人（2017）調查 965 名接受安寧療護死亡病人的家屬，發現：有 95% 的家屬表示，希望病人即將死亡的時候，能夠隨待在側，與病人彼此有意義溝通（例如，道別、道謝等）。而家屬有沒有出席，與後來家屬的憂鬱和複雜性哀傷有關。從這項研究發現，Otani 等人建議安寧療護人員，宜考慮在病人接近或即將死亡的時候，能促進家屬和病人的溝通。

3. **看到死者無牽掛的死去**：與一般人的生活掛慮相同，病人也會在死亡之前對於家人還有所掛慮。協助病人去除牽掛，讓病人不再需要掛慮自己所照顧的對象。死者無牽掛的死去，家屬的傷痛也比較可以得到安慰。

4. **看到死者安詳的死去**：家屬對於病人身體和生理的疼痛，特別容易身同感受。在哀傷諮商工作經驗，會聽到哀傷的家屬對於病人臨終，急救措施所造成創傷性的死亡銘刻（death impression）。因此，如何讓病人

盡量死得安詳，也是告慰生者的方法。

第五節　協助瀕死病人因應死亡，需要團隊工作

一、護理人員承擔心理照顧的限制

　　由於英、美等國的醫學院，護理人員多數會接受死亡教育的訓練。因此過去在醫院，護理人員往往承擔照顧病人情緒的責任。不過，晚近 Kuuppelomaki（2003）的研究指出：雖然，接受過死亡教育的護理人員，有意願執行這項任務。但是，有 96% 的護理人員表示，機構因素是最大障礙。其一受限於編制，住院的病人很多，護理人員的人手有限；其二時間的限制，每一位護理人員需要負責照顧的病房和病人的負荷很多。可以停留在每一位病人的時間，極為有限。而且在缺乏空間和安靜的病房，實施會談也有困難。因此，由護理人員承擔病人的心理照顧有限制，且不宜。提供病人與家屬的心理照顧，必須由團隊中其他人員來承擔更合適。建議醫療機構最好採取團隊**合作**與**合夥**兩種工作方式，方能提供病人比較適當的照顧。

二、安寧療護團隊專業人員的準備

　　根據上述，臨終病人可能經歷一個逐步垂死的過程。若病人接受良好的安寧緩和療護，在身體流失生命的過程，將會是一段平靜的時光。因此，在美國從事安寧療護與緩和療護的醫師、護理人員、社工師、心理師（psychologist）（臺灣稱臨床心理師）、專業心理諮商師（臺灣稱諮商心理師）、神職人員和志工，都被規定需要接受死亡教育，方能了解病人面對死亡的焦慮和不安，以便協助病人與其家屬。安寧療護的工作人員面對病人時，對於瀕死、垂死、臨終等的死亡過程在生理、心理和靈性等三方面，都需具備知識。尤其，對於死亡、瀕死和垂死的充分理解，需要仔細的從生理、社會、精神與心理等四方面的死亡去觀察。這四方面的死亡並不是同時發生，而是可能發生在不同的時間（Pattison, 1977）。如此，方能提供病人充滿愛心的舒適療護。其中，諮商心理師還需要具備哀傷諮商

與治療（grief counseling & therapy）的專業訓練，方能理解面對預期性死亡的病人和家屬的哀傷、病人面對死亡的恐懼與害怕失落一切的哀傷，以及病人死亡家屬的哀傷，並能辨別非複雜性哀傷與複雜性哀傷，方夠提供適切的專業心理服務。

三、團隊人員陪伴臨終病人的原則

共有五項原則（詳見吳秀碧，2022，2025）：

1. **能主宰的原則**：讓病人對於死亡不可迴避的生活，仍然感到有所控制。所以需要教育病人，讓他們對於生活依舊可表達，以及有所選擇。

2. **尊重的原則**：尊重病人面對死亡的態度。病人是否準備接受或迴避死亡，照顧者要採取伴隨、與病人討論，並找到病人認為可以接受死亡會來臨的理由。

3. **溝通的原則**：需要與病人保持溝通。一個人，即便成了病人，也有情緒與情感生活的需求。與病人溝通主要有三項重要的目的，即：(1) 交談病情與症狀，用以促進病人對治療的合作；(2) 交談生病的心情，用以了解病人對於疾病和不可預測的死亡來臨的知覺；(3) 維持病人與周邊的人相互有溝通與互動的關係，以及適應作為病人的角色。

4. **接觸的原則**：照顧者切勿迴避接觸病人。若照顧者與臨終病人談話或做事，就會有焦慮，或有不自在的非語言跡象，這些病人都能夠覺察。因此迴避接觸病人，會使病人提早感到個人社會的死亡。

5. **實際的原則**：照顧者需要維持對病人的實際看法與做法。每一個病人的臨終都不相同。因此，無法有一個標準或完美的做法。需要容許個別差異，不為難病人，也不會讓自己感到遺憾。

第六節　心理師協助病人心理層面的因應

心理師（含臨床和諮商兩種心理師）可以協助臨終病人和其家屬就死亡與診斷意義的改變，採取生活過得不同的做法。心理師可用的策略，包括：(1) 協助當事人處理情緒、(2) 解決死亡焦慮、(3) 幫助當事人對生活

感到有意義、(4) 鼓勵討論靈性與宗教議題、(5) 擁護當事人的利益。

一、病人的心理與靈性的需求

　　臨終病人對於死亡的心理因應，是一個很值得照顧者注意的面向。臨終病人希望加速死亡（Hastened Death, DHD）的原因，有憂鬱、無望感、心靈安適、整體的生活品質，以及認為自己是他人的負擔。尤其，憂鬱和無望感對於加速死亡的衝擊更大（Chochinov et. al., 1995; Rosenfeld et. al., 1999）。Breitbart 等人（2000）研究發現有重度憂鬱發作，要求 DHD 的病人是沒有重度憂鬱症者的 4 倍。

　　與靈性有關方面，McClain、Rosenfeld 和 Breitbart（2003）研究發現：心靈安適和感到有意義與有目的特別重要，能夠緩衝憂鬱對於要求 DHD 和自殺意念的影響。Chochinov 等人（2002）研究，發現病人喪失尊嚴，也影響喪失生存意志，為病人尋求 DHD 的風險因子。繼之，Chochinov 等人（2005b）也發現：病人主要的個人存在議題，例如喪失尊嚴感、知覺自己對他人是個負擔，以及感到無望感等，比生理症狀更強烈的與 DHD 有關。這些研究發現都凸顯了心理的與靈性的潛在重要性。因此，也使得在心理介入方面，不只針對憂鬱，也要更直接聚焦在無望感和靈性的安適。自上一個世紀末，美國在諮商心理師培育，已開始重視靈性的範疇。有關臨終病人靈性層面的協助，通常很適合由諮商心理師和神職人員擔當。不過，這兩種人員的角色、功能和任務不盡相同。例如「蓮花基金會」培育的佛教宗教師，在安寧療護靈性照顧的項目便比較廣，包括臨終說法、助念、死亡教育，以及病人家屬的預期性哀傷安撫等等（陳慶餘，2022）。而諮商心理師的任務，則可以提供臨終病人在靈性層面，不限於宗教方面的試探、覺察與發現、締造個人人生與存在的意義、促進與超自然的連結、病人和家屬預期性的哀傷諮商，及病人死亡家屬的哀傷諮商。

　　由於臨終病人也具有社會角色。因此，至少會有三項需要：(1) 需要統整個人的人生和生命的意義與目的；(2) 需要生活的希望與創造；(3) 需要人際之間愛的取予（Cosh, 1995）。這些都是臨終病人的照顧者，不論是醫師、護理人員、心理師、神職人員，以及家人和朋友都需要了解的。並維持與病人有意義的互動和交流，以及尊重和促進病人的生活希望。

Kulber-Ross（1969）便強調，在垂死過程並不表示瀕死病人都沒有任何希望，希望對於病人的存活很重要。安寧照護人員需要重視病人的希望，例如希望還能活動、身體完整、清潔整齊、不孤單、有親友來訪等等。尤其，心理師在協助病人回顧和重新統整個人的人生和生命意義，扮演很重要的角色。而這項任務，神職人員也可以利用病人可以接受的信仰和教義，促進病人的生命意義。

二、病人需要情緒照顧

在情緒方面，包括：（一）**恐懼與害怕**，有 (1) 最常見的為對於此後的命運、身體的變化，以及死亡過程和死後等未知的恐懼；(2) 對於受苦和疼痛的害怕；(3) 對於失去部分身體與能力的害怕；(4) 害怕退化；(5) 害怕失去主宰；(6) 害怕失去自我認定；(7) 害怕失去家人親友。（二）**感到失去存在的焦慮**；（三）**憤怒**，可能出現負面的言語、攻擊行為、忌妒他人、退縮，自虐或變得保守。（四）**憂鬱情緒**，則呈現悲傷、冷漠、社會退縮、哭泣、缺乏精力和不活動。（五）**內疚**，由於害怕被處罰或給家人帶來痛苦。（六）**羞恥感**，主要與身體的失控和外貌變了樣子有關。

前述 Meier 等人（2016）對於善終提到病人希望「**情緒幸福感**」。在情緒照顧方面，根據研究，從病人自己考慮的情緒支持，有：關心、愛、接納他們的感受，以及與他們開放的表達、聆聽、交談、維持希望和靈性的奮鬥和鼓勵，以及呈現現實、了解和尊重的態度（Palsson & Norberg, 1995; Fitch, Gray, & Franssen, 2000; Jensen, Bäck-Pettersson, & Segesten, 2000; Chan et al., 2001; Landmark, Strandmark, Wahl, 2001; Kuuppelomaki, 2003）。尤其，病人容易遷怒醫護人員或身邊其他的照顧者。如果這些照顧者能夠理解，病人透過遷怒來發洩心中的憤怒，不只可以協助病人去辨識、承認和表達。也可以避免讓自己成為病人遷怒的對象。其次，對於病人的害怕、焦慮和憂鬱等情緒，照顧者可能企圖去安慰、淡化，或是說：「我了解你的感受」這種話。Corr、Nabe 和 Corr（2000）很直接的告訴我們，這是「沒有幫助的」。病人的需要一如上述，陪伴、聆聽和尊重。此外與病人接觸，也會是一種很有用的溝通，輕輕握著他／她的手，溫柔

撫摸他／她的手臂，或給一個擁抱，都在表達情感，讓病人感到沒有被嫌棄或疏離。這些都具有心理助益的功能。

三、心理師在安寧療護的臨床角色

美國「國家安寧組織標準與認證委員會」，指出安寧療護的特殊目標，包括病人的自己**生命決定結束**、**安全**與**舒適的死亡**，以及**有效的哀傷**。但是，從調查研究發現，有半數死於安寧醫院的病人，並未受到如前述可接受的治療（Field & Cassel, 1997）。因此，在 90 年末便快速的興起臨終療護的改革，擴大心理師貢獻的範圍，而心理師也已經顯示在臨終療護，他們所提供的服務價值。

心理師在臨終療護提供的服務，可以用在活著的病人和家屬的四個時間點（Haley et al., 2003），如下：

1. **在疾病來襲之前**：心理師能夠在疾病來襲之前，提供多項重要貢獻，例如疾病預防、促進健康和及早治療等等，其中最主要在增進預先護理計畫（ACP）。
2. **在疾病被診斷和開始治療期間**：心理師可以教導醫師注意或致力於減少病人和家屬的社會心理壓力，經由透過教導式的教學、正式的臨床諮詢，以及與病人和家屬會面時的示範，來教導醫師。
3. **在晚期疾病和死亡過程**：心理師能夠提供支持和社會心理介入，來協助預期性哀傷與調適反應、心智異常、存在和靈性的議題、預先護理計畫、生命回顧，以及未解決的議題（這些議題可能成為有意義的掛念或憂慮）。
4. **在病人死亡之後，陪伴活著的家屬**：心理師可以利用促進病人的善終，來延伸照護垂死病人和家屬。

第六節　心理師促進瀕死病人的尊嚴和意義的方法

如前述，臨終病人的尊嚴和個人人生與生命的意義，對於病人的重要。因此，自 2000 年代心理學者便開始發展心理介入的方法。當前在

美國使用在臨終病人的心理諮商方法不少。而較熱門或普及的是**尊嚴治療**（Dignity Therapy, DT）和**認知─行為治療**。這兩種方法的治療目標不同。**認知─行為治療**用在安寧療護的病人，研究發現：除了可以減輕身體的不舒服之外，對於管理憂鬱和焦慮的常見症狀，特別有幫助。腹式呼吸法、漸進肌肉鬆弛法、引導想像法，以及臨床催眠等，都有助於病人去因應、自我管理和治療疼痛（Brugnoli, 2016）。雖然，Breitbart 等人（2000）研發了一個「意義中心的團體心理治療」（Meaning Centered Group Psychotherapy），不過這個團體心理治療比較不適用在安寧病房的病人，較適合其他臨終病人。

　　至於 DT，是一種特地為臨終病人創發的方法，也很適合安寧療護的病人，可以有效的促進臨終經驗，協助病人整理與締造個人人生與生命的意義，及準備病人面對生命的終結。這是一種有實證研究依據的簡約介入方法，目標在增進病人對於意義、目的和尊嚴的感受。根據 Chochinov 等人（2005a）的調查結果，發現：超過 85% 的病人和家屬認為有幫助，並且感到滿意。Chochinov 等人（2005b）特別撰寫〈尊嚴治療：臨終病人新奇的心理治療介入〉一文，傳播 DT 對於臨終病人的重要。Chochinov（2002）根據臨床經驗和一系列對臨終癌症末期病人的訪談，建議一個DT 用在臨終療護，包括三方面的尊嚴交談元素，如下：

1. **疾病有關的考慮**：包括疾病本身症狀相關的困擾或功能損傷。
2. **維護尊嚴的曲目**（或項目）：尊嚴維護，例如反觀自己情況的方法，以便有助於促進尊嚴和維持人格感。同時，也有尊嚴保持實踐，或有使用來維持尊嚴的技術。
3. **尊嚴的社會面向**：包括能夠促進或削弱人際和關係有關的特質和屬性，例如會感到成為他人的負擔、善後顧慮等等。

　　Chochinov 等人（2002）建議的 DT 模式，可以提供一個完整的架構來引導病人、家屬和醫療照護專業人員，以便界定目標和偏好的臨終照顧。同時，提供給協助各種疾病已經處在臨終的病人之照護專業人員，一起與病人討論在他們一生中最想要記得和回憶的。使用時，心理師會先告知要問病人有關各種他們也許想要與最親近的家人和朋友分享的事情。對於這個模式最重要的就是：了解每個人擁有獨特的差異和個人特質，這些

認知乃爲保持尊嚴之本。爲了讓心理師在實施這個模式時，能夠有效協助病人獲得尊嚴與個人存在意義的保持，Chochinov（2002）特別發展出一些問題，都與這個模式的三方面有關，以供心理師實施這個模式時作爲指引，如下：

1. 請告訴我一點有關你的生平史，尤其是那些你最記得或最重要的部分。何時你過得最有活力？

2. 這些特殊的事，你會要讓你的家人知道，以及當中有特別希望你的家人記得的是哪些事？

3. 在你的一生當中，你所扮演過的重要角色（包括家庭、職業、社區服務等等的角色），對你而言哪些角色最重要？爲什麼這些角色最重要？在這些角色你認爲完成了什麼？

4. 你最重要的成就或完成的事是哪些？以及什麼讓你感到最引以爲榮？

5. 有無特殊的事，你感到較需要告訴你所愛的人，或你想要花時間再說一次的事？

6. 你對於你所愛的人的希望和夢想有哪些？

7. 從你的人生，你有得到一些什麼的學習，想要傳遞給他人？有些什麼建議或指引的話你希望傳遞給你的家人（兒子、女兒、丈夫或妻子、父母，或其他的人）？

8. 有沒有一些想說的話，甚至是教導，你想告訴你的家人，幫助他們爲自己的未來做好準備？

9. 在留下這些永恆的紀錄時，還有哪些事你會想要包括在內？

　　在使用上述各個問題作爲指引時，必須注意：(1) 親切而自在地展開日常交談之後，再使用上述指引邀請病人分享，以免如同在質問；(2) 注意個別差異，不是每位病人都需要或適合問完所有問題；(3) 關心病人體力，宜分次交談，不要一次談完所有問題；(4) 對於病人的陳述，心理師必須用心聆聽，並使用同理心、反映（reflecting）、回饋、摘要、積極增強，甚至讚美等技術，給予妥善的回應，以強化會談愉悅的氛圍，幫助病人增進尊嚴與人生或存在意義的獲得，例如病人陳述第一，或第三，或第四，或第九個問題的故事，心理師可以就聽到的故事內容，對於病人個人的正面特質與表現，例如堅強、毅力、愛心、領導能力、人緣好、包容

力、平易近人、貢獻、見識廣、有理想、有成就或完成等等給予摘出，並讚美以提升意義或尊嚴；(5) 可以邀請家屬在旁，以便順著病人的陳述內容，適時向病人道謝、道愛或道歉。

第七節　瀕死病人與家屬的失落與哀傷

　　心理師需要認識與了解失落與哀傷的分類，方能正確的診斷，並有效的協助瀕死病人與其家屬的哀傷。茲說明如下。

一、失落與哀傷的分類

　　Pualine Boss 在 1970 年代從研究戰爭中失蹤者的家屬的哀傷，而提出一個新的哀傷概念，首創「模糊的哀傷」一詞（Boss, 1977）。後來 Boss 認為將哀傷分類不容易，而主張從不同的失落來分類。將失落分為兩種：(1)「傳統的失落」，這一種是有官方死亡證明的失落；(2)「模糊的失落」，是一種無法取得官方死亡的證明，或非死亡的生理失落，或其他非生理的失落（Boss & Carnes, 2012）。

　　由上，哀傷也分為兩種：一種哀傷，是由傳統的失落所引發，即我們所熟知，當一個人的家屬或所愛死亡了，這個人就會感受到的哀傷，這是一種由很容易發現與辨識的失落所導致的傷慟。對於絕大多數的人而言，這是我們所知道的唯一的一種哀傷。在臨床上，可再分為「非複雜性哀傷」和「複雜性哀傷」。另一種哀傷，稱為「模糊的哀傷」，便是由模糊的失落所導致的傷慟。當一個關係結束了，或當我們失去在我們生命中所愛的人，然而這個人仍然活著，或可能還活著；甚至當我們失去對我們有重要性的東西，或當我們知道某個人或東西我們將不再擁有，都會觸發模糊的哀傷（Caudle, 2020）。70 年代之後，模糊的哀傷便與傳統失落所引發的哀傷得以明確區隔，使得哀傷諮商能更精準的診斷、分類與治療。

　　模糊的哀傷，有三種特殊的哀傷類型，其中一種，便是預期的哀傷（Caudle & Sarazin, 2018）。所謂「預期的哀傷」，是指失去親人或所愛，通常在死亡之後才會發生的哀傷，卻在死亡尚未發生之前就先發生傷

慟，以及在知道親人或所愛的人之死亡可能迫在眼前，便出現預期的哀傷（Rolland, 1994）。臨終病人與其家屬，由於知道疾病的嚴重性和治療的限制，因此會發生預期的哀傷。

二、瀕死病人與家屬預期的哀傷

預期的哀傷，是臨終或瀕死的病人正在經歷的感受，面對疾病帶來的身體和社會功能逐漸喪失而引發的哀傷。家屬則由於預期病人不久於世，將離開自己而感到傷慟。病人預期的哀傷，主要在處理辭世前重要事件，包括：與親友分離、希望不被遺忘、確認自己的人生意義、完成未完了事件，及個人後事的處理。因此，安寧療護病人的心理諮商，主要任務在協助病人告別親友、統整個人一生的意義，以及協助轉化，朝向安頓心靈。宗教對於安寧療護的病人，則有助於尋求靈性的意義與安頓。此外安寧療護團隊人員和病人與家屬的關係保持良好互動，可以降低病人和家屬的預期的哀傷，也有助於家屬與病人共同面對預期的哀傷，處理辭世前的重要事件。

三、預期的哀傷歷程與運用

當臨終病人與家屬被告知疾病的不可治療，且死期不遠，無論病人或家屬的哀傷就被引發，且隨著時間的流逝，哀傷在不同時間呈現特徵的變化，因此依不同特徵的時序劃分為階段。美國各學者提出不同的臨終病人哀傷階段論，而其中以 Kubler-Ross（1969）的五階段論最為普遍接受。雖然，有人反對其階段論，認為病人的哀傷反應不會依循階段演進。Kubler-Ross 與 David Kessler（2005, p. 7）對於批評的聲浪，說道：「有關階段……在過去三十年有相當的誤解。階段不是用來幫助人將凌亂的情緒塞入整齊的包裹裡。階段是對於很多人都會有的失落之反應，卻沒有一個典型的失落反應，就如同沒有典型的失落。我們的哀傷一如我們的生活有個別性。」她的模式，就是預期的哀傷歷程的階段模式。在此簡介如下（詳見吳秀碧，2022，2025）：

第一階段「否認與孤獨」：當病人與家屬首度知道病人得了不治之

疾，第一個反應通常是：「不會吧！」否認爲一種心理防衛機制，可以作爲負面的震撼性消息的滑潤劑，緩衝打擊。

第二階段「憤怒」：當無法再繼續否認時，病人與家屬會感到憤怒，也可能發生遷怒。病人和家屬都可能對自己、醫護人員，或甚至上帝、神生氣。病人對家屬也可能生氣。不過，Kubler-Ross 提到這個憤怒階段有的人可能兩、三分鐘就過了，別人並不知道。

第三階段「協商」（bargaining）：由於設法挽救生命最重要。因此，除了懇求醫師提供最有效的藥之外，病人可能在心裡祈求上帝或神給予延長生命。在臺灣，有民間信仰的家屬，往往會去求神，或找偏方。

第四階段「憂鬱」：當經過嘗試各種方法，依舊無法阻止步向死亡時，病人或家屬都會感到無望，而心情低落或憂鬱。

第五階段「接受」：假如病人沒有不預期的或突然的死亡，病人或家屬得到協助度過前述各階段，將會走到最後這個接受的階段，不再怪罪任何人，也不再祈求阻止死亡的到來。

安寧療護人員運用這個階段模式，首先需要知道 Kubler-Ross 研究的對象是臨終病人，不是瀕死病人。因此，這五階段較適合用來觀察緩和療護的病人。至於安寧療護的病人已經自己決定放棄治療，可能知道自己瀕死而**接受**，或可能理性知道，感性卻難以接受而還在**憂鬱**。

其次，過度重視階段模式，會讓人期待病人和家屬預期的哀傷，就是這樣逐階段演進。相反的，當安寧療護人員聚焦在一個人與死亡的關係時，便會注意到瀕死的病人與其家屬未必都一樣。再則，若安寧療護人員注意到關係的重要，雖然擁有模式有主題、型態和病人因應相似性的知識，同時也會重視病人經驗差異性的價值，便能夠允許病人和家屬來教育我們有關他們的經驗，而不是僵化的按照那些階段模式扣到病人或家屬的哀傷實際狀況。尤其，心理師務必放棄專家的角色，相信垂死的病人才是他們自己生活與死亡的專家。因此，不是只保持距離的觀察，需要傾聽與同理，協助紓解情緒，而不是評鑑或判斷。

第八節　心理師協助病人死亡家屬的哀傷

一、病人死亡，家屬的哀傷

　　當病人死亡，家屬將受到另一波失落，即傳統的失落衝擊，而引發哀傷。晚近耶魯醫學院的「耶魯哀傷研究」（Yale Bereavement Study）團隊專家 Maciejewski 等人（2007）嚴謹的以 233 個親人自然死亡 24 個月之內的樣本，進行實徵研究，發現哀傷歷程共有不同特徵的五個階段。每一個階段，都有最明顯的指標，而且呈現階段變化。這是目前傳統的失落，最可信的哀傷階段模式。這些階段指標如下（詳見吳秀碧，2022, 2025）：

　　第一階段「不相信」：失落發生後的 1 個月逐漸減少。

　　第二階段「思念（yearning）」：在失落之後的第 4 個月達到最高峰。

　　第三階段「憤怒」：在失落發生之後的第 5 個月達到最高峰。

　　第四階段「憂鬱」：在失落發生之後的第 6 個月達到最高峰。

　　第五階段「接受」：則在整個研究觀察期間，從 1～24 個月都在增加。

二、家屬的哀傷對於健康的影響

　　由於病人死亡將導致家屬生活的改變，心理師需要認知這種生物心理社會（biopsychosocial）對於哀傷家屬的衝擊。尤其，喪子和喪夫／妻對於哀傷者的壓力特大。在美國的研究，指出 50 歲以上的喪偶者發生複雜性哀傷和有自殺意念者，多達 57%（Shuchter & Zisook, 1988）。在配偶死亡的第一年，有超過 40% 的喪偶者，有泛焦慮異常或恐慌症（Jacobs, 1993）。有些人在親人死亡後 3-6 個月之間，可能有憂鬱症與焦慮症，有些可能發生複雜性哀傷和延長性哀傷（Prigerson, Vanderwerker, & Maciejewski, 2008）。

　　至於在喪子方面，由於喪子對於父母的衝擊，莫過於與父母當前的人生期待衝突。孩子的死亡，可能讓父母感到如同自己未來的夢想死亡。同時，現在父母的角色與功能也大為改變，這又引發另外的失落感。研究指出：比較不同失落的反應，發現喪子比喪偶或喪父／母的哀傷更為強烈（Sanders, 1980）。此外也發現喪子的父母在心智（mental）和生理

困難有廣泛的症狀。有憂鬱，並隨伴有非常悲傷、絕望、無助、孤單、被遺棄和想去死的強烈感覺（Sanders,1989）。在生理方面，則有失眠、沒胃口、無法集中注意力、有強迫想法和感到混亂（Bowlby, 1980）。還有研究發現：哀傷的父母，普遍對於失去孩子有憤怒的反應（Bohannon, 1991）。憤怒會指向配偶、其他家人、醫院的人員，甚至上帝，或死亡的孩子（Johnson , 1987; Oliver, 1999; Sanders,1989）。尤其，孩子長期生病死亡，父母普遍會感到相當內疚（Miles & Demi, 1992）。

三、哀傷功課與繼續連結

哀傷功課（grief work）的理論，爲 Sigmund Freud 首創。在他的一篇重要論文《哀悼與原發性憂鬱》之中，Freud（1917）主張成功的哀悼結果，乃是哀傷者從死者的情緒依附分離（detachment），以便重新適應沒有死者的新環境。因此，哀傷功課是一個過程，經由這個過程哀傷逐漸降低，或轉換他們對於已經死亡的人的情感情緒連結，如此得以適當的再聚焦自己繼續下去的生活和人生。由於這是如同一種任務或工作，需要努力與時間。因此，筆者乃借用學校學生的「家庭作業 / 功課」（home work）的意涵，譯爲「哀傷功課」，當作一種人生「功課」。

受到西方文化強調自主和個人主義的影響，西方學者主張的哀傷理論，都抱持需要與死者切斷關係方能成功解決哀傷（Marwit & Klass,1995）。加以美國學者由於對於 Freud 的《哀悼與原發性憂鬱》這一篇論文之內容的曲解，而主張需要與所依附的客體切斷聯結（bond），方能解決哀悼。Freud 在該篇論文中確實提到：「需要毫不猶豫的將原慾（libid）從他所愛的客體撤出（decathexis）」（Freud, 1917, p. 154）。然而，Freud 並沒有主張需要與所愛的死亡客體切斷依附聯結。由於哀傷功課在開始的時候，哀傷者在認知上知道人已經死亡。但是，情感情緒上沒有現實感，想企圖維持依附。隨著哀傷歷程的演進，乃是逐漸將精神驅力或情感情緒精力，從所依附的死者撤出，而投注到自己的當前生活或其他人身上，然而無須與死者切斷依附聯結或關係。

四、家屬的哀傷諮商與治療

　　自從 Klass、Silverman 和 Nickman（1996）根據研究，主張「繼續聯結」有助於解決傷慟，完了哀傷功課。之後，學者們相繼呼應這個新主張（Boelen et al., 2006; Field, Gao, & Paderna, 2005），並成爲解決哀悼的一種治療新趨勢。但是，至今美國學者仍在研究尋找繼續聯結的方法。筆者得自華人文化的「萬物有靈論」（藍采風，2000）的啟發，依據客體關係理論，研發客體角色轉化模式的哀傷諮商與治療方法，解決了繼續聯結的問題（詳見吳秀碧，2016，2017），也獲得美國國際心理學與腦科學期刊總編的肯定，認爲對於美國約 78% 信仰基督教與天主教的信徒，也可使用，因爲他們相信人死後有靈魂，也有死後世界。這個哀傷諮商與治療的程序，簡介如下（詳見吳秀碧，2022，2025）：

1. 增進死亡的現實感。
2. 情緒表達與紓解。
3. 爲當事人解釋正常的反應與行爲。
4. 促進失落之後的環境適應。
5. 檢視當事人的防衛與因應型態。
6. 處理未竟事宜。
7. 尋找與發現死亡與死者的意義。
8. 客體角色轉化與安置。
9. 帶著新的自己認定，人生繼續前進。

　　心理師進行哀傷諮商時，雖然需要依程序完成。然而，也需視當事人的實際狀況進行，保持彈性。其次，若發現有複雜性哀傷的問題，需要先找出卡住的癥結問題，給予修通（work through），方能有助於當事人繼續其哀傷歷程的進展。醫院若能夠提供家屬哀傷諮商的支持團體，家屬在團體外還能相互形成支持系統，更有幫助。最後，哀傷諮商與治療是一項專業心理工作，必須由修習過哀傷諮商課程或工作坊的心理師擔任爲宜。

參考文獻

李修慧（2013）。*癌末病患病情知覺經驗之研究——以安寧病房為例*。南華大學生死學系，碩士論文。

吳秀碧（2016）。傳統喪禮儀式在哀傷諮商的省思和啓發。*輔導季刊*，*52*(1)，1-14。

吳秀碧（2017）。客體角色轉化在非複雜性哀傷諮商影響之初探。*中華輔導與諮商學報*，*48*，69-104。（TSSCI）

吳秀碧（2022，二版，2025，三版）。*失落、哀傷諮商與治療：客體角色轉化模式*。五南出版。

釋永有、簡政軒（2012）。瀕死經驗個案後續效應之研究——以六位本土個案為例。*生死學研究*，*14*，59-92。

趙可式（1997）。臺灣癌症末期病患對善終意義的體認。*安寧療護*，*5*(08)，51-61。

陳慶餘（2022）。臨床佛學與本土化靈性照顧。臺灣醫學安寧緩和醫療新進展（民國111年11月13日），教育演講7。

藍采風（2000）。*社會學*。五南出版。

Beauregard, M., Courtemanche, J., & Paquette, V. (2009). Brain activity in near-death experiencers during a meditative state. *Resuscitation, 80*, 1006-1010. doi:10.1016 /j.resuscitation.2009.05.006

Bohannon, J. (1991). Grief response of parents to neonatal death and parent participation in deciding care. Omega: *Journal of Death and Dying, 22*, 109-121.

Boelen, P. A., Stroebe, M. S., Schut, H. A. W., & Zijerveld, A. M. (2006). Continuing bonds and grief: A prospective analysis. *Death Studies, 30*, 767-776. doi:100.1080/07481180600852936

Boss, P. (1977). A clarification of the concept of psychological father presence infamilies experiencing ambiguity of boundary. *Journal of Marriage and the Family, 39*(1), 141-151.

Boss, P. & Carnes, D. (2012). The myth of closure. *Family Process, 51,* 456-469.

Bowlby, J. (1980). *Attachment and loss: Loss, sadness and depression* (Vol. 3). New York: Basic Books.

Breitbart, W., Rosenfeld, B., Pessin, H., Kaim, M., Esch, J. F., Galietta, M., Nelson, C. J., & Brescia, R. (2000). Depression, hopelessness, and desire for hastened death in terminally ill patients with cancer. *The Journal of the American Medical Association, 284*(22), 2907-2911. doi: 10.1001/jama.284.22.2907.

Brugnoli, M. P. (2016). Clinical hypnosis for palliative care in severe chronic diseases: A review and the procedures for relieving physical, psychological and spiritual symptoms. *Annals of Palliative Medicine, 5,* 280-297. doi: 10.21037/ apm. 2016.09.04

Callanan, M., & Kelley, P. (1992). Final gifts: *Understanding and helping the dying.* New York: Bantam Books.

Cant, R., Cooper, S., Chung, C., & O'Connor, M. (2012). The divided self: Near-death experiences of resuscitated patients—A review of literature. *International Emergency Nursing, 20,* 88-93. doi: 10.1016/ j.ienj.2011.05.005

Caudle, S. (2020, June 16). *Ambiguous grief during the Covid pandemic.* Bull City Psychotherapy. https://bullcitypsychotherapy.com/ambiguous-grief-during-the-covid-pandemic/

Caudle, S. & Sarazin, S. (2018, October 16). *Ambiguous grief: Research findings reveal a unique grief.* Bull City Psychotherapy. https://www. google.com/url?sa=t&source=web&rct=j&opi=89978449&url=https:// bullcitypsychotherapy.com/wp-content/uploads/2018/10/AG-Press-Release-Final-Sent.pdf&ved=2ahUKEwjtz5nZmfSIAxUwbvUHHaxYAY4 QFnoECBMQAQ&usg=AOvVaw3Lde3jJ888pqjuPG_-4kpW

Chan, C., Molassiotis, A., Yam, B., Chan, S., & Lam, C. (2001). Traveling through the cancer trajectory: Social support perceived by women with gynecologic cancer in Hong Kong. *Cancer Nursing, 24*(5): 387-394.

Chochinov, H. M., Wilson, K. G., Enns, M., Mowchun, N., Lander, S., Levitt, M., & Clinch, J. J. (1995). Desire for death in the terminally ill. *The American Journal of Psychiatry, 152*, 1185-1191.

Chochinov, H. M., Hack, T., Hassard, T., Kristjanson, L. J., McClement, S., & Harlos, M. (2002). Dignity in the terminally ill: A cross-sectional, cohort study. *Lanct, 360*(9350), 2026-2030. doi:10.1016/S0140-6736(02)12022-8.

Chochinov, H. M. (2002). Dignity-conserving care—A new model for palliative care: Helping the patient feel valued. *Journal of American Medical Association, 287*(17), 2253-2260. doi: 10.1001/jama287.17.2253

Chochinov, H. M., Hack, T., Hassard, T., Kristjanson, L. J., McClement, S., & Harlos, M. (2005a.). Understanding the will to live in patients nearing death. *Psychosomatics, 46*, 7-10.

Chochinov, H. M., Hack, T., Hassard, T., Kristjanson, L. J., McClement, S., & Harlos, M. (2005b). Dignity therapy: A novel psychotherapeutic intervention for patients near the end of life. *Journal of Clinical Oncology, 23*(24), 5520-5525. doi:10.1200/JCO.2005.08.391.

Clark, D. (2002). Between hope and acceptance: The medicalisation of dying. *British Medical Journal, 324*, 905-907. doi: 10.1136/bmj.324.7342.905

Connelly, R. (2003). Living with death: The meaning of acceptance. *Journal of Humanistic Psychology, 43*, 45-62. doi: 10.1177/0022167802238813

Corr, C. A., Nabe, C. M., & Corr, D. M. (2000). *Death and dying, life and living* (3rd ed.). Wadsworth/Thomson Learning.

Cosh, R. (1995). Spiritual of the dying. In I. B. Corless, B. B. Germino, & M. A. Pittman (Eds.), *A challenge for living: Dying, death and bereavement.* Boston: Jones and Bartlett.

Davis, C. G., Nolen-Hoeksema, S., & Larson, J. (1998). Making sense of loss and benefiting from the experience: Two construals of meaning. *Journal of Personality and Social Psychology, 75*, 561-574.

Field, M. J., & Cassel, C. K. (1997). *Approaching death: Improving care at the end-of-life.* Washington (DC): National Academies Press. doi:

10.17226/5801

Field, N. P., Gao, B., & Paderna, L. (2005). Continuing bonds in bereavement: An attachment theory based perspective. *Death Studies*, *29*, 277-299.

Fitch, M., Gray, R., & Franssen, E. (2000). Women's perspectives regarding the impact of ovarian cancer. *Cancer Nursing, 23*(5), 359-366.

Freud, S. (1917/1959). Mourning and melancholia. In *Sigmund Freud collected papers* (vol. 4) (Trans. J. Riviere) (pp. 152-170). New York: Basic Books.

Granda-Cameron, C., & Houldin, A., (2012). Concept analysis of good death in terminally ill patients. *American Journal of Hospice and Palliative Medicine, 29*(8), 632-639. doi: 10.1177/10049909111434976

Greenberg, J., & Arndt, J. (2011). Terror management theory. *Handbook of Theories of Social Psychology, 1*, 398-415.

Haley, W. E., Larson, D. G., Kasl-Godley, J., & Neimeyer, R. A. (2003). Roles for psychologists in end-of-life care: Emerging models of practice. *Professional Psychology: Research and Practice, 34*(6), 626-633. doi: 10.1037/0735-7028.34.6.626

Jacobs, S. C. (1993). *Pathologic grief: Maladaptation to loss*. American Psychiatric, Washington, DC.

Janoff-Bulman, R., & Frantz, C. M. (1997). The impact of trauma on meaning: From meaningless world to meaningful life. In M. Power & C. R. Brewin (Eds.), *The transformation of meaning in psychological therapies: Integrating therapy and practice* (pp. 91-106). Chichester, WS: John Wiley & Sons.

Jensen K. P., Bäck-Pettersson S. & Segesten, K. (2000). The meaning of "not giving In "lived experiences among women with breast cancer. *Cancer Nursing, 23*(1), 6-11. doi:10.1097/00002820-2000002000-00002

Johnson, S. (1987). *After a child dies: Counseling bereaved families*. New York: Springer Publishing Company.

Kissane, D.W., Clarke, D.M., & Street, A. F. (2001). Demoralization syndrome — A relevant psychiatric diagnosis for palliative care. *Journal of Palliative*

Care, 17, 12-21.

Klemenc-Ketis, Z., Kersnik, J., & Grmec, S. (2010). The effect of carbon dioxide on near-death experiences in out-of-hospital cardiac arrest survivors: A prospective observational study. *Critical Care, 14*, R56. doi:10.1186/cc8952

Klass, D., Silverman, P., & Nickman, S. L. (Eds.)(1996). *Continuing bonds: New understandings of grief.* Washington, DC: Taylor & Francis.

Kredentser, M. S. (2020). Psychotherapeutic considerations for patients with terminal illness. *The American Journal of Psychotherapy, 73*(4), 137-143. doi: 10.1176/appi.psychotherapy.20190048

Kulber-Ross, E. (1969). *On death and dying: What the dying have to teach doctors, nurses, clergy and their own families.* Simon & Schuster (First published 1969).

Kubler-Ross, E., & Kessler, D. (2005). *On grief and grieving: Finding the meaning of grief through the five.* Simon & Scribner

Kuuppelomaki, M. (2003). Emotional support for dying patients: The nurses' perspective. *European Journal of Oncology Nursing, 7*(2), 120-129.

Landmark B, Strandmark M, Wahl A. (2001) Living with newly diagnosed breast cancer – the meaning of existential issues: a qualitative study of 10 women with newly diagnosed breast cancer, based on grounded theory. *Cancer Nursing*, 24(3), 220-226.

Long, J. (2014). Near-death experiences evidence for their reality. *Missouri Medicine, 111*(5), 372-380.

Marler, P., & Hadaway, C. (2002). "Being religious" or "being spiritual" in America: A zero-sum proposition? *The Journal for the Scientific Study of Religion, 41*, 289-300. doi:10.1111/1468-5906.00117

McClain-Jacbsion C., Rosenfeld, B., Kosinski A., Pessin H., Cimino, J. E., Breitbart, W. (2004). Belief in an afterlife, spiritual well-being and end-of-life despair in patients with advanced cancer. *General Hospital Psychiatry*, *26*(6), 484-486.

McNamara, B., Waddell, C., & Colvin, M. (1995). Threats to the good death:

The cultural context of stress and coping among hospice nurses. *Sociology of Health & Illness, 17*(2), 139-165. doi: org/10.1111/1467-9566

Maciejewski, P. K., Zhang, B., Block, S. D., & Prigerson, H. G. (2007). An empirical examination of the stage theory of grief. *The Journal of the American Medical Association, 297*(7), 716-723.

Marwit, S., & Klass, D. (1995). Grief and the role of the inner representation of the Deceased. *Omega, 30*(4), 283-296.

Maslow, A. H. (1970). *Motivation and personality* (2nd ed.). New York: Harper & Row.

McClain, C. S., Rosenfeld, B., & Breitbart, W. (2003). Effect of spiritual well-being on end –of-life despair in terminally-ill cancer patients. *The Lancet, 361*(9369), 1603-1607. doi: 10.1016/S0140-6736(03)13310-7

Meier, E. A., Gallegos, J. V., Montross-Thomas, L. P., Colin A. Depp. C. A., Irwin, S. A., & Jeste, D. V. (2016). Defining a Good Death(Successful Dying): Literature review and a call for research and public dialogue. *The American Journal of Geriatric Psychiatry, 24*(4), 261-271.

Miles, M. S., & Demi, A. S. (1992). A comparison of guilt in bereaved parents whose children died by suicide, accident, or chronic disease. *Omega-Journal of Death and Dying, 24*(3), 203-215.

Ministry of Health. (2011). *Advance care planning. A guide for the New Zealand Health Care Workforce.* Wellington, New Zealand: Ministry of Health.

Morris, L. L., & Knafl, K. (2003). The nature and meaning of the near-death experience for patients and critical care nurses. *Journal of Near-Death Studies, 21*, 139-167.

Tassell-Matawua, N. A. (2013-2014). Near-death experiences and the psychology of death. *Omega: Journal of Death and Dying, 68*(3), 259-277.

Neale, R. E. (1977). *The art of dying.* New York: Harper Collins.

Noyes, R., Fenwick, P., Holden, J. M., & Christian, S. R. (2009). Aftereffects of pleasurable Western adult near-death experiences. In J.M. Holden, B. Greyson, & D. James (Eds.), *The handbook of near-death experiences.*

Thirty years of Investigation (pp. 41-62). Santa Barbara, CA: Praeger Publishers.

Oliver, B. (1999). Effects of a child's death on the marital relationship: A review. *Omega: Journal of Death and Dying, 39*(3), 197-227.

Otani, H., Yodhida, S., Morita, T., Aoyama, R.N. Kizawa, Y., Shima, Y., Tsuneto, S., & Myhashita, M. (2017). Meaningful communication before death, but not present at the time of death itself, is associated with better outcomes on measures of depression and complicated grief among bereaved family members of cancer patients. *Journal of Pain and Symptom Management, 54*(3), 273-279.

Palsson, M-B., & Norberg, A. (1995). Breast cancer patients' experiences of nursing care with the focus on emotional support: The implementation of a nursing intervention. *Journal of Advanced Nursing, 21*(2), 277-285. doi: 1p.1111/jan. 13016.

Pattison, E. M. (1977). *The experience of dying*. Prentice-Hall.

Prigerson, H. G., Vanderwerker, L. C., & Maciejewski, P. K. (2008). A case for inclusion of prolonged grief disorder in *DSM-V*. In M. S. Stroebe, R. O. Hansson, H. Schut, & W. Stroebe (Eds.), *Handbook of bereavement research and practice: Advances in theory and intervention* (pp. 165-186). American Psychological Association. doi: org/10.11037/14498-008.

Robinson, S., Kissane, D. W., Brooker, J., Hempton, C., & Burney, S. (2017). The relationship between poor quality of life and desire to hasten death: A multiple mediation model examining the contribution of depression, demoralization, loss of control, and low self-worth. *Journal of Pain and Symptom Management, 53*, 243-249. doi:10.1016/j.jpainsymman.2016.08.013

Rolland, J. (1994). *Families, illness, and disability: An integrative treatment model*. New York, NY: Basic.

Rosenfeld, B., Breitbart, W., Stein, K., Funesti-Esch, J., Kaim, M., Krivo, S., & Galietta, M. (1999). Measuring desire for death among patients with HIV/

AIDS: The schedule of attitudes toward hastened death. *American Journal of Psychiatry, 156*, 94-100.

Rovaletti, M. L. (1984). The meaning of 'proper death'. *Acta Psiquiatricay Psiclolgica de America Latina, 30*(2), 112-117.

Sanders, C. (1980). A comparison of adult bereavement in the death of a spouse, child, and parent. *Omega: Journal of Death and Dying, 10*, 303-322.

Sanders, C. (1989). *Grief: The mourning after: Dealing with adult bereavement.* New York: John Wiley & Sons.

Schroter-Kunhardt, M. (1993). A review of near death experiences. *Journal of Scientific Exploration, 7*, 219-239.

Shuchter, S. R., & Zisook, S. (1988). Widowhood: The continuing relationship with the dead spouse. *Bull Menninger Clinic, 52*(3), 269-279.

Solomon, S., Greenberg, J., & Pyszczynski, T. (1991). A terror management theory of social behavior: The psychological functions of self-esteem and cultural worldviews. *Advances in Experimental Social Psychology, 24*, 93-159.

Stout, Y. M., Jacquin, L. A., & Atwater, P. M. H. (2006). Six major challenges faced by near-death experiences. *Journal of Near-Death Studies, 25*, 49-62.

Steinhauser, K. E. (2000). In search of a good death: Observations of patients, families, and providers. *Annals of Internal Medicine, 132*(10), 825-832.

Sutherland, C. (1990). Changes in religious beliefs, attitudes, and practices following neardeath experiences: An Australian study. *Journal of Near-Death Studies, 9*, 21-31.

Thune-Boyle, I. C. V., Stygall, J., Keshtgar, M. R. S., Davidson, T. I., & Newman, S. P. (2011). Religious coping strategies in patients diagnosed with breast cancer in the UK. *Psychooncology, 20*, 771-782. https://doi.org/10.1002/pon.1784

van Lommel, P. (2006). Near-death experience, consciousness, and the brain. A new concept about the continuity of our consciousness based on recent scientific research on near-death experience in survivors of cardiac arrest.

World Futures, 62, 134-151. doi: 10.1080/02604020500412808

van Lommel, P. (2011). Near-death experiences: the experience of the self as real and not as an illusion. *Annals of the New York Academy of Science, 1234*, 19-28. doi: 10.1111/j.1749-6632.2011.06080.x

Watts, T. (2012). End-of-life care pathways as tolls to promote and support a good death: a critical commentary. *European Journal of Cancer Care, 21*, 20-30. doi: 10.1111/j.1365-2354.2011.01301.x

Wilson, K. G., Lander, M., & Chochinov, H. M. (2009). Diagnosis and management of depression in palliative care. In H. M. Chochinov, & W. Breitbart (Eds.), *Handbook of psychiatry in palliative medicine*. New York, Oxford University Press.

Wilson, K. G., Chochinov, H. M., Skirko, M. G., ... Clinch, J. J. (2007). Depression and anxiety disorders in palliative cancer care. *Journal of Pain and Symptom Management, 33*(2), 118-129. doi: 10.1016/j.jpainsymman.2006.07.016

第十章 工作人員的壓力調適、哀傷諮商，及自我照顧

吳秀碧

安寧療護，是指廣泛的緩和療護之特殊類別（Haley, et al., 2003）。雖然，緩和療護與安寧療護的目標各自不同。但是，兩者都強調病人和家屬需求的重要。由此，需要認識病人與家屬複雜與多元的需求。臺大醫院金山分院院長蔡兆勳（2018）強調安寧緩和醫療以病人爲中心，尊重病人的自主權，給予病人最適當的醫療。並強調全人、全家、全程、全隊及全社區的五全照顧模式。因此，這些任務不可能由任何單一專業便能獨自完成，需要一個包括不同專業人員的療護團隊。也由於這種醫療的特殊性，有別於其他醫療。因此，安寧療護團隊人員的壓力也特別大，壓力管理非常重要。本章首先將說明整個團隊成員的壓力，並分別提出團體和個人的壓力管理策略與辦法。最後，闡明心理師在團隊合夥工作中的重要，以及協助團隊中其他專業人員減壓和紓壓的功能。

第一節　安寧療護需要團隊工作

一、安寧療護需要跨健康專業的醫療團隊

安寧與緩和療護的共同目標，是在爲病人和他們的家屬獲得最可能有品質的生活。目標經由解除痛苦、疼痛和症狀處理、心理社會支持、靈性與存在的處理、功能優化，以及尊重家屬或法定代理人的自主與適當角色等來達成。因此，安寧療護的照顧方法，需要同時有安寧與緩和照護。由於安寧療護的多面向特質，很需要不同專業、半專業和非專業的人力，以及病人親友的團隊合作。在臺灣，根據安寧基金會的說明，安寧療護醫療團隊包括：醫師、護理人員、社工師、宗教人員及志工，其餘視病人需

要，加入營養師、物理治療師、藥劑師等，以照顧病人及家屬。在美國，通常包括有醫師、護理師、社工師。此外也包括心理師、神職人員、藥劑師、物理治療師、營養師與志工等（Haley, et al., 2003）。這樣的照護團隊，方能提供充分和正確且完整的身、心、靈全方位之照護。

二、團隊的成員需要合作與合夥的工作

一般團隊工作的方式有兩種，可以是合作的工作（cooperative work），或是合夥的工作（collaborative work）。合作的工作，是一項任務的完成在於將工作劃分給參與者，每個人負責解決問題的一部分；而合夥工作，則是參與者相互參與在一項任務的協調，並努力一起解決問題。因此，Roschelle與Teasley（1995）認爲合作比較更聚焦在一起工作去創造成品，而合夥則需要參與者去分享創造知識的過程。簡言之，合作強調分工，各施其職，一起完成任務；合夥則是，包含成員之間的直接互動，以便協商、討論，以及包容他人的觀點。Kaye（1992）點出合夥唯一最重要的準則，就是綜合資料或資訊，即經由聯合或混合不同的見解、才能和想法，來完成任務。

由於安寧療護工作，具複雜且多元的特性，安寧療護團隊，包含不同專業的人員，需要分工各施其職，以便合作協助病人與家屬。然而，病人與家屬有些需求，則需要不同專業人員合夥一起來完成。因此，除了目標與角色的界定要清楚劃分之外，也需要強化部門之間的互動與鼓勵公開溝通，及善用合夥的工具（可以使用團隊訊息的Apps，作爲分享的平台）。此外也需要適時或定期慶賀成功的合作與合夥，以鼓舞團隊的士氣。

第二節　安寧療護團隊人員的工作壓力

如上述，安寧療護的工作需要合作和合夥。因此，也增加團隊工作的困難與壓力的程度。

一、安寧療護團隊人員的工作壓力

蔡佩眞（2011）爲了探討安寧療護工作壓力、耗竭與人力維護，取樣全臺灣 22 家安寧病房醫師、護理師、社工師、宗教師、心理師等專責醫療團隊成員，共 235 名。研究樣本：護理人員占 69.8%，醫師 9.8%，社工人員 6.8%，牧靈人員 8 名，臨床心理師 2 名。在情緒耗竭狀態差異之分析，發現：(1) 依地區，北部與中部地區醫院，安寧病房人員的情緒耗竭都大於東部地區；(2) 在安寧病房組織特性，如醫院等級、成立年資、病房床數等，並未造成耗竭差異；(3) 依團隊成員特質、成員個人特質不同，在情緒耗竭的狀態有顯著差異，尤其年紀最輕者（21-25 歲）情緒耗竭最高，年紀最大者（50 歲以上）最低，有宗教信仰者顯著低於無信仰者；(4) 工作壓力狀況，在 5 點量表的平均值爲 2.66，顯示醫療團隊在病人照顧的壓力感受爲中等程度，有近半數人員（43.5%）並不認爲照顧癌末病人感到壓力很大。

二、醫療團隊人員的壓力來源

在同一篇研究，蔡佩眞（2011）對於安寧療護團隊人員的壓力來源之研究，發現結果依序爲：(1) 來自「同事」的壓力最高；(2) 其次，是「院方」；(3) 再次之，是「主管」；(4) 最後，才是「自己」。至於在支持與人力資源的維護，發現他們的需要依序爲：(1) 長官的支持；(2) 同事的支持；(3) 家人的支持；(4) 病患與家屬的肯定；(5) 其他，如同類型醫院和社會大眾的支持、非安寧工作者的認同與協助。在期待獲得支持內容，有 (1) 教育訓練、(2) 情緒支持、(3) 人力資源、(4) 休假與休息、(5) 其他。

在美國，Dougherty 等人（2009）調查研究 60 名在住院病房與緩和療護的腫瘤科工作人員的工作壓力，發現：有 63% 的人員體驗到工作壓力很大。至於壓力大小排序，以工作負荷量很大居首；其次，是病人死亡缺乏足夠的哀傷時間；再次之，是缺少機構的支持；繼之，是缺乏資源；最後，爲對於工作地方的選擇無法控制。

由上，Dougherty 等人與蔡佩眞的研究發現相似之處，主要爲需求機構內的支持和資源。可見機構組織、長官和同事的支持和資源，都與壓

力有密切關係。而 Dougherty 等人與蔡佩眞在壓力來源的發現，有兩項不同：**第一**，感到大量的工作負荷。然而，在蔡佩眞的研究，病人照顧的壓力感受爲中等程度。她認爲由於團隊成員都受過相關訓練，對於照顧癌末病人的工作不會是困難的挑戰。在 Gelinas 等人（2012）的研究，便發現美國護理師的工作壓力，與缺乏臨終或緩和療護的專業能力有關。因此造成這個差異，有可能 Dougherty 等人的研究樣本確實工作量特大，或教育訓練較少所致；**第二**，病人死亡缺乏足夠的哀傷時間。這項差異與蔡佩眞的調查問卷內沒有包括這一項有關。然而，這一項很值得關注。由於頻繁暴露在病人死亡的工作環境，會影響安寧療護人員的哀傷反應，包括：(1) 病人死亡的哀傷；(2) 引發個人的未竟事宜，由於過去親人死亡有尙未解決的哀傷；(3) 聯想到年老或重病的家人，引發死亡焦慮；(4) 意識到個人的存在與死亡議題。

三、安寧療護團隊工作的策略與障礙

安寧療護團隊工作的策略，主要聚焦在：(1) 與病人、家屬和所有團隊成員的溝通；(2) 職前或在職教育方案；(3) 有效能的團隊工作；(4) 團體減壓；(5) 可獲得人力資源；(6) 提供省思空間和時間；(7) 相互支持；以及 (8) 有關臨終個別照護相關的困難能夠獲得領導者或管理者的了解與確認。因此，領導者和同仁的積極傾聽、表現同理、省思的溝通，及提供認可（regard）（你這樣做是對的或可以的）等，這四項管理的策略很重要。

安寧療護團隊，若缺乏領導效能、溝通不良、目標不夠清楚、缺乏信任、決策不公平、團體的大小、究責問題、缺乏或不良解決衝突的技巧、工作流程管理不當、實體的隔離（由於科技進步專業人員無須同一個空間工作）、缺少激勵或鼓勵措施等，將容易造成團隊工作的障礙。

四、安寧療護團隊人員的壓力管理

根據上述，安寧療護團隊人員的壓力管理，需要包括良好的團隊管理、個人的壓力管理，以及足夠的人力資源。人力資源，主要視醫院的行

政、財務與人力運用有關。由於團隊管理與創造友善團隊工作情境特別有關，在此僅就良好團隊管理與個人壓力管理相關項目建議如下：

(一) 良好團隊管理的辦法

1. 投資團隊領導者相關事項，以便培養優秀的團隊領導者。
2. 發展眞正的團隊工作，參與的成員能夠有效合作和合夥。
3. 促進合作與合夥的成員互動與認識的機會，以增進關係。
4. 有明確的團隊，大家彼此熟悉，並定期審查他們如何工作。
5. 培養直屬的領導者在人與管理的技巧。
6. 對於領導者處理團隊之內的事，要給予支持。
7. 教導團隊領導者辨認與評估來自工作相關壓力的風險。
8. 給予所有的團隊同仁良好的結構性考核與持續的訓練。
9. 支持所有團隊同仁的個人工作和生涯發展。
10. 由領導者創造與推動支持性與肯定成員自我照顧的工作場域文化。
11. 需要合夥工作時，一個團隊的大小，若包含 3-6 種專業的小型團體合夥工作最佳，由於專業人員之間互動較多，關係較好，溝通較容易。

(二) 個人在工作場域的自我照顧

　　根據晚近的研究，職場壓力的管理，對於個人的自我照顧方面非常重視。其中特重要的三項，爲：(1) 自我疼惜（self-compassion）；(2) 謙和（humility）；(3) 有意義的超然（meaningful detachment）（Devenish-Meares, 2022）。

　　自我疼惜的概念，在積極心理學的定義，爲：個人以不批評的方式觀察自己的想法（Nef, 2003, p. 224）。自我疼惜的省思與相關的照顧之選擇，將可以爲意義的融和、較佳運用資源，以及聚焦在危機時刻的因應等，創造出機會（Devenish-Meares, 2015）。且心智健康的反應，便立基在自我疼惜的實踐和相關靈性，有助於工作場域的壓力和受苦，甚至可能得知 PTSD 各方面的照顧。而自我疼惜在工作場域的壓力和受苦處理的實用方法，就是 Bassett（1995）所謂「疼惜的自我對話」。

　　其次，**謙和**的意思，則是有關不批判與溫和的自我覺知，及遠離現在

的問題。當事情就是這樣，不如期望的狀況時，不要陷在問題當中，這是一種善待自己的方式（Rohr, 2007, 2010）。謙和是一種慈愛的，自我覺知的選擇。謙和與自我疼惜之間的關係，值得注意。

至於**有意義的超然**，乃是一種較新型式的心理－靈性的超然，以支持在工作中所受的苦（Devenish- Meares, 2018）。在工作場域壓力的處理，心理－靈性聚焦在自我選擇方面，就是選擇有意義的超然。就心理的超然有助於工作場域的壓力而言，研究指出：人們已經離開工作了，可能還在反芻那些痛苦（Chopko et al., 2016）。這個風險就是個人可能是孤單的、斷了支持，或無法在個人省思的時候得到支持。省思，有助於在反應壓力的基礎上，個人所選擇的成敗。省思和鼓勵自我照顧，能提供自我覺知和慈愛的自我接納的選擇。這時候，心理－靈性產生有意義的超然，在壓力管理便有所幫助。

(三) 個人的壓力管理策略與辦法

Helen Fritzgerald 認為減壓只有暫時離開工作場域、去度假是不夠的，必須將壓力管理的策略融個入生活型態當中。個人壓力管理的策略，包括：(1) 發展壓力預防與減壓的策略；(2) 工作需求的評估與個人教育和訓練符合；(3) 個人需有良好關係的技巧和情緒復原力；(4) 需要與提供員工壓力和過勞的額外照護者建立關係，以便獲得協助。筆者參考她為美國安寧療護基金會（American Hospice Foundation）所寫的《安寧專業人員壓力管理》之建議，提出如下壓力管理辦法：

1. **完成與瀕死病人告別**：向自己照顧已經瀕死的病人告別，以免心中留下未竟事宜。
2. **容許自己哀傷**：由於臨終照護的工作人員往往如同病人家屬的成員。所以，個人也會感到哀傷。個人有需要就容許自己哀傷，便可以讓這件事隨著時間消失。
3. **轉換視框，提升工作價值**：Bennett（1991）和 Cipriani 等人（2000）都建議，在教育訓練時教導轉換視框，從治療轉換至安寧，提升工作價值，能準備工作人員可以處理自己的哀傷。
4. **照顧個人基本健康的需求**：休息、運動與適當的營養，乃是健康生活最

優先與基本的三項。

5. **維持來自家人的支持**：家人的支持對減壓很有幫助。不過，有時或有的家人可能對傾聽你的工作，覺得不耐煩。所以，也可以先聽聽家人自己生活的抱怨。

6. **維繫能滋養的友誼**：朋友在一起通常會談到與工作無關的經驗。能滋養工作的朋友，或許可以輕鬆的一起參加某些無關工作的活動或課程，來調節情緒與心情。

7. **使用放鬆活動**：這類活動很多樣，例如聽音樂、閱讀、冥想、瑜珈、慢跑、看電影等等，或是與家人或朋友聊天。

8. 與可靠的同僚一起分享個人的心情。

9. 作一些善待自己的活動，例如喝下午茶、逛街、逛購物中心等等。

10. **運用個人宗教或靈修信仰**，能從工作獲得個人生命意義感，也有幫助。

第三節　醫師和護理師的自我照顧

　　在安寧療護團隊人員當中，醫師和護理師的壓力很大，尤其護理師的壓力更大。因此，護理師和醫師的壓力與自我照顧的議題，備受學者注意與關心。本章特以第三、四兩節論述。

一、醫師和護理師自我照顧實踐的障礙

　　Mills、Wand 與 Fraser（2018）的研究，發現：導致醫師和護理師在工作場域自我照顧的多重障礙，包括：(1) **忙碌**，有些人的工作負荷夾雜了工作量與休假機會的限制；(2) **工作場域的文化**，被指出是一個不利於自我照顧的問題。在某些工作場域的文化對於自我照顧有汙名化的情形，使得個人要去做自我照顧，但難免不會感到被批評為自私；(3) **自我價值觀**，也被認為與有效自我照顧有關，當一個人會自我批評和缺乏自我價值，便會削弱自我照顧的優先重要；(4) **自我照顧缺少計畫，或採取一個單一臨時的方法**，也是有效自我照顧的障礙。

二、醫師和護理師有效自我照顧的催化劑

Mills、Wand 與 Fraser（2018）對於緩和療護的護理師和醫師的研究，發現有些因素被認為是有效自我照顧的催化劑。與個人有關的主要因素，有：(1) **認識自我照顧的重要**，被認為最首要。有些人由於過去忙到生病的經驗，或最初忽略自我照顧之後，身體不適，方優先考慮自我照顧（保健）是一個重要因素；(2) 知道**採取預防的方法**，來自我照顧很重要；(3) 知道依照情境的需求，運用**額外的策略**也需要；(4) **正式的自我照顧計畫**，也有人使用。

其他有效自我照顧的催化劑，比較屬於個人內在的特質，共包括三項：(1) **積極的展望**，包括**真誠與勇氣**被視為是自我照顧的推動因素，在有限的現實中，這些包括自我倡議與自我接納。還有**感激**與**抱持正向觀點**，在面對負面的環境抱持正向觀點，就能夠自我照顧；(2) **自我覺知**，被視為有效自我照顧實踐的核心，能善待自己是自我照顧的要素，而且與善待他人有關，可透過對病人的照顧表現出來。通常善待自己是學習的結果；(3) **積極情緒**，由於高度暴露在病人死亡的情境，**省思**與**感謝**舉凡為人便有必死性，也被認為對於自我照顧實踐很重要。

其次，從工作中**獲得生命意義感**和**個人成長**，也很重要。Taubman-Ben-Ari 與 Weintraub（2008）以 58 名醫師和 66 名護理師的樣本作為研究，結果發現：高度暴露在病人死亡情境，具**高度樂觀**與**專業自尊**，及**低度次級創傷**，可以預測具生命的意義感。然而，**職業、高專業自尊**和**高次級創傷**一樣，可以預測高度體驗到個人成長。尤其，當中專業自尊較低者體驗到個人成長較多。此外有高專業自尊和高次級創傷的護理師，顯示比醫師個人成長更多。

至於與機構有關的因素，有：(1) 對於多數人特別重要的就是，**參加省思和自我評估**，即參加正式的督導；(2) **積極的工作場域文化**，具有自我照顧的支持性，被認為對於有效自我照顧實踐最為主要。而推動因素，主要必須在領導方面由上至下，去影響積極的改變，朝向一個更支持自我照顧的一種文化；(3) **領導與積極的角色典範**，則被認為是關鍵的推動因素；(4) 前一個因素，也會與**合理的工作量的分配**有關。

三、醫師與護理師在工作場域自我照顧的策略

　　Mills、Wand 與 Fraser（2018）根據研究，認爲護理師和醫師在工作場域的有效自我照顧與**工作界限**的策略有關。按照由於資源有限，知道這個界限在這種狀況，不要過度工作便是支持，這個需要自我調整。同時，由於主管與他人的期望是壓力源。而能夠從多個利害關係人獲得確保期待的明確性，有助於減壓。

　　其次，**自律或自我調整**的策略很重要。這個策略，往往需要團隊其他成員的相互支持。由此，團隊照顧可視爲有效自我照顧的另一面，能夠形成有益健康的團隊。而首要，就是要有一個具有凝聚力的團隊，方有利形成支持的工作環境。但是，往往也不容易，因爲涉及個人在有關工作負荷和福祉的能力。

　　還有，在工作場域個人的**正念活動**和團體的**正念活動**，都是有效的自我照顧策略。由於在臨床情境之下可以表現情緒，會讓人感到人性化。在美國以參加醫院內舉辦的正念團體（mindfulness groups）或冥想團體（meditation groups），來放鬆和情緒調解。

　　此外**省思實踐**，也被認爲是一種有效自我照顧策略，可透過參加正式的臨床督導來實踐。很重要的是，尊重和信心爲臨床督導有效的兩個重要元素。正式督導在同事之間需要有信任，爲同事之間的非正式減壓（debriefing），表示這是一個健康的團隊。還有，Mills 等人（2018）認爲在工作場域，當個人感到能力不足，使用**幽默和笑一笑**，表示對自己感到可以接受，也是一種有效的自我照顧。要仁慈和同情，而不是自我批判。

　　還有，利用**各種專業的支持**，也可作爲自我照顧的方法。對於醫師而言，可以考慮向一般醫師尋求協助。護理師，則可以使用在臨終照護專業人員和在安寧病房的健康服務人員之間分擔責任，或相互分享他們的工作時間。然而，可能需要先釐清有關這個分享的責任。

　　最後，**在個人與專業角色之間找到和諧**，也是有效的自我照顧策略。這個和諧，乃是就工作與生活之間的平衡而言。不過，有人發現工作與生活之間的平衡，在實踐上不易。就什麼是個人可以構成工作與生活之間的

平衡而言，最需要考慮的是要知道不同的生活領域，在個人和特定時間，需要不同程度的專注。而在個人和專業角色之間找到和諧，就是一個策略，可以導向生活的充實。

四、醫師與護理師在工作場域之外的自我照顧策略

在工作場域之外的情境，美國普遍倡議有效的自我照顧策略，爲：(1) **健康行爲**，包括健康的飲食、充足的睡眠很重要；此外健身運動、瑜珈和按摩，也都是有效的自我照顧策略；由於工作疲勞在家休息、放鬆和泡澡等，也可以洗滌疲倦；與家人和朋友社交，及維持積極的關係，兩者都具有支持，且有意義？(2) **冥想**，不論在個人或專業工作情境，都是有效的自我照顧策略？(3) **靈修**，Mills、Wand 與 Fraser（2018）從他們的研究發現，受訪者認爲靈性的修行也是有效的自我照顧策略。(4) **幽默**，不論個人或專業角色，使用幽默也是有效自我照顧策略。維持工作與生活之間的平衡很重要，但是不容易。而在個人的與專業的角色之間，幽默可以豐富生活，使得工作與生活獲得平衡。

第四節　護理師的壓力與改善

安寧病房的護理師不只工作繁重，處在病人死亡頻繁的環境，很難健康的哀傷。累積的哀傷與熱誠的疲乏，會影響護理師的健康與對於病人的照護。從蔡佩眞（2011）的研究樣本，護理人員占了 69.8% 之多。所以，需要特別關心這一群專業人員的壓力、哀傷和改善策略。美國的一些研究可供我們參考。

一、護理師的壓力源

Gelinas 等人（2012）研究服務於 ICU 的臨終緩和照護的護理師壓力源，發現共可歸類爲三方面：

(一) 在**組織方面的壓力**，爲：(1) 缺乏緩和療護的方法、(2) 在生活支持和治療缺少持續性的計畫、(3) 相互矛盾的要求。

(二) 在**專業壓力方面的壓力**，包括：(1) 缺少臨終或緩和照護的能力、(2) 難以和家屬溝通、(3) 與醫療團隊有合作的困難。

(三) 在**情緒方面的壓力**，有：(1) 價值觀的衝突、(2) 缺乏情緒支持、(3) 處理病人和家屬感到痛苦。因此，在加護病房的環境，應該要發展在職教育和提供支持，以確保臨終或緩和療護的品質。

在韓國，Kim 和 Choi（2022）為了了解護理師在臨終照護的壓力和預測因子，以病床超過 500 床的大學附設醫院 206 名護理師作為樣本的調查，發現：**臨終照護的表現**與**臨終照護的壓力、使命感**（sense of calling）**和復原力**，都有正相關。臨終照護的壓力、使命感、復原力和安寧病房或急診室工作，都被發現為臨終照護表現的預測因子。從研究發現，他們獲得結論：提升護理師的使命感與復原力，對於提供臨終照護的護理師，能夠全面改善臨終照護的表現，值得參考。

二、改善護理師在臨終照護工作的策略

Gelinas 等人（2012）研究從護理師的角度改善在 ICU 臨終照護的策略，結果發現與美國重症照護醫學院（American College of Critical Care Medicine）改進 ICU 的臨終照護在臨床的建議一致（Truog, et al. 2008），包括發展 ICU 臨床護理師的能力，以便提供這類型的照護，改進與家屬的溝通，以及發展哀悼方案，協助處理病人死亡的哀傷。由於在面對病人死亡的哀傷，護理師需要承認哀傷的事實、獲得支持，以及教育。根據研究，病人死亡對於護理師在哀傷的影響，包括三方面：(1) **第一次經驗**的強烈哀傷，接受死亡和病人的狀況，都會影響護理師的哀傷；(2) 其次，**尋找控制哀傷**、寫下死亡事件、與同事和家人溝通，以及對於提供的照顧有信心，還有信仰與靈性信仰等，都有幫助；(3) **護理師處理病人死亡的工作**，包括害怕通知家屬有關病人死亡、為已死的病人做準備、實施宗教與靈性的儀式、支持死者的家屬。顯見，護理師面對病人死亡的哀傷，不容忽視，最好醫院有諮商心理師協助護理師處理哀傷。

第五節　心理師在安寧照護團隊的重要性

　　心理服務，對於哀傷的臨終病患和家屬，以及家屬由於照顧臨終病患的壓力，甚至醫療團隊人員面對身心耗竭和壓力等，都能夠提供有用的服務。不過，值得注意的是，對於心理服務在安寧緩和療護工作的心理師，則有不少的挑戰，包括：所受的教育和訓練、發展清楚的角色等。

一、心理師在臨終照顧團隊的需要

　　國內的心理師有臨床心理師和諮商心理師兩種，所受專業訓練不同。前者的主要專長在心理衡鑑，服務的對象為符合 DSM 診斷準則的精神疾病患者；後者的專長為心理諮商，包括個別諮商與團體諮商兩種方式，服務對象為未符合 DSM 診斷準則的一般人。根據美國最新的網路調查，當前專業心理諮商師服務最普遍的問題，為：受虐（含性虐）、離婚、失落與哀傷、創傷、憤怒、憂鬱、焦慮、成癮、心智健康（mental health）問題（主要在獲得因應負面經驗與行為）等。目前臺灣安寧療護團隊人員，通常都只有臨床心理師，聘用諮商心理師非常罕見。而在蔡佩眞（2011）的研究，臨床心理師也僅 2 名。顯見，即便是臨床心理師的配置也相當少。

　　在安寧療護這個領域，不只病人與其家屬有心理需求。即便在安寧醫院或病房工作的醫師和護理人員，由於臨終病人的特殊性、安寧醫護環境的壓力，以及醫病關係問題等，也都需要心理師的協助。例如醫師要告知病人或家屬，疾病嚴重的程度已經到了無法醫治，即將逝世，需準備後事。這項告知工作，即便對於有經驗的醫師，也是個棘手而有壓力的工作（Docherty, Miles, & Brandon, 2007）。若有心理師與醫師合夥，協助病人和家屬的情緒安撫，將有助於醫師說明診斷和討論後續治療。

　　對於安寧緩和療護的重視，心理師面對瀕死病人與其家屬工作的機會將有增加的趨勢。如前一章所述，安寧療護的病人與家屬多數可能有憂鬱或焦慮問題，但是非精神疾患。因此，建議在安寧療護團隊需要有諮商心理師，可以幫助病人與其家屬處理心理與靈性問題。此外諮商心理師可以

與臨床心理師與合作，將初步診斷發現有精神疾病疑慮的病人或家屬，轉介給臨床心理師作進一步的心理衡鑑與診斷，可以減輕臨床心理師的工作負荷。

其次，由於安寧病房的工作，不同於一般病房的工作，是以病人爲上，以愛和慈悲的服務爲懷。在工作壓力方面，面對病人或家屬的要求，很難以劃清服務的界線。愛與關懷使得安寧病人工作人員，特別善於服務病人與家屬；也爲了滿足病人與家屬的需求，往往犧牲自己的健康與福祉。再則，由於熱心照護爲安寧療護的主要元素，而這個獨特的挑戰，以致工作人員失落規律生活的因應，也是他們生活壓力的主要來源。提供安寧療護需要工作人員和志工變成病人生活很密切的一部分，犧牲自由與付出很多，是一個龐大的負擔，往往使得安寧療療護工作人員忘了照顧自己。

還有，在臨終醫院和病房工作的護理師、醫師、社工師、心理師，及與病人接觸較密切的工作人員，容易發生模糊的哀傷。被剝奪的哀傷，是一種被稱爲無法辨識的哀傷（Doka, 1989）。Kelly（2021）便認爲被剝奪的哀傷，也是模糊的哀傷。模糊的失落，是由於文化或社會的因素，當個人發生失落而被忽視，或不被確認，或沒有被認眞的對待。由於個人無法公開表達失落的哀傷，因此將發生模糊的哀傷，也是被剝奪的哀傷。所以，當醫療團隊的人員因病人死亡而感到哀傷時，家人和朋友不會了解，或不被認可，或被忽略。他們很難向家人或朋友表述，久而久之形成積累的哀傷，不只傷害他們的健康，也影響工作熱誠，很需要獲得諮商心理師的協助。

在安寧療護，諮商心理師的任務不只協助病人和家屬，也可以善用專長，來幫助團隊中的同仁。茲建議下列項目以供參考：

1. **紓壓管理**：定期提供正念團體、冥想團體，或壓力管理團體等，協助同仁紓壓。

2. **協助告別**：由於安寧療護團隊人員希望向病人告別。而適當的告別方式，並不是舉辦一個如同惜別會的方式，搞團體告別。安寧療護團隊的護理師或其他人員有需要時，可以由諮商心理師陪同，協助安排與病人見面交談的適當時機向病人告別。

3. **提供哀傷諮商**：病人死亡，安寧療護團隊人員會有失落感。尤其，護理師的失落感和哀傷可能更大。諮商心理師可以使用個別的哀傷諮商或支持團體，以協助有需要的同仁處理哀傷。Hooley（1997），及Piemme 與 Bolle（1990）的研究都指出，安寧療護人員在哀傷管理的過程，參加支持團體很有用。

4. **與醫師合夥告知診斷**：當醫師診斷出病人近期將死亡。告知家屬與病人有關準備死亡的訊息，對於醫師是一項壓力。因此，醫師和諮商心理師可以合夥工作，來完成這項任務。在醫師從生理學告知死亡訊息過程，諮商心理師可以協助處理病人和家屬的哀傷反應與情緒。

5. **與護理師合夥和病人或家屬溝通**：人際溝通技巧，是諮商心理師基本的能力與技巧。護理師在工作中會遇到病人或家屬，有時或有的很難溝通。若有諮商心理師合夥一起與這樣的病人或家屬溝通，或可順利達成溝通目的，減少護理師的壓力。

6. **與社工師合夥協助家屬面對死亡**：安寧療護的社工師服務項目不少，包括需要幫助病人與家屬處理診斷和規劃臨終療護；了解他們的治療計畫；為他們的需要發聲；管理因疾病使人衰弱的壓力，包括情緒的、家庭的和經濟的壓力；克服危機情況；聯絡其他支持服務和資源等等。在這當中，社工師經常需要與病人和家屬會談，有些則是需要諮商的項目。尤其是病人的身體疾病所造成的壓力和面對死亡的恐懼和焦慮，以及預期死亡的哀傷等，社工師可以和諮商心理師合夥工作，不只可以分擔社工師的工作壓力，也可以達成更佳的服務效果

參考文獻

蔡兆勳（2018）。*臨終關懷──安寧善終*。台大醫療網，*157*，9-12。

蔡佩眞（2011）。安寧療護工作壓力、耗竭與人力維護。*社區發展季刊*，*136*，163-179。

Bassett, L. (1995). *From panic to power.* New York, NY: HarperCollins Publishers.

Bennett, S. (1991). Issues confronting occupational therapists working with terminal ill patients. *The British Journal of Occupational Therapy, 54*, 8-10.

Chopko, B. A., Facemire, V. C., Palmieri, P. A., & Schwartz, R. C. (2016). Spirituality and health outcomes among police ofcers: Empirical evidence supporting a paradigm shift. *Criminal Justice Studies, 29*(4), 363-377.

Cipriani, J., Crea, J., Cvrkel, J., Dagle, S., Monaghan, K., & Seldomridge, L. (2000). Copying with death of clients. *Physical & Occupational in Geriatrics, 17*, 65-77.

Devenish-Meares, P. (2022). *Self-care and the stressed at work: Humility, detachment and self-compassion as key enablers of healing and hope.* Publication Name: Academia Letters.

Devenish-Meares, P. (2018). A newer form of psycho-spiritual detachment to support those sufering at work. *Journal of Spirituality in Mental Health, 20*(2), 140-166.

Devenish-Meares, P. (2015). Call to compassionate self-care: introducing self-compassion into the workplace treatment process. *Journal of Spirituality in Mental Health, 17*(1), 75-87.

Docherty, S. L., Miles, M. S., & Brandon, D. (2007). Searching for "the dying point": Providers' experiences with palliative care in pediatric acute care. *Pediatric Nursing, 33*(4), 335-341.

Doka, K. J. (1989). Disenfranchised grief. In K. J. Doka (Ed.). *Disenfranchised grief: Recognizing hidden sorrow* (pp. 3-11). Lexington, MA: Lexington Books.

Dougherty, C. E., Ma, C., Panzarella, T., Rodin, G., & Zimmermann, C. (2009). Factors associated with work stress and professional satisfaction. *American Journal of Hospice and Palliative Medicine, 26*(2), 105-111.

Gelinas, C., Fillion, L., Robitaille, M-A., Truchon, M. (2012). Stressors experienced by nurses providing end-of-life palliative care in the intensive care unit. *The Canadian Journal of Nursing Research, 44*(1), 18-39.

Haley, W. E., Larson, D. G., Kasl-Godley, J., & Neimeyer, R. A. (2003). Roles for psychologists in end-of-life care: Emerging models of practice.

Professional Psychology: Research and Practice, 34(6), 626-633. doi: 10.1037/0735-7028.34.6.626

Hooley, L. (1997). Circumventing burnout in AIDS care. *American Journal of Occupational Therapy, 51,* 759-766.

Kaye, A. R. (1992). Learning together apart. In A. R. Kaye (Ed.), *Collaborative learning through computer conferencing* (pp. 1-24). Berlin: Springer-Verlag.

Kelly, L. (2021). 16 different types of grief people experience. *Talkspace,* Sep.23. https://www.talkspace.com/blog/types-of-grief/

Kim, J. Y., & Choi, E. H. (2022). Predictors of end-of-life care stress, calling, and resilience on end-of-life care performance: A descriptive correlational study. *BMC Palliative Care, 21*(1), 77. doi: 10.1186/s12904-022-00961-0.

Mills, J., Wand, T., & Fraser, J. A. (2018). Exploring the meaning and practice of self-care among palliative care nurses and doctors: A qualitative study. *BMC Palliative Care, 17*(1), 63.

Nef, K. D. (2003). The development and validation of a scale to measure self-compassion. *Self and Identity, 2,* 223-250.

Piemme, J. A., & Bolle, J. L. (1990). Copying with grief in response to care for persons with AIDS. *American Journal of Occupational Therapy, 44,* 266-269.

Rohr, R. (2007). *Holding the tension: The power of paradox* (CD). Albuquerque, NM: Center for Action and Contemplation (CAC). https://store.cac.org/ products /holding-the-tension-the-power-of-paradox-mp3

Rohr, R. (2010). *The art of letting go: Living the wisdom of Saint Francis* (CD-audiobook). Boulder, CO: Sounds True.

Roschelle, J., & Teasley, S. D. (1995). The construction of shared knowledge in collaborative problem solving. In C. E. O'Malley (Ed.), *Computer supported collaborative learning* (pp. 69-97). Heidelberg: Springer-Verlag.

Taubman-Ben-Ari, O., & Weintraub, A. (2008). Meaning in life and personal growth among pediatric physicians and nurses. *Death Studies, 32*(7), 621-

645. https://doi.org/10.1080/07481180802215627

Truog, R. D., Campbell, M. L., Curtis, J. R., Haas, C. E., Luce, A. M., Rubenfeld, G. D., Rushton, C. H., & Kaufman, D. C. (2008). Recommendations for end-of-life care in the intensive care unit: A consensus statement by the American College of Critical Care Medicine. *Critical Care Medicine, 36*(3), 953-963. doi: 10.1097/CCM.0B013E3181659096

國家圖書館出版品預行編目(CIP)資料

安寧緩和療護／王怡萍，吳秀碧，沈青青，
　李隆軍，周育蓮，翁益強，張曉婷，黃曉
　峰，劉曉菁，劉瓊美，謝宛婷著. -- 初版.
　-- 臺北市：五南圖書出版股份有限公司，
　2025.01
　面；　公分
　ISBN 978-626-393-991-2(平裝)

　1.CST: 安寧照護　2.CST: 生命終期照護

419.825　　　　　　　　　　113018588

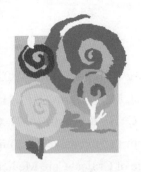

5KOF

安寧緩和療護

著作主編 ― 周育蓮

作　　者 ― 王怡萍、吳秀碧、沈青青、李隆軍、周育蓮

　　　　　　翁益強、張曉婷、黃曉峰、劉曉菁、劉瓊美

　　　　　　謝宛婷（依姓名筆畫排序）

編輯主編 ― 王俐文

責任編輯 ― 金明芬

封面設計 ― 徐碧霞

出 版 者 ― 五南圖書出版股份有限公司

發 行 人 ― 楊榮川

總 經 理 ― 楊士清

總 編 輯 ― 楊秀麗

地　　址：106台北市大安區和平東路二段339號4樓

電　　話：(02)2705-5066　　傳　　真：(02)2706-6100

網　　址：https://www.wunan.com.tw

電子郵件：wunan@wunan.com.tw

劃撥帳號：01068953

戶　　名：五南圖書出版股份有限公司

法律顧問　林勝安律師

出版日期　2025年1月初版一刷

定　　價　新臺幣580元

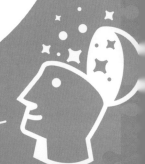

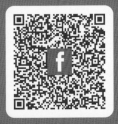

經典永恆·名著常在

五十週年的獻禮 —— 經典名著文庫

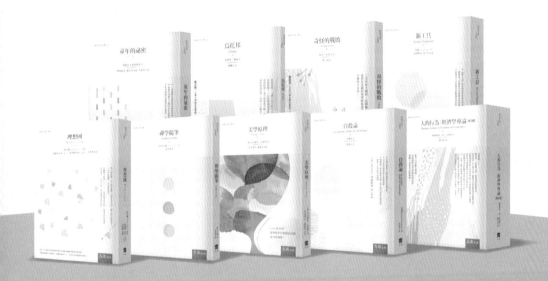

五南，五十年了，半個世紀，人生旅程的一大半，走過來了。

思索著，邁向百年的未來歷程，能為知識界、文化學術界作些什麼？

在速食文化的生態下，有什麼值得讓人雋永品味的？

歷代經典·當今名著，經過時間的洗禮，千錘百鍊，流傳至今，光芒耀人；

不僅使我們能領悟前人的智慧，同時也增深加廣我們思考的深度與視野。

我們決心投入巨資，有計畫的系統梳選，成立「經典名著文庫」，

希望收入古今中外思想性的、充滿睿智與獨見的經典、名著。

這是一項理想性的、永續性的巨大出版工程。

不在意讀者的眾寡，只考慮它的學術價值，力求完整展現先哲思想的軌跡；

為知識界開啟一片智慧之窗，營造一座百花綻放的世界文明公園，

任君遨遊、取菁吸蜜、嘉惠學子！